名老中医药专家传承工作室建设项目

脾胃病临证偶拾

——黄福斌学术经验传承录

主审　黄福斌

主编　黄　河　张　阳

U0129945

全国百佳图书出版单位

中国中医药出版社

·北京·

图书在版编目（CIP）数据

脾胃病临证偶拾：黄福斌学术经验传承录／黄河，张阳主编．—北京：中国中医药出版社，2022.9

ISBN 978-7-5132-7537-8

Ⅰ.①脾… Ⅱ.①黄… ②张… Ⅲ.①脾胃病-中医临床-经验-中国-现代 Ⅳ.①R256.3

中国版本图书馆 CIP 数据核字（2022）第 060243 号

中国中医药出版社出版

北京经济技术开发区科创十三街 31 号院二区 8 号楼
邮政编码 100176
传真 010-64405721
三河市同力彩印有限公司印刷
各地新华书店经销

开本 880×1230 1/32 印张 9 字数 232 千字
2022 年 9 月第 1 版 2022 年 9 月第 1 次印刷
书号 ISBN 978-7-5132-7537-8

定价 55.00 元
网址 www.cptcm.com

服务热线 010-64405510
购书热线 010-89535836
维权打假 010-64405753

微信服务号 zgzyycbs
微商城网址 https://kdt.im/LIdUGr
官方微博 http://e.weibo.com/cptcm
天猫旗舰店网址 https://zgzyycbs.tmall.com

如有印装质量问题请与本社出版部联系（010-64405510）

《脾胃病临证偶拾》编委会

前　　言

　　中医学诞生于原始社会，早在两千多年前就有中医专著《黄帝内经》问世，几千年来，为中华民族的繁衍生息做出了不可磨灭的贡献。时至今日，其因疗效独特、副作用小的优势，仍被人们普遍喜爱。脾胃病是临床常见的一大类疾病，也是中医药治疗的优势病种。黄福斌是江苏省第三批名老中医药专家传承工作室指导老师，习医从业40多年，潜心研究脾胃病的诊治。本书按医家传略、学术源流与学术思想、临证经验、方药论治、医话杂谈、临床研究、医学传承7个部分进行总结整理，记录传承，内容翔实，所载方药疗效确切，有较强的实用性，可供广大中医药临床工作者、中医药院校本科生及研究生和中医爱好者阅读参考。

　　本书的编写，离不开参考吸收先贤和同道许多经典理论与经验，在此表示诚挚的谢意！参编的专家们长期工作在繁忙的医教研第一线，为本书的编写付出了艰辛的劳动，在此谨致以衷心的感谢！还要感谢医院领导的大力支持！感谢出版社领导、编辑人员的大力支持！感谢家人的理解和大力支持！

　　限于编者的学识和临床经验，不足之处请各位同道及读者不吝赐教，以便再版时修订提高。

黄　河

2022 年 2 月

目　录

附录二　医学传承

第一部分

医家传略

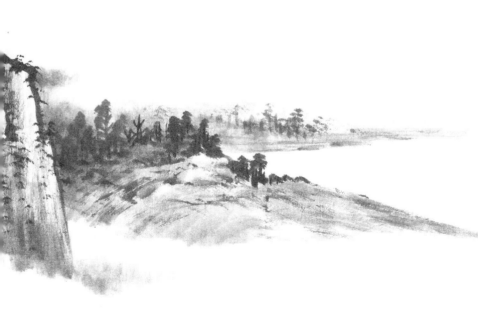

一、业医治病　仁慈为怀

　　黄福斌出生在苏北农村，一直在乡下生活。那时他一边上学，一边利用周日和假期干一些力所能及的农活，他目睹了当时乡亲们的贫病和艰辛。他的母亲勤俭善良，仁慈待人，经常教导他"做人要仁义，能帮人时要尽力"，这对他影响较深。1975年，他高中毕业回乡务农时患痢疾，因没有及时医治，迁延了半年多。后来村里一名"赤脚医生"用中药治好了他的病，从此他就对中医产生了兴趣，一有空就往村卫生室跑，看"赤脚医生"治病。

　　1977年高考恢复，他报考了南京中医学院（现南京中医药大学），并被录取。他和他的同学大多来自农村，经过劳动锻炼又回到学校读书，都很兴奋也很努力。在校四年，他勤学苦练，打下了比较扎实的基本功。毕业40年来，他从事临床诊疗工作从未间断，救治过无数患者。对待患者，他医者仁心，慈悲为怀，体贴患者病痛和难处，以"花钱少、治好病"为原则，深受群众爱戴。家乡有个患者因腹痛呕吐，某院拟诊肠梗阻要求住院治疗，经他医治，试用大承气汤1剂，急诊留观一夜，第二天则便通即愈。

　　在临床，他始终想患者所想，急患者所急，关心患者疾苦，理解患者处境，同情患者遭遇。诊病用药，他从不滥施检查，不开大处方、大剂量，且很少使用名贵药材，减少患者的经济负担，尽量做到"简、便、验、廉"。他主张无病不用药，反对乱服补药。临证时重视身心调养，饮食调节，起居调适。他总是想方设法地消除患者的恐惧心理，使其保持心情舒畅，树立战胜疾病的信心。对于饮食宜忌、生活起居、身体锻炼、服药方法等，他每每都要一一叮嘱，唯恐不周，慈爱之心，溢于言表。他常说："能用自己的医学知识和技能解决患者的病痛，是一件很快乐的事情，很有意义。"这也许正是他几十年来从不计较上下班时间、从不计较个人得失的最好诠释。久而久之，诊病助人成为他的兴趣爱好，并乐此不疲。

二、不囿门户　博采众长

毕业不久，科室轮转后，他选择了脾胃病专业。脾胃学说是中医学理论体系的重要组成部分，其内容相当丰富。为此，他广泛深入研读古医籍，兼收并蓄，不囿于门户之见，认为仲景重脾胃、善通下，东垣尚温补，叶天士滋胃阴，各有特长，不可偏废，诸家使脾胃学说更趋完善。

不仅如此，他对近代医者的研究成果和诊治经验也十分关注，及时学习，并应用于临床实践，以进一步提高自己的诊治水平。如董建华的脾胃"通降论"，生理上以降为顺，病理上因滞为病，治疗上以通祛疾。邓铁涛注重顾护脾胃，肝脾互助，脾胃虚则五脏弱；严格组方，多法并用，治病求本。路志正注重调理脾胃，持中央，运四旁，怡情志，调升降，顾润燥，纳化常。危北海益脾胃，调升降，通胃络，降阴火。李佃贵提出的浊毒既是致病因素又是病理产物，浊毒壅滞中焦、气机不畅是多种难治性胃肠疾病的关键病机，化浊解毒是基本治法。连建伟的治脾宜升，治胃宜降，相济为用；重视调肝，疏木扶土，以平为期；祛湿为要，调气温运，分消走泄；寒热并用，辛开苦降，各司其要；统筹攻补，补而不滞，泻而勿损；久病痼疾，络伤入血，行气化瘀；疑难重症，顾护胃气是为首要；辨证辨病有机结合，衷中参西。通过不断学习，结合临床实践，反复探索验证，黄福斌逐步形成了自己的学术特点，即衷中参西，顾护脾胃，治病求本，三因制宜，升降相因，润燥相济，寒热并用，通补兼施。

三、提携后学　以德为先

医生是一个非常特殊的职业，一名好医生必须具备治病救人的本领和甘于奉献、愿意治病救人的精神，两者缺一不可。黄福斌自工作以来，培养和带教本科生、硕士研究生及学徒多人，除重视医疗技能培养外，更重视职业道德的培养。他认为，只有具有奉献精神的人，才能乐于帮助他人，解除他人病痛；具备奉献精神的人，就会对业务刻苦钻研，要求自己不断进步，增强职业本领；具备奉献精神的人，就会无私无欲，对患者一视同仁，主动关心患者，替患者着想，有责任心；具备奉献精神的人，就会处理好个人与他人的利益关系，不会私欲熏心，更不会贪得无厌；具备奉献精神的人，就会忠诚老实，正大光明，公平正义。由此可见，奉献精神可连带许多优良品质，而这些优良品质就是一个良医的人格和医德。人生一世，生不带来，死不带走，何不两袖清风，堂堂正正。凡事不能只想到自己，也要想想他人，要替他人着想，不可害人利己。他常说，做医生还要尊重同行，看到别人的长处，相互学习，多讨论，多会诊，目的只有一个，那就是治好病人，提高疗效；同行的竞争应该是良性竞争，是医术和医德的竞争，而不是背后说三道四，贬低他人；作为医生，要以德为本，德才兼备，以德服人，贤以弘德，术以辅仁。他常以一副对联，与同行共勉。

上联：为民服务，常思尽善尽美优上加优

下联：治病救人，务必全心全意精益求精

横批：医者仁心

四、人非圣贤　岂能无过

工作中，每有未能治好的病，或诊断不明确、不及时，或某些处方用药失误，或因自己没有经验，考虑不周，造成误诊误治者，他均认为是失误失手。每遇一失总是闷闷不乐，自责不已，咨嗟累日。无论经验还是教训，他都及时总结，记录于册，并告诫后学。他常说，内科医师的失误，主要是诊断失误，但这也是最可怕的失误。诊断错了，治疗方向就会错，因此，科学的诊断与鉴别诊断很重要，对患者的病史、症状、体征、检查结果要全面考虑，实事求是，不可主观臆断，更不能人云亦云，必须亲自审查，要有自己的思考、自己的判断，同时还要不断观察，及时复查，随时修正诊断。特别是对治疗效果不好、病情发生变化者，这点尤为重要。

一位腹胀腹痛、饮食减少的患者，外院胃镜检查确诊为慢性胃炎，然治疗不效。患者要求中药治疗，然而一诊、二诊后，病情未见好转，反而加重，患者及家属均有抱怨情绪，再查腹部 CT，已是胰腺癌晚期。这个病例的教训是，初诊检查不全面，漏检漏诊，复诊时满足于已有诊断，未能及时全面复查，明确诊断，一误再误，从而延误了最佳治疗时间。另一腹胀患者，胃镜检查确诊为糜烂性胃炎，腹部 B 超、CT 均正常，初诊时舌苔白腻，脉细。辨证为湿阻气滞，用平胃二陈汤不效。复诊时追问得知，患者服用治疗高血压的药物中有利尿剂，检查血钾 3mmol/L，经予补钾治疗，患者痊愈。这个病案的经验和教训是，调查病史欠详细，初诊时虽然也了解了患者有高血压病，服药治疗后血压稳定，但没有追问是否有排钾利尿剂的使用史。

第二部分

学术源流与学术思想

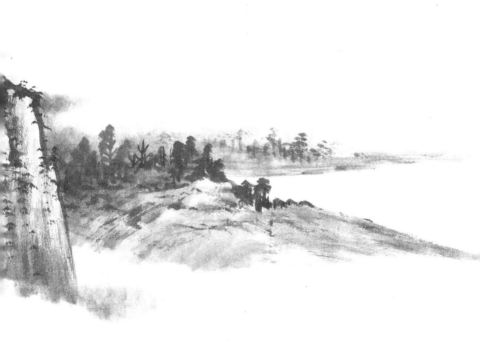

🔦 学术源流

脾胃学说源远流长，它的理论奠基于《黄帝内经》，在东汉时期张仲景的《伤寒杂病论》中调治脾胃的大法已备，金元时期李东垣《脾胃论》的问世标志着脾胃学说的形成，至明清时期脾胃学说进一步完善，所涉医家众多，内容相当丰富。

一、《黄帝内经》奠定了脾胃学说的理论基础

《黄帝内经》是奠定脾胃学说理论基础最早的医学著作。

（一）脾胃的解剖

《灵枢》只提到胃。如《灵枢·肠胃》说："胃纡曲屈，伸之，长二尺六寸，大一尺五寸，径五寸，大容三斗五升。"《难经》始有脾的明确描述。《难经·四十二难》说："脾重二斤三两，扁广三寸，长五寸，有散膏半斤，主裹血，温五脏，主藏意。"对于胃，《难经》不仅提到形状，还提到其重量和容积。《难经·四十难》说："胃重二斤一两……盛谷二斗，水一斗五升。"

（二）脾胃的生理

1. 脾胃主水谷精微之运化

《素问·灵兰秘典论》云："脾胃者，仓廪之官，五味出焉。"《素问·经脉别论》云："食气入胃，散精于肝，淫气于筋。食气入胃，浊气归心，淫精于脉。脉气流经，经气归于肺，肺朝百脉，输精于皮毛……饮入于胃，游溢精气，上输于脾，脾气散精，上归于肺，通调水道，下输膀胱。水精四布，五经并行……"《素问·五脏别论》云："胃者，水谷之海，六腑之大源也。"

2. 脾胃为血气化生之源

《灵枢·邪客》云："五谷入于胃也，其糟粕、津液、宗

气分为三隧。故宗气积于胸中，出于喉咙，以贯心脉，而行呼吸焉。营气者，泌其津液，注之于脉，化以为血，以荣四末，内注五脏六腑……卫气者，出其悍气之剽疾，而先行于四末分肉皮肤之间而不休者也。"《灵枢·五味》云："胃者，五脏六腑之海也，水谷皆入于胃，五脏六腑皆禀气于胃。"《素问·玉机真脏论》云："五脏者皆禀气于胃，胃者五脏之本也。"又云："中焦亦并胃中，出上焦之后，此所受气者，泌糟粕，蒸津液，化其精微，上注于肺脉，乃化而为血，以奉生身，莫贵于此，故独得行于经隧，命曰营气。"

3. 脾胃主肌肉而充养四肢百骸

《素问·阴阳应象大论》云："脾生肉。"王冰注："脾之精气，生养肉也。"《素问·痿论》还说："脾主身之肌肉。"《素问·平人气象论》云："脾藏肌肉之气也。"《素问·热论》云："阳明主肉，其脉夹鼻络于目。"《素问·玉机真脏论》云："脾脉者土也，孤脏以灌四傍者也。"《素问·太阴阳明论》云："四肢皆禀气于胃。"《灵枢·本神》云："脾藏营，营舍意，脾气虚则四肢不用，五脏不安，实则腹胀，泾溲不利。"《素问·阴阳应象大论》云脾"在志为思，思伤脾"。《灵枢·脉度》云："脾气通于口，脾和则口能知五谷矣。"《素问·阴阳应象大论》则直称"脾主口"。

（三）脾胃病的病因

1. 饮食不节

《素问·痹论》云："饮食自倍，肠胃乃伤。"《素问·生气通天论》云："因而饱食，筋脉横解，肠澼为痔。因而大饮，则气逆。"又云："阴之所生，本在五味，阴之五宫，伤在五味。""味过于酸，肝气以津，脾气乃绝；味过于咸，大骨气劳，短肌，心气抑；味过于甘，心气喘满，色黑，肾气不衡；味过于苦，脾气不濡，胃气乃厚；味过于辛，筋脉沮弛，精神乃央。"主张"谨和五味，骨正筋柔，气血以流，腠理以密……长有天命"。《素问·奇病论》云："帝曰：有病口甘者，病名为何，何以得之？岐伯曰：此五气之溢也，名曰脾瘅。夫五味入口，藏于胃。脾为之行其精气，津液在脾，故令人口甘也，此肥美之所发……肥者令人内热，甘者令人中满。故其气上溢，转为消渴，治之以兰，除陈气也。"

2. 情志所伤

《素问·阴阳应象大论》云"思伤脾"。《灵枢·本神》云："脾愁忧而不解则伤意，意伤则悗乱，四肢不举，毛悴色夭，死于春。"

3. 外邪所伤

《素问·至真要大论》云："诸湿肿满，皆属于脾。"又云："太阴之复，湿变乃举，体重中满，食饮不化，阴气上厥……"《素问·通评虚实论》云："邪气盛则实，精气夺则虚。"

（四）脾胃病的预防

《素问·四气调神大论》云："圣人不治已病治未病……病已成而后药之，乱已成而后治之，譬犹渴而穿井，斗而铸锥，不亦晚乎？"《素问·上古天真论》云："恬惔虚无，真气从之，精神内守，病安从来？"《素问·刺法论》云："正气存内，邪不可干。"

脾胃病的预防，《黄帝内经》概括为"节饮食，调五味，和情志，适寒温"。《灵枢·师传》云："食饮者，热无灼灼，寒无沧沧。寒温中适，故气将持，乃不致邪僻也。"《灵枢·本脏》云："寒温和则六腑化谷，风痹不作，经脉通利，肢节得安矣。"

（五）脾胃病的治疗

《素问·痿论》引证古代文献，提到"论言治痿者独取阳明"。

《黄帝内经》收有方药13个，有两个方剂涉及脾胃病治疗。《灵枢·邪客》的半夏汤（秫米一升，半夏五合），历来被视为是治疗胃逆不和、不得眠的主方。《素问·奇病论》以兰草汤治脾瘅。"有病口甘者，病名为何？何以得之？岐伯曰：此五气之溢也，名曰脾瘅……治之以兰，除陈气也"。兰草即佩兰，又名省头草，为芳香化浊、醒脾祛湿、清暑逐秽之良药，兼能消胀除满，故为脾家湿热常用之品。《素问·脏气法时论》云："脾苦湿，急食苦以燥之。""脾欲缓，急食甘以缓之，用苦泻之，甘补之。"《素问·阴阳应象大论》云："中满者，泻之于内……其实者，散而泻之。"《素问·六元正纪大论》云"土郁发之"。

中医学所谓的"脾胃"不仅仅是个解剖学概念，更主要的是具有生理、病理功能的概念，也是临床诊断学与治疗学的概念，是个多种功能的概念统一体，贯穿着整体观念和辨证论治的精神。中医学的脾胃与西医学意义上的脾、胃既有相似之处，又有明显不同，这是我们学习和研究中医理论时应当具备的基本常识。

二、《伤寒杂病论》奠定了脾胃证治基础

历代医家无不奉《伤寒杂病论》为医方之祖。张仲景对脾胃学说的贡献，主要表现在以下几个方面。

（一）首提"实脾"法则

张仲景首先提出临床治疗应当"实脾"的主张，指出"见肝之病，知肝传脾，当先实脾"，"四季脾旺不受邪"，并将这一措施称为"上工治未病"（《金匮要略·脏腑经络先后病脉证》）。《伤寒论·辨太阳病脉证并治》云："太阳病……若欲作再经者，针足阳明，使经不传则愈。"

（二）阐述脾胃病证的辨治纲要

1. 六经理论及其脾胃病辨治

六经理论是《伤寒论》的核心，它不仅是治疗伤寒热病的大经大法，也广泛用于杂病辨治。它是根据《素问·热论》

六经分证的论述发展和完善起来的。它的原型是足三阴、足三阳六经经脉病候。其将外感热病的全过程分为太阳、阳明、少阳、太阴、少阴、厥阴六经病证进行辨治。张仲景将阳明病证结合自己的临床实践进行了高度概括，归纳为"胃家实"三个字（第180条），肯定了伤寒阳明病属胃家邪实的性质，并将阳明病分为"太阳阳明""正阳阳明""少阳阳明"三类。至于阳明病的形证，后人根据原文分为阳明经证和阳明腑证。经证以"身热，自汗出，不恶寒，反恶热"（第182条）等为主，常见口渴、脉大、面赤等象；腑证以"不更衣，内实，大便难"（第181条）为主，甚至出现谵语之类的神志症状，常与潮热、大便干结（第220条）等痞、满、燥、实形证并见。故阳明实热治宜辛寒、苦寒甚至咸寒，以清热攻邪为主。病在太阴，仲景以腹满、吐、食不下、自利、腹痛（第273条）等为主症。其病机多为中气虚弱，"其脏有寒"，或为寒邪直中，或为阳热误治传里，故常以参、术、甘草、附子、干姜等为主，代表方如理中汤、四逆汤等。太阴、阳明一寒一热，一虚一实，一表一里，一阴一阳，所谓"实则阳明，虚则太阴"，说明六经病证，脾胃已居其二。至于其他四经病证，以"保胃气、在津液"为宗旨的《伤寒论》也无不贯穿养胃扶正的精神。

2. "八法"在脾胃病证中的应用

（1）汗法：脾胃病中使用本法的不多。脾主一身肌肉，又为湿土之脏，故湿侵肌表，外内相召。仲景常于发表方中加入健脾除湿之品，如《金匮要略·痉湿暍病脉证并治》以麻黄加术汤治疗"湿家，身烦疼"。

（2）下法：下法在脾胃病中应用颇多，尤以胃腑燥实、热结津伤为急务，如承气类、麻子仁丸等。

（3）吐法：《伤寒论》以瓜蒂散为涌吐专药。

（4）和法：治疗半表半里之证，有和调胃气之功，如小柴胡汤。

（5）温法：温中散寒，《伤寒论》有理中汤、四逆汤等，《金匮要略》有大建中汤，为治疗中阳虚衰、脘腹急痛或脾胃虚寒腹痛之峻剂。

（6）清法：清泄胃家实热，代表方如白虎汤。津伤加人参，则为白虎加人参汤；胃虚津伤，余热未除，则用竹叶石膏汤。

（7）消法：主要治疗脘腹胀满，如厚朴生姜半夏甘草人参汤。

（8）补法：虚则补之，如《金匮要略》之薯蓣丸、小建中汤等。

总之，在《伤寒杂病论》中，"八法"在脾胃病证论治中或详或略，然多有应用。

3. 治疗脾胃病证方药举例

《伤寒杂病论》中有很多治疗脾胃病证的方药，奠定了脾胃病临床证治的基础。根据病机分类，其用于脾胃病阳热实证和阴寒虚证分别有以下方药。

（1）用于阳热实证：阳明里热、热邪充斥用白虎汤；阳明邪热、里热津伤用白虎加人参汤；气津两伤、胃热气逆用竹叶石膏汤；阳明燥热、里有实邪用调胃承气汤；阳明里热、燥结未甚用小承气汤；阳明里实、痞满燥结用大承气汤；阳明蓄血、血热互结用抵当汤；阳明瘀热发黄用茵陈蒿汤；食滞胃中不和用生姜泻心汤；腹满发热、下气和胃用厚朴七物汤。

（2）用于阴寒虚证：阴盛格阳、胃气衰败用四逆汤；脾胃虚寒、中阳衰微用理中汤、理中丸；血虚寒滞、素有胃寒用当归四逆加吴茱萸生姜汤；脾肾阳虚、水气不化用真武汤；肠胃虚弱、下焦不固用桃花汤；肝胃寒凝、浊邪上泛用吴茱萸汤；胃中虚寒、肠中夹热用甘草泻心汤；胃寒肠热、虚实夹杂用半夏泻心汤；虚劳里急、腹痛悸衄用小建中汤；虚劳诸虚不足用薯蓣丸；虚劳里急、诸不足用黄芪建中汤；脾虚肺冷、咳吐涎沫用甘草干姜汤；脾肺阴虚、气逆不降用麦门冬汤；腹中寒气、雷鸣切痛用附子粳米汤；寒实腹痛、呕不能食、腹中寒、手足厥冷用大建中汤；胃强脾弱、津亏便结用麻子仁丸；脾虚痰饮、胁满目眩用苓桂术甘汤；呕吐而痞、水气悸眩用小半夏加茯苓汤；干呕而哕、手足厥者用橘皮生姜汤；脾虚便血用黄土汤；心脾气虚、女人脏躁用甘麦大枣汤。

（三）已病防变思想

《金匮要略·脏腑经络先后病脉证》云："上工治未病……夫治未病者，见肝之病，知肝传脾，当先实脾，四季脾旺不受邪……中工不晓相传，见肝之病，不解实脾，惟治肝也。"

三、易水学派创立了脾胃学说

易水学派形成于金元时期，以医学家张元素为代表。李杲（东垣）传元素之学，在其学术观点的启发下另开蹊径，阐发《黄帝内经》"土者生万物"的理论，创立"脾胃论"。他认为，脾胃之病多因于虚损，临床惯用补中、升阳、益气、益胃诸法，成为"补土派"的鼻祖。

张元素有《医学启源》和《脏腑标本寒热虚实用药式》存世。

他以脏腑辨证说指导脾胃病治疗，根据脾喜温运、胃宜润降的特点，分别确立了治脾病宜守、宜补、宜升，治胃病宜和、宜攻、宜降的原则，所创制的枳术丸一方也颇体现出其"养胃气"的治疗思想。"枳术丸治痞，消食，强胃。白术二两，枳实（麸炒黄色、去穰）一两。上同为极细末，荷叶裹烧饭为丸，如梧桐子大。每服五十丸，多用白汤下，无时"。

（一）李杲著述《脾胃论》

李杲通过长期临证实践，积累了治疗内伤疾病的丰富经验，独树一帜地提出了"内伤脾胃，百病由生"的见解，形成了脾胃学说，成为"补土派"的创始人，为充实和发展中医学做出了卓越贡献。李杲的著述有《脾胃论》《内外伤辨惑论》《兰室秘藏》等。在这些著作中，李氏系统地阐述了脾胃学说，提出了较为完整的理论，阐明了脾胃的生理功能、内伤疾病的病因病机及其辨证论治等，创立了一系列治疗脾胃病的有效方药，故后世有"外感宗仲景、内伤法东垣"的说法。

1. 阐发脾胃的生理功能

（1）脾胃为人体元气之本：元气之说始于《难经》，认为命门为元气之所系，李杲则提出脾胃为元气之本。他认为，元气之盛衰全在脾胃，所以他很重视调理脾胃。正如他所说，"养生当实元气""欲实元气，当调脾胃"。

（2）脾胃为精气升降运动之枢纽：李杲说："盖胃为水谷之海，饮食入胃而精气先输脾归肺，上行春夏之令，以滋养周身，乃清气为天者也。升已而下输膀胱，行秋冬之令，为传化糟粕，转味而出，乃浊阴为地者也。"在理论上他非常重视升发脾的阳气，强调升发脾胃之气的重要性，指出"胃虚则脏腑、经络皆无所受气而俱病"，"脾胃虚则九窍不通"，"胃虚，元气不足，诸病所生"；在治疗上他善用升麻、柴胡，以遂其生升之性。

2. 论述"脾胃内伤"的病因

李杲指出："内伤脾胃，百病由生。""百病皆由脾胃衰而生也。"这是因为脾胃内伤虚弱，不能生化气血。气血不足则内不足以维持身心的活动，外不足以抗御病邪的侵袭，从而引起疾病的发生。他指出，脾胃内伤的病因主要有四个方面。

（1）饮食不节："夫饮食不节则胃病，胃病则气短精神少，而生大热，有时而显火上行，独燎其面……既病则脾无所禀受……故亦从而病焉"。李杲认为，"饮食损胃"，饮食不节则先伤及胃，胃伤而后脾病。

（2）劳役过度："形体劳役则脾病，病脾则怠惰嗜卧，四肢不收，大便泄泻。脾既病则其胃不能独行津液，故亦从而病焉"。

（3）情志内伤："此因喜、怒、忧、恐，损耗元气，资助心火。火与元气不两立，火胜则乘其土位，此所以病也"。以心火为阴火，为壮火，能食气。

（4）外感时邪："肠胃为市，无物不受，无物不入。若风、寒、暑、湿、燥一气偏胜，亦能伤脾损胃"。

3. 阐述"脾胃内伤"的病机

《素问·五常政大论》云："阴精所奉其人寿，阳精所降其人夭。"李杲说："阴精所奉，谓脾胃既和，谷气上升。""阳精所降，谓脾胃不和，谷气下流。"

4. 明确气虚发热的辨证要旨

李杲创造性地论述了气虚发热的病因病机、临床证候及其治疗法则，这是他学术思想的卓越贡献之一。

5. 创制"甘温除热"和"升阳散火"两大治法及其制方遣药法度

李杲《脾胃论》的精髓是以脾胃内伤为发病之由，以脾胃（阳）气虚、脾胃气机失调、升降失司为主要病机，以升发脾阳为治疗之本。他创制了"甘温除热"和"升阳散火"两大治法。其代表方为补中益气汤和升阳散火汤。

《脾胃论》全书，除异功散、五苓散、备急丸、三黄丸等少数几个处方是引用前人的成方外，李氏自创了59首方剂（其中包括其师张元素的白术散和枳术丸），包括升阳补气、升阳顺气、升阳散火、升阳除湿、升阳益胃等治法，共用中药103种，其中用过1次的43种，2次的14种，3次的8种，4次的4种，5～9次的20种，10～19次的6种（苍术、黄柏、羌活、茯苓、半夏、泽泻），20～29次的7种（人参、陈皮、升麻、当归、白术、黄芪、柴胡），30次以上的1种，即甘草，共用34次。

李杲还拟定了一些以补脾胃为主的扶正祛邪方剂，如清暑益气汤、通气防风汤、升阳除湿防风汤等。他虽然是补土派的创始人，但他并不忽视辨证论治，强调临床要不执成方，随症加减。对于胃阴亏损，则提出滋降之法，认为"湿能滋养于胃，胃湿有余，亦当泻湿之太过也；胃之不足，惟湿物能滋养"。这一论点对清代叶天士"养胃阴"的学术思想有很大启示。

李杲用药的特点是用量轻，主次分明，立法严谨，并有病禁、时禁和药禁之说，很有可取之处。对于脾胃病，他还提倡食养。他说："须薄味之食或美食助其药力，益升浮之气而滋其胃气，慎不可淡食以损药力，而助邪气之降沉也。"若有食积，则主张控制饮食，"损其谷，此最为妙也"。"百病皆由脾胃衰而生"，治之"惟益脾胃之药为切"。

罗天益师从李杲学医，著有《卫生宝鉴》。他说："健脾者必以甘为主……""凡人之脾胃，喜温而恶冷。"

四、温补学派充实了脾胃学说

（一）薛己重脾肾，成为温补派先驱

薛己著有《内科摘要》《明医杂著》等。他认为，"命门火衰，不能生土，土虚寒使之然也"。"命门火衰而脾土虚寒"。"脾胃为气血之本"。"人以脾胃为本，纳五谷，化精液，其清者入营，浊者入卫，阴阳得此，是谓橐龠，故阳则发于四肢，阴则行于五脏。土旺于四时，善载乎万物，人得土以养百骸，身失土以枯四肢"。"盖脾为中州，浇灌四傍，为胃行其津液者也"。"血虚者，多因脾气衰弱不能生血也"。"大凡血症久而不愈，多因阳气虚而不能生血，或因阳气虚而不能摄血"。薛己治疗脾胃病擅用温补，"脾胃气虚者，当补益之"。"若阳气虚弱而不能生阴血者，宜用六君子汤"；"阳气虚寒而不能生阴血者，亦用前汤加炮姜"。"阳虚发热者，宜用补中益气汤以升补阳气"。"脾气下陷而致者，宜用补中益气汤升举之"。"中气下陷不能摄血而不愈者，用补中益气汤"；"劳伤元气，以补中益气汤为主"。"此命门火衰，不能生土而脾病，当补火以生土"；"命门火衰而脾土虚寒者，用八味丸……""八味

丸补命门火以生脾土"。"若脾肺气虚，不能运化而有痰者，宜用六君子加木香"；"若脾肺气虚，痰涎不能运化而痞闷者，宜用六君子，少加桔梗、枳壳"。"脾虚肝所乘也，宜六君子加柴胡、升麻、木香"。

（二）张景岳详论脾胃，独创新见

张景岳著有《景岳全书》，认为"脾胃为水谷之海，得后天之气也"。他论脾胃病因，主要包括劳倦、情志、饮食三个方面。①劳倦所伤："脾胃之伤于外者，惟劳倦最能伤脾，脾伤则表里相通，而胃受其困者为甚"。②内伤情志："脾胃之伤于内者，惟思忧忿怒最为伤心，心伤则母子相关，而化源隔绝者为甚"，即情志不遂伤于心，心火伤而不能生脾土，致脾胃损伤。③饮食不节：其云："此脾胃之伤于寒凉生冷者，又饮食嗜好之最易、最多者也。"又曰："脾胃属土，惟火能生，故其本性则常恶寒喜暖……寒凉之物最宜慎用。"

他认为，"善治脾者，能调五脏，即所以治脾胃也；能治脾胃而使食进胃强，即所以安五脏也"。"胃司受纳，脾主运化"。"风寒湿热皆能犯脾"，"饮食劳倦皆能伤脾"，"五脏之邪皆通脾胃"。

对饮食、劳倦伤脾胃的治则用药：能纳不能化，为脾虚，以健脾为主；既不能纳，又不能运，乃脾胃之气大亏，宜速回阳气，多用十全大补、六味丸之类。饮食停积者，宜行之，多用三棱、莪术、大黄、芒硝之类治之。劳倦内伤者，宜补之，多用人参、黄芪、白术、杜仲一类药治疗。

脾胃的治则用药："风邪胜者，宜散之"，多用麻黄、桂枝、柴胡、干葛之类治之；"寒邪胜者，宜温之"，多用桂枝、附子、干姜、丁香、茱萸等药治之；"热邪胜者，宜寒之"，多用黄芩、黄连、知母、黄柏、栀子、石膏之药治之；"湿邪胜者，宜燥之"，多用苍术、白术、半夏、猪苓之药治之。

他不尚苦寒，重视温补，对脾胃预后，见解独到，强调"凡欲察病者，必须先察胃气；凡欲治病者，必须常顾胃气；

胃气无损，诸可无虑"。

（三）李中梓深入阐发脾胃温补要旨深义

李中梓著有《医宗必读》，他明确提出"脾为后天之本"。说："脾何以为后天之本？盖婴儿既生，一日不再食则饥，七日不食则肠胃涸绝而死。经曰：安谷则昌，绝谷则亡。犹兵家之饷道也，饷道一绝，万众立散。胃气一败，百药难施。一有此身，必资谷气，谷入于胃，洒陈于六腑而气至，和调于五脏而血生。而火资之以为生者也，故曰后天之本在脾"（《医宗必读·肾为先天本脾为后天本论》）。

他还说："至实有羸状，误补益疾；至虚有盛候，反泻含冤。""阴证似乎阳，清之必毙；阳证似乎阴，温之必亡。"

他崇尚温补，指出"痛戒寒凉，此今时治法之变通也"（《医宗必读·古今元气不同论》）。

从李中梓整个学术思想而论，虽说他倡温补之说，但持论平正，论述问题多从客观出发，他的这一认识是值得我们借鉴的。

五、温病学派发展了脾胃学说

（一）叶天士创立胃阴学说

1. 治疗温病宜滋养脾胃之阴

叶天士临证十分重视脾胃，特别强调滋养脾胃之阴，认为温病存得一分阴液，便留得一分生机，指出"久虚必损胃""胃易燥""胃为阳明之土，非阴柔不肯协和"。他总结胃阴不足病因有：①素体阴虚或年老津亏，复加外邪，温燥劫耗胃阴。②木火偏胜，因烦劳郁怒，五志过极，阳升火炽，燔灼胃津；或失血后阴伤生热。③五味偏胜，过食辛辣温热之品。④误治所致，如辛散动阴、燥热助火等。

在胃阴不足的治法上，他提出：①甘凉濡润法：药如沙参、麦冬、石斛、花粉、生地黄、玉竹等。②甘缓益胃法：药如白扁豆、薏苡仁、山药、茯苓、莲肉。③酸甘敛阴法：药如乌梅、五味子、木瓜、白芍、生甘草。④清养悦胃法：药如荷叶、香豆豉、广陈皮、生麦芽。

2. 提出脾胃分治

叶天士提出了脾胃分治的观点，认为："盖胃腑为阳土，阳土喜柔，偏恶刚燥，若四君、异功之类，竟是治脾之药，腑宜通即是补。"胃属阳土，脾属阴土。脾为脏，胃为腑。脏宜藏，腑宜通，用各有殊。因此，脾阳不足，胃有寒湿，宜温燥升运。但太阴湿土得阳始运，阳明燥土得阴自安。脾喜刚燥，胃喜柔润。

3. 叶氏通阳法

叶天士提出的"通阳"之法尤为高明。其云："热病救阴犹易，通阳最难，救阴不在血，而在津与汗，通阳不在温，而在利小便。"这段话是针对湿热在气而言的。救阴是说湿温后期津气两亏，采用生津敛汗法，例如王氏清暑益气汤，甚至用生脉散，与杂病的滋阴养血不同。"通阳"是一种宣通气机、畅利三焦的方法。湿热在气，阻遏气分，三焦失畅，小便不利，湿无出路。采用"通阳"之法，通过宣通气机使小便通利，湿邪可除，这是治湿要领。"通阳"一般根据不同情况选择一些轻苦微辛之品，并非辛热温阳之品，故曰"通阳不在温"。

（二）吴鞠通创立三焦辨证，尤重中焦脾胃

吴鞠通在叶天士卫气营血理论的基础上，创立了三焦辨证纲领。他说："《伤寒论》六经由表及里，由浅入深，须横看；本论论三焦，由上及下，亦由浅入深，须竖看，与《伤寒论》为对待文字，有一纵一横之妙。"三焦之中，中焦地处中州，承上启下，尤为重要。他认为，温热之邪在中焦，或清或下，随证而定；湿热之邪在中焦，则以清化宣畅为原则，并设立五个加减正气散治之。他还在《温病条辨·治病法论》中说："治上焦如羽，非轻不举；治中焦如衡，非平不安；治下焦如权,非重不沉。"

六、儿科脾胃学说特色

(一)钱乙阐述小儿脾胃病证治

钱乙在《小儿药证直诀》中对脾胃病有独到的理论见解与临床经验。他提出,小儿脾胃柔弱,忌用攻下,并制定了小儿脾胃虚实的系列治疗方药。如白术散,是钱氏的著名方剂,开甘温除热之先河,于大队健脾益气药中加入芳香化浊、轻宣透邪之藿香,舒气健脾之木香,解肌生津之葛根。全方由人参、白茯苓、白术、藿香、木香、葛根、甘草组成。他还善于化裁古方,创制新方,如在四君子汤中加一味陈皮,名异功散。

(二)万密斋辨治小儿脾胃病创新说

万密斋著有《万氏育婴家秘》。他认为,小儿虽"脾常不足",但忌一味温补。"儿之初生,脾薄而弱,乳食易伤,故曰脾常不足也"。他进一步阐发了"脾主困"的病机,认为"困"是脾病的主要症状。其实,"脾主困"与"脾主湿"的基本含义相似,"湿"是"困"的病因,"困"是"湿"的表现。

七、明清医家对脾胃学说的发挥

(一)缪希雍"吐血三要法"

缪希雍在《先醒斋医学广笔记·吐血》中提出了著名的治吐血三要法。他说:"吐血三要法宜行血不宜止血……宜补肝不宜伐肝……宜降气不宜降火。"他认为:"气有余即是火,气降则火降,火降则气不上升,血随气行,无溢出上窍之患矣。降火必用寒凉之剂,反伤胃气。胃气伤则脾不能统血,血愈不能归经矣。"他在该书《治法提纲》中说:"譬夫腹胀,由于湿者,其来必速,当利水除湿,则胀自止,是标急于本也，当先治其标。若因脾虚渐成胀满，夜剧昼静，病属于阴，当补脾阴；夜静昼剧，病属于阳，当益脾气，是病从本生，本急于标也，当先治其本。"

他调理脾胃常常脾胃阴津阳气同治，所创资生丸等，既用四君补益脾胃之气，又以石斛、沙参、麦冬、麦芽滋润脾胃之阴津。

（二）汪绮石"阳虚三夺统于脾"

汪绮石在《理虚元鉴》之理虚大法中提出："治虚有三本，肺、脾、肾是也。""治虚二统，统之于肺、脾而已。""阳虚三夺统于脾。"他认为，"阳虚之证，虽有夺精、夺气、夺火之不一，而以中气不守为最险。故阳虚之治，虽有填精、益气、补火之各别，而以急救中气为最先。有形之精血，不能速生，无形之真气，所宜急固，此益气之所以切于填精也。回衰甚之火者，有相激之危；续清纯之气者，有冲和之美。此益气之所以妙于益火也。夫火气之重于精与火也如此，而脾气又为诸火之原，安得不以脾为统哉"。

（三）陈士铎阐发"补中益气"

陈士铎著《石室秘录》。他说："升治者，乃气虚下陷，不能升而升之者也。凡人因饥饱劳役，内伤正气，以致气乃下行，脾胃不能克化，饮食不能运动，往往变成痨瘵。若疑饮食不进，为是脾胃之火，或疑肉黍所伤，谓是水谷之积，轻则砂仁、枳壳、山楂、麦芽之类，重则大黄、芒硝、牵牛、巴豆之品，纷然杂进，必致臌闷不已。倘先以升提之药治之，何成此等病症哉。"在谈到补中益气汤时，陈氏云："此方实为对病，妙在用升麻、柴胡二味，杂于参、芪、归、术之中，以升提其至阳之气，不使其下陷于阴分之间。尤妙加甘草、陈皮于补中解纷，则补者不至呆补，而升者不至偏堕，所以下口安然，奏功如响耳……倘以为补药不可骤，竟去参、芪，则柴、麻无力，譬如绳索细小，欲升千斤重物于百丈之上，难矣。或用参而不用芪，或用芪而不用参，则功必减半，然犹胜于尽去之也。"

（四）龚廷贤"脾胃内伤三要"

龚廷贤在《寿世保元》中专立脾胃论，云："古今论脾胃及内外伤辨，惟东恒老人用心矣。但繁文衍义，卒难措用。盖内伤之要，有三致焉，一曰饮食劳倦即伤脾，此常人之患也，因而气血不足，胃脘之阳不举，宜补中益气汤主之。二曰思欲而伤脾，此富贵之患也，恣以浓味则生痰而泥膈，纵其情欲，则耗精而散气……故吞酸而便难，胸膈渐觉不舒爽，宜加味六君子汤加红花三分、知母盐炒一钱主之。三曰饮食自倍，肠胃乃伤者，劳力者之患也，宜保和丸、三因和中丸权之。"他认为，"善用药者，必以胃药助之"。

（五）李用粹阐发"脾胃证治"新义

李用粹著《证治汇补》指出："脾属阴，主湿化；胃属阳，主火化。伤在脾者，阴不能配阳而胃阳独旺，则为湿热之病……伤在胃者，阳不能配阴而脾阴独滞，则为寒湿之病……又不能食者，病在胃；能食不能化者，病在脾。""脾为己土，以坎中之火为母，补脾当补肾火；胃为戊土，以离宫之火为母，所以补胃必兼补心也。""脾虚久病，宜升阳扶胃药中，每寓升发之品。"他认为："劳倦伤脾发热者，宜培补中气，养其化源，所谓甘温能除大热也。""脾虚甘补。""胃枯平补。"

（六）傅青主"脾胃分治"创新脾胃证治

傅青主著有《傅青主男科》。云："人有能食而不能化者，乃胃不病而脾病也，当补脾，补脾尤宜补肾中之火，盖肾火能生脾土也。不能食，食之而安然者，乃脾不病而胃病也，不可补肾中之火，当补心火，盖心火能生胃土也。世人一见不饮食，动曰脾胃虚也。殊不知胃之虚寒，责之心；脾之虚寒，责之肾也，不可不辨。"

（七）陈复正儿科重"胃气"论

陈复正著有《幼幼集成》，提出："故凡欲治病，必先借胃气以为行药之主，若胃气强者，攻之则去，而疾常易愈，此以胃气强而药力易行也。胃气虚者，攻之亦不去，此非药不去病，以胃气本弱，攻之则益弱，而药力愈不行，胃愈伤，病亦愈甚矣……如以弱质弱病，而罔顾虚实，概施欲速攻治之法，则无有不危矣。"

（八）唐容川"血证之辨脾胃阴阳"论

唐容川著有《血证论》。他说："调治脾胃，须分阴阳，李东垣后，重脾胃者，但知宜补脾阳，而不知滋养脾阴。脾阳不足，水谷固不化，脾阴不足，水谷仍不化也。譬如釜中煮饭，釜底无火故不熟，釜中无水亦不熟也……独于补脾阴，古少发明者，予特标出，俾知一阴一阳，未可偏废。"

学术思想

一、谨守病机　三因制宜

整体观念和辨证论治是中医学的基本特点和灵魂，疾病的表现往往复杂多变，黄福斌诊病遵循"谨守病机，各司其职"（《素问·至真要大论》）之经旨，注重治病求本。根据发病的不同时间、地点和不同的病人，具体情况具体分析，善于因时、因地、因人制宜。

《素问·六元正经大论》云："用寒远寒，用凉远凉，用温远温，用热远热，食宜同法。"说明治病用药要根据四时气候变化、不同季节的特点来考虑选择。由于地域之别，生活方式、习惯等往往不同，体质有别，即使病证相同，处方也不尽相同。如阳盛之体，感寒易热化；阳虚之体，感寒易寒化。阴虚、阳虚则应分别护阴、助阳。正如《素问·异法方宜论》

所说："一病而治各不同，皆愈何也？岐伯对曰：地势使然也。"《素问·五常政大论》还提道："西北之气，散而寒之，东南之气，收而温之。所谓同病异治也。"

因人制宜，尤为重要，四时气候、地域之别最终还是要看对人体的影响，而人体的差异又因年龄、性别、体质，甚至贵贱贫富、饮食居处、情志苦乐、少长勇怯乃至病因、病程、病情轻重不同而千差万别。只有根据这些不同特点寻求根本原因，选择采取相应的治疗方案，才会切合临床实际，取得疗效。他认为，"具体问题具体分析是马克思主义哲学的一个重要原则，也是我们诊疗工作中必须严格遵守的基本原则，也就是谨守病机，治病求本，三因制宜，充分体现中医治病的整体观念和辨证论治在临床实践应用上的原则性和灵活性，只有这样，才能圆机活法"。

二、临证治病　常用十法

脾胃同居中焦，脾主运化，喜燥恶湿，以升则健，为气血生化之源；胃主受纳与腐熟，喜润恶燥，以降则和，为水谷之海。外感六淫、饮食劳倦、七情郁结、内伤脾胃等均可引起虚、滞、湿、浊、毒等病理改变，从而导致痛、胀、嗳、嘈、吐、泻、痢、秘等病证。治法上有温、和、通、降、清、消、润、补之别。

1. 通补脾胃法

该法适用于脾胃虚弱，气滞湿阻之脘腹胀痛，不思饮食，大便溏薄，消瘦倦怠，舌淡脉细。方用香砂六君子汤（《古今名医方论》）益气健脾，行气和胃，补而不滞，通不伤正，通补兼施。

2. 疏肝理气法

该法适用于肝郁气滞，胃失和降之脘胁胀痛，胸闷嗳气善太息，情志抑郁易怒，脉弦。方用柴胡疏肝散（《景岳全书》）疏肝和胃，理气止痛。

3. 燥湿和中法

该法适用于湿滞脾胃，运化失常之脘腹胀满，不思饮食，口淡无味，恶心呕吐，肢体倦怠，大便溏泄，舌苔白腻而厚。方用平胃散（《简要济众方》）燥湿运脾，行气和胃。

4. 温中止痛法

该法适用于脾胃虚寒之脘腹冷痛，喜温喜按，呕吐，纳少，便溏，畏寒肢冷，舌淡苔白，脉沉细。方用《伤寒论》之理中丸、小建中汤温中补虚，散寒止痛。

5. 辛开苦降法

该法适用于脾胃不和，寒热错杂，升降失序，虚实互见之脘腹痞满，或呕吐，肠鸣下利，苔腻微黄。方用半夏泻心汤（《伤寒论》）辛开苦降，平调寒热，和胃消痞。

6. 消食导滞法

该法适用于食滞胃脘之脘腹胀痛，嗳腐厌食或大便失调，舌苔厚腻，脉滑。方用保和丸（《丹溪心法》）消食和胃。

7. 化瘀通络法

该法适用于胃痛日久，络脉瘀滞，血行不畅之疼痛较剧，拒按，痛如针刺或刀割，痛有定处，或呕血黑便，舌紫脉涩。方用《太平惠民和剂局方》之失笑散、丹参饮化瘀通络，和胃止痛。

8. 酸甘养阴法

该法适用于胃阴不足之胃脘灼痛，嘈杂似饥，不欲饮食，口干咽燥，大便干结，舌红少津，光剥无苔。方用益胃汤（《温病条辨》）加乌梅、白芍、甘草滋养胃阴。

9. 健脾止泻法

该法适用于脾虚湿盛之大便溏泄，肠鸣腹痛，食少乏力，舌淡，苔白，脉细。方用二术煎（《景岳全书》）健脾益气，理气止痛，渗湿止泻。

10. 润肠通便法

该法适用于老年体虚肠燥便秘，大便干结，舌红苔燥。方用麻子仁丸（《伤寒论》）润肠通便，行气泄热。

三、药用轻灵　善用药对

脾胃虚弱是慢性脾胃疾病的核心病机，这种情况下脾胃运化吸收功能减退，气血生化乏源，百病由生。治疗用药切忌刻意蛮补或肆意攻伐，而犯虚虚实实之戒。

黄福斌在长期临床实践中十分重视顾护脾胃功能，逐步形成了药用轻灵、简约、平和的风格。对年老、体虚、久病者，常以"轻可去实"法处治，组成轻补、轻清、轻宣、轻化、轻开、轻泄等药剂，很少使用黏腻重浊苦寒之品，即使用也常伍以运脾开胃药，或浊药轻投，或"制小其服"。临床组方一般在 10 味药左右。若用厚味填补，必佐行气之品，如熟地与砂仁同用；益气必佐和胃，人参与陈皮、谷芽同用；活血药常兼以理气，如丹参与砂仁、枳壳配伍。不但组方遣药如此，在处方用药量上也仿效东垣法，用轻不用重，常常 3～6g，很少过 10g。他常说："用药纠偏补正，以平为期，所谓四两能拨千金也。"虽然崇尚处方轻灵，用药平和，但他并不一概而论而忽视辨证论治，认为病情有轻有重，用药需分清层次。如益气药，轻补用太子参，平补用党参、黄芪，厚补用人参；理气药，疏气用苏梗、佛手，行气用陈皮、枳壳，破气用枳实、青皮；活血药，和血用当归、丹参，活血用川芎、红花，破血有三棱、莪术；泻下药，润下有火麻仁、当归，攻下有大黄、芒硝；等等。病重药轻、病轻药重都是不可取的。

临床处方除依据"君臣佐使"原则组方外，他还善用药对以增强疗效。如补益脾气用党参、黄芪；补脾运湿用白术、苍术；益胃生津用北沙参、麦冬；疏肝和胃，理气止痛用香附、紫苏梗；疏理气机，宽胸利肺，调其升降用桔梗配枳壳；理气消积，降气消痞用枳实配厚朴；健脾消积，攻补兼施用枳实、白术；芳化醒脾，和胃止呕用藿香、佩兰；行气化痰，健脾和胃用半夏、陈皮；燥湿运脾，行气和中用苍术、厚朴；温中散寒，理气止痛用高良姜、香附；温中柔肝，散寒止痛用桂枝伍白芍；清胃泻火燥湿用黄连、黄芩；行气化瘀止痛，丹参配砂仁；诸般疼痛用延胡索、白芷；酸甘化阴，缓急止痛白芍配甘草；辛开苦泄，平调寒热，泻心消痞，黄连配干姜；润燥互用，既燥湿和胃，降逆止呕，又无伤阴之虞，药如半夏配麦冬；久泻、久痢加乌梅、诃子；脾肾阳虚，五更泄，肉豆蔻配补骨脂；收敛止血，涩肠止泻，仙鹤草配生地黄榆；润下通便加火麻仁、当归；各种消化道糜烂、溃疡及出血加三七、白及；中气下陷加升麻、柴胡；制酸止痛加海螵蛸、浙贝母。

四、以中为主　中西结合

黄福斌临证不但重视中医辨证论治，也善于运用西医学的理论研究成果和诊断技术，主张中医为主、中西医结合。

他认为，中医、西医各有所长，各有所短，两者结合方可取长补短，有互补之妙。

在诊断方面，他提出要做到衷中参西、借西守中，中医辨证是治疗的前提，是处方用药的依据。若能结合西医明确诊断之长，以补充中医辨病模糊性之短，可使治疗更加精准确当。这是辨证与辨病相结合的优势，应该发扬。如中医的胃脘痛，有炎症、溃疡抑或肿瘤等不同原因，如果选择胃镜、病理等检查就可以使病因更明确，诊断更具体，从而采取不同的治疗方案。

在治疗方面，他坚持宜中则中，宜西则西，中西互补。中医药对脾胃病中胃痛、痞满、嘈杂、呕吐、泄泻、便秘、痢疾等疾病均有很好的疗效，是为优势病种，应多用中医治疗。但在抑制胃酸、治疗酸相关疾病、抗幽门螺杆菌等方面应该首选西药治疗。

在中药使用方面，他创新守中，借西促中，将传统的中药药性理论，如四气五味、升降浮沉、归经等与现代药理研究相合，既坚持中医特色，又汲取现代科技研究成果，以提高临床疗效。脾虚证是脾胃病的主要证型，健脾益气方药临床最为常用，他善用六君子汤类治疗脾胃疾病，常用药物主要有党参、人参、黄芪、白术、茯苓、甘草、黄精等。临床研究和动物实验均证实，健脾益气方药能增强和调节消化系统功能，四君子汤能促进胃肠吸收和分泌，促进胰腺分泌，调节胃酸分泌，缓解胃肠道痉挛。补中益气汤对小肠蠕动有双相调节作用。黄芪建中汤能防止胃溃疡发生，抑制胃液分泌。甘草有促进溃疡愈合、吸附胃酸、降低胃蛋白酶活性和保护胃黏膜的作用。健脾温阳的附子理中汤可改善消化道血液循环，促进黏膜的血流供给。健脾益气方还能促进机体的能量代谢，增强机体的应激能力，对免疫功能有明显促进作用。

纵观其治疗用药，总是在中医基础理论的指导下，在辨证论治的前提下，结合现代的内镜检查、病理组织检查、影像学检查、实验室检查，参考中药现代药理研究，针对性选择中药辨病治疗。如胃食管反流病、胃及十二指肠溃疡等相关性疾病，加用浙贝母、海螵蛸、煅牡蛎、煅瓦楞子、黄芪、白及等制酸、生肌中药；胃黏膜萎缩、肠化生或不典型增生，则加半枝莲、白花蛇舌草、生薏仁、莪术、预知子、丹参等清热解毒、行气活血、化瘀散结中药；胃肠蠕动减慢，加用枳实、槟榔、厚朴、陈皮、青皮等行气导滞中药；胆汁反流加用柴胡、枳壳、郁金、金钱草等疏肝利胆中药；幽门螺杆菌感染加蒲公英、黄连、牡丹皮、乌梅等中药。

五、慢病治脾　复方多法

《说文解字》云："脾，土脏也。"脾主运化，生化气血，为生命活动提供物质能量的特性与五行之土德之性相类。土为万物之母，脾胃为后天之本。张仲景认为"四季脾旺不受邪"（《金匮要略》），李东垣提出了"内伤脾胃，百病由生"（《脾胃论》）。黄福斌治疗慢性疑难杂病多从调理脾胃着手，每能收效。他常说："古训云人以胃气为本，得谷者昌，失谷者亡，调理脾胃乃医家之王道。"然而调理脾胃并不是单纯地补益脾胃，而是要从阴阳、气血、虚实、升降、润燥、通滞等方面综合考虑，辨证论治，才能达到阴平阳秘的目的。

在具体的诊疗中，患者的临床表现往往复杂多变，特别是慢性疑难杂病，病证交叉相兼的情况更为多见，因此，处方就有攻补兼施、寒热并投、升降互用、润燥相宜、上下同治的不同。为此他提出，要在针对主症、主要病机确定大法主方的基础上，辅以相应的治疗方药，复合立法，以解决病机兼夹的复合情况，以祛邪而不伤正、扶正而不恋邪为目的。实践证明，温清合用、通补兼施、气血并调、升降相因、润燥相济的配伍方法，能够进一步增强疗效，消除单一治法如纯补壅气、寒热格拒等所致的弊端。这就是复方多法、难病杂治的优势。

脾胃疾病中有许多疑难杂病，如难治性胃食管反流病、萎缩性胃炎、炎症性肠病、消化道肿瘤等，治疗时他常常复方多法。例如溃疡性结肠炎，往往病程较长，反复发作，腹痛绵绵，小腹坠胀，久泻不愈，黏液与脓血夹杂，里急后重，体倦乏力，面色少华，纳谷不香，口干口苦，舌苔黄腻，脉弦细。其乃脾胃虚弱，湿热浊毒瘀滞，肠腑脂膜血络受损，虚实夹杂证候。治疗必须虚实兼顾，既要益气健脾、敛疮生肌，还要清热燥湿、化浊解毒、活血和络、理气止痛，多法并施。他常用四君子汤、当归补血汤、香连丸、芍药甘草汤加减，药如生黄芪、党参、炒白术、茯苓、当归、赤芍、白头翁、黄连、黄柏、败酱草、半枝莲、仙鹤草、三七粉、白及粉、木香、枳壳、炒白芍、甘草等，使不少患者逐步康复。

六、养治结合　注重调摄

《素问·刺法论》云："正气存内，邪不可干。"《素问·四气调神大论》云："圣人不治已病治未病。"《金匮要略·脏腑经络先后病脉证》云："上工治未病。"黄福斌在经典"治未病"理论的影响下，十分重视疾病的治疗与预防相结合。

他认为，"治未病"应包括 3 个方面，即未病先防、已病防变、病已防复。他认为，对临床医生来讲，尤应重视病愈之后预防复发。关于脾胃病的预防，早在《黄帝内经》就提出了"节饮食，调五味，和情志，适寒温"的原则。《灵枢·师传》云："食饮者，热无灼灼，寒无沧沧。寒温中适，故气将持，乃不致邪僻也。"通过总结不难发现，脾胃疾病的成因不外乎饮食不节、情志内伤、外感时邪、劳逸失度、素体虚弱等因素，所以脾胃病的调摄养护也离不开调节饮食、怡情养性、调适寒温、适度锻炼几个方面。

（一）调节饮食

饮食因素在脾胃疾病的发生发展过程中起着重要作用。饮食不调不仅是发病原因，也是脾胃病迁延难愈或愈后复发的重要原因。所以说，治疗脾胃疾病，食养不可或缺。黄福斌对饮食调节的方法主要包括 5 个方面。其一，要求患者养成良好的饮食习惯，每日定时定量、规律进餐，适当少食，不能饥饱不均。其二，饮食宜质软易消化，食材新鲜卫生，品种多样，营养均衡。其三，注意饮食禁忌。戒烟戒酒，避免过食辛辣、热烫、生冷、肥甘、油炸、熏烤、腌制、坚硬、粗糙等食物。其四，辨证用餐。脾胃虚弱者，多食禽肉、鱼类，以水煮、熬汤、清补为宜；阳虚者，多食生姜、狗肉、羊肉，忌冷饮、水果、海鲜；阴虚者，多食乌梅、山楂、酸牛奶等酸甘化阴之品；湿重者，饮食宜清淡，忌食油腻、甜品、冷饮。其五，胃喜为补，适口为珍。叶天士《临证指南医案·虚劳》云"食物自适者，胃喜为补"。人们由于地域不同，生活环境差异，饮食习惯也不一样。事实上，人们对不同食物的敏感性是存在个体差异的，医生应提醒患者观察总结。只要适合自己的口味，顺应脾胃的喜好，这样的食物对身体就是有益的，也是有利于病情恢复的。

（二）怡情养性

《素问·上古天真论》云："恬恢虚无，真气从之，精神内守，病安从来？"喜、怒、忧、思、悲、恐、惊七情内伤与脾胃疾病密切相关，调节心理情绪，保持心情愉悦舒畅，避免受到负面情绪的影响，对脾胃疾病的恢复和预防复发有着积极意义。临证时，须从三个方面着手。其一，知识宣教，帮助患者正确认识自己的疾病与情志因素的关系。其二，进行适当检查，明确诊断病情，排除患者的思想顾虑，使其树立战胜疾病的信心。其三，耐心仔细地听取患者诉说，深入了解情绪变化的原因，及时疏导、排解不良情绪，取得患者信任，使其积极配合治疗。

（三）调适寒温

《脾胃论》云："脾胃为市，无物不受，无物不入，若风、寒、暑、湿、燥一气偏胜，亦能伤脾损胃。"四时气候变化，阴阳相移、寒暑更作超过了一定限度，使机体不能与之相适应的时候，就会导致疾病的发生。寒温失调亦是脾胃疾病常见原因，亦应重视，要根据季节变化、地理环境变迁，适时增减衣被，调摄起居，以适寒温，避六淫，防止脾胃病的发生、加重或复发。

（四）适度锻炼

《吕氏春秋·尽数》云："流水不腐，户枢不蠹，动也。"生命在于运动，人体只有适当活动，气血才能流畅。长期不劳动，又不进行体育锻炼，易使气血不畅，脾胃功能减弱，从而出现饮食减少、脘腹作胀、大便不畅、体倦乏力、精神不振等症状。实践证明，适度的体力活动可以强身健体，对调节胃肠功能也有积极作用。黄福斌对慢性脾胃病患者，多建议进行散步、慢跑、八段锦、太极拳等有氧运动，要求经常锻炼，循序渐进，不宜进行过于剧烈的运动，不能过度劳累，避免餐后立刻运动，以免增加胃肠负担。运动要适度，过劳与过逸都是有害的。

第三部分

临证经验

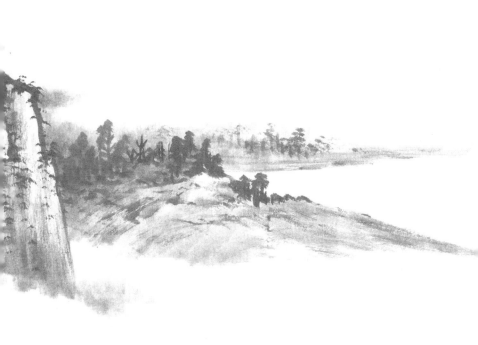

专病论治

一、胃痛

胃痛是指上腹部发生疼痛的病证。古医籍中常称的"心痛""心腹痛""心口痛""心下痛"等多指胃脘痛而言。正如《医学正传》所指出的"古方九种心痛，详其所由，皆在胃脘，而实不在于心"。至于心脏疾患所引起的心痛，古人早已有明确认识，称之为"真心痛"。

胃脘痛发生的原因有病邪犯胃、肝胃不和、脾胃虚寒等几个方面。

1. 病邪犯胃

外感寒邪，邪犯于胃，或过食生冷，寒积于中，皆可使胃寒而痛。尤其是脾胃虚寒者更易感受寒邪而痛发；加之饮食不节，过食肥甘，内生湿热，或食滞不化，均可发生热痛或食痛。

2. 肝胃不和

忧郁恼怒伤肝，肝气失于疏泄，横逆犯胃而致胃脘疼痛。肝气郁结，可以化火。火邪又可伤阴，可使疼痛加重，或病程缠绵。

3. 脾胃虚寒

素体虚弱，劳倦过度，饥饱失常，久病不愈均可损伤脾胃阳气，使中气虚寒而痛。

胃脘痛的病因虽有上述不同，但发病均有一个共同特点，即所谓"不通则痛"。病邪阻滞，肝气郁结均使气机不利，气滞而作痛；脾胃阳虚，脉络失于温养，或胃阴不足，脉络失于濡润，致使脉络拘急而作痛。气滞日久不愈，可致血脉凝涩，瘀血内结，则疼痛更为顽固难愈。

医案一

丁某，女，42岁，2009年5月11日初诊。

主诉：胃脘部疼痛、胀满反复发作 10 余年，先后服用过雷尼替丁、奥美拉唑等西药，但仍反复发作，现胃脘疼痛、胀满、嘈杂、有烧灼感，伴口苦，无泛酸、嗳气，舌偏红，苔白腻，脉细。

诊断：胃痛。

辨证：脾虚湿困，胃阴不足。

治法：化湿醒脾，佐以养阴和胃。

处方：藿香 12g，厚朴 9g，法半夏 9g，茯苓 20g，枳壳 12g，陈皮 9g，竹茹 10g，佛手 10g，木香 9g，砂仁 3g（后下），浙贝母 10g，海螵蛸 15g。7 剂，水煎服，日 1 剂。

二诊：药后胃脘疼痛缓解，诉口干，舌偏红，苔薄白。去藿香、厚朴、砂仁，加麦冬 10g，北沙参 10g。

三诊：诸症缓解，又服 7 剂后诸症治愈。

按语：脾胃名家李东垣临证施治特别强调脾胃的作用，遣方用药也多归于脾胃，崇脾补土，自成一家，被后人称为"补土派"。黄福斌临床强调升发脾胃之气的重要性，倡导"升清阳，降浊阴"。该患者胃脘灼痛，痞胀口苦，舌苔白腻质偏红，脉细乃既有湿热，又有阴伤，病机复杂。须先化湿醒脾为主，以藿朴夏苓汤加减，待湿去再佐养阴和胃之品。同时配伍乌贝散取其制酸护胃之效。本案辨证细微准确，治疗次序分明，昭显辨证和论治的功夫缺一不可。

医案二

刘某，女，37 岁，2014 年 11 月 6 日初诊。

主诉：患者胃脘隐痛数年未愈，便溏，神倦，纳食减少，服西药多种亦未缓解，外院钡餐示胃窦炎。现胃脘隐痛，胀满纳少，受凉易发，便溏，神疲倦怠，无反酸、嗳气，舌淡红，苔薄白，脉沉细。

诊断：胃痛。

辨证：中虚寒凝气滞。

治法：温中和胃，健脾理气。

处方：桂枝 12g，炒白芍 20g，防风 12g，炮姜 5g，太子参 10g，炒白术 20g，香附 10g，全当归 10g，木香 6g，川楝子 10g，延胡索 20g，乌药 10g，炙甘草 5g，红枣 3 枚。7 剂，水煎服，日 1 剂。

二诊：药后仍有时便溏，平均 1 日 1～2 次，加芡实 10g，收敛涩肠。

三诊：服药后诸症缓解，继服 7 剂巩固。

按语：患者胃脘隐痛，便溏，神倦，舌淡红，苔薄白，脉细，证属中虚气滞，脾阳不振。正虚不足，内失温养，故脘腹隐痛，遇冷加重，遇热得缓，属正虚为主，而非邪实。脾阳不振，运化无权，故大便稀溏；中阳不足，卫阳不固，故神疲气短。治以小建中汤为主方，合金铃子散、良附丸加减而取效。《日华子本草》谓乌药"治一切气，除一切冷"，故配乌药顺气开郁，散寒止痛，调畅胸腹气滞。

医案三

李某，女，55 岁，2010 年 12 月 7 日初诊。

主诉：患者胃脘疼痛连及后背反复 6 月余，伴泛吐清水，饮食无味，畏寒怕风，稍有不慎即感冒，曾服用多种西药，症状未见缓解，呼吸科、心内科均排除相关疾病。舌淡，苔白腻，脉濡细无力。

诊断：胃痛。

辨证：寒凝胃脘，肺脾气虚。

治法：温中和胃，补益肺脾。

处方：丁香 3g，肉桂 3g（后下），高良姜 5g，香附 10g，柴胡 6g，羌活 10g，防风 10g，炒白术 20g，陈皮 6g，法半夏 10g，茯苓 15g，炙黄芪 20g，炙甘草 5g。7 剂，水煎服，日 1 剂。

二诊：药后疼痛明显缓解，仍神疲，睡眠欠安，易惊。上方加茯神 15g，远志 10g。7 剂，水煎服，日 1 剂。

三诊：药后胃纳增加，觉周身轻松。上方继服 7 剂。

按语：丁桂散由丁香和肉桂组成，出自孟河医派马培之所撰《外科传薪集》，用于脾胃虚寒之顽固性胃痛常获佳效。该患者脾胃虚弱，土不生金，则肺气也虚，故而畏寒怕风，稍有不慎即感冒，治以升阳燥湿，效东垣治病，用风药升脾胃之阳气而达降浊阴之目的，选用柴胡、防风、羌活之品。二诊肺之表证好转，出现心脾两虚之象，故加茯神、远志，取归脾丸之意。当知，脾胃为后天之本，临证之时，或夹有肺脾气虚，或并发心脾两虚，需仔细辨证，不可不慎。

二、痞满

痞满是由表邪内陷、饮食不节、痰湿阻滞、情志失调、脾胃虚弱等导致脾胃功能失调，升降失司，胃气壅塞而形成的以胸脘痞塞满闷不舒、按之柔软、压之不痛、视之无胀大之形为主要临床特征的一种脾胃病证。本证按部位可分为胸痞、心下痞等，心下即胃脘部，故心下痞又可称为胃痞。

痞满的病因主要有以下几种。

1. 外邪侵袭入里

外邪内陷，滥施攻里泻下，脾胃受损，结于胃脘，阻塞中焦气机，升降失司，胃气壅塞，遂成痞满。如《伤寒论》所云："脉浮而紧，而复下之，紧反入里，则作痞，按之自濡，但气痞耳。"

2. 暴饮暴食

食滞中阻或恣食生冷粗硬，或偏嗜肥甘厚味，或嗜浓茶烈酒及辛辣过烫饮食，损伤脾胃，以致食谷不化，阻滞胃脘，升降失司，胃气壅塞，而成痞满。如《类证治裁·痞满》云："饮食寒凉，伤胃致痞者，温中化滞。"

3. 痰湿阻滞

脾胃失健，水湿不化，酿生痰浊，痰气交阻于胃脘，则升降失司，胃气壅塞，而成痞满。如《兰室秘藏·中满腹胀》曰："脾湿有余，腹满食不化。"

4. 情志失调

多思则气结，暴怒则气逆，悲忧则气郁，惊恐则气乱，气机逆乱，升降失职，则形成痞满。其中尤以肝郁气滞，横犯脾胃，致胃气阻滞而成之痞满多见。即如《景岳全书·痞满》所谓："怒气暴伤，肝气未平而痞。"

5. 脾胃虚弱

素体脾胃虚弱，中气不足，或饥饱不匀，饮食不节，或久病损及脾胃，纳运失职，升降失调，胃气壅塞，而生痞满。此正如《兰室秘藏·中满腹胀》所论述的因虚生痞满"或多食寒凉，及脾胃久虚之人，胃中寒则胀满，或脏寒生满病"。

痞满的病机有虚实之分：实即实邪内阻，包括外邪入里、饮食停滞、痰湿阻滞、肝郁气滞等；虚即中虚不运，责之脾胃虚弱。实邪之所以内阻，多与中虚不运、升降无力有关。反之，中焦转运无力，最易招致实邪的侵扰，两者常常互为因果。如脾胃虚弱，健运失司，既可停湿生饮，又可食滞内停；而实邪内阻又会进一步损伤脾胃，终致虚实并见。另外，各种病邪之间、各种病机之间亦可互相影响，互相转化，形成虚实互见、寒热错杂的病理变化，此为痞证的病机特点。总之，胃痞的病位在胃，与肝脾有密切关系。基本病机为脾胃功能失调，升降失司，胃气壅塞。

医案一

刘某，女，66岁。2010年5月21日初诊。

主诉：反复胃脘部胀堵感1年余。患者反复胃脘部胀堵感，进食后加重，有时脘腹疼痛，进食生冷易腹泻，伴反酸、嗳气、烧心、口干、尿黄。舌淡红偏暗，苔薄微黄，脉细弱。

诊断：痞满。

辨证：脾胃虚弱，湿滞中焦，郁而化热，寒热互结。

治法：辛开苦降，散结消痞，化湿和胃。

处方：法半夏 12g，黄芩 9g，黄连 3g，党参 20g，干姜 6g，炒白术 12g，浙贝母 10g，海螵蛸 15g，鸡内金 8g，茯苓 15g，炙甘草 6g，大枣 3 枚。7 剂，水煎服，日 1 剂。

二诊：药后胃脘胀堵感缓解，腹痛已除，偶有腹胀。此气机不畅。上方加枳实 9g，陈皮 10g，再服 7 剂。

三诊：药后胃脘胀堵感明显缓解，仍口干。上方加生地黄 10g，麦冬 10g。7 剂，水煎服，日 1 剂。

四诊：药后诸症缓解。再服 7 剂巩固疗效。

按语：脾虚不能升清降浊，运化谷物，阻滞中焦气机，寒热互结心下胃脘，故见心下胃脘胀堵感，进食后为甚；寒热错杂，脾胃升降失调，故上见嗳气，下见肠鸣腹泻。其舌脉皆寒热错杂之象。此时治法，应用辛开苦降之剂寒热平调，散结除痞，符合经方半夏泻心汤证。半夏辛温，干姜辛热，黄芩、黄连苦寒，此四味可奏寒热平调、辛开苦降之效；炒白术、党参、大枣健脾补虚；本案时有反酸，烧心，故取乌贝散制酸护胃止痛。二诊时腹胀，此腹中气机不畅，故予枳实、陈皮行气，除腹部胀满。所谓"脾宜升则健，胃宜降则和"，故脾胃病治疗应注重调节气机升降，用药时注意行气降气药配伍，如此往往能收得奇效。

医案二

王某，男，42 岁，2007 年 12 月 20 日初诊。

主诉：反复上腹胀满、纳差两年余。患者两年前因经常饮酒出现上腹胀痛，做胃镜示浅表性胃炎，间断服雷尼替丁、吗丁啉等，疼痛缓解，但上腹胀满反复发作，伴嗳气，纳呆，无反酸，自觉周身不适，灼热，咽干口燥，欲冷饮，焦虑，夜寐欠安，大便干结难解，舌红，苔黄厚腻，脉弦数。

诊断：痞满。

辨证：脾胃湿热化燥。

治法：清热通腑，和胃化湿。

处方：大黄 9g，黄芩 15g，黄连 10g，蒲公英 30g，枳实 15g，厚朴 10g，谷芽 30g，麦芽 30g，甘草 6g。7 剂，水煎服，日 1 剂。

二诊：药后无效，仍上腹胀，嗳气，不思食，偶感全身灼热，口舌觉燥热如冒烟，舌红，苔厚垢黄燥，脉弦数。

处方：淡豆豉 10g，炒黄芩 12g，焦栀子 10g，蒲公英 30g，茵陈 30g，石斛 10g，厚朴 12g，白花蛇舌草 30g，枳实 15g，大腹皮 15g，甘草 6g。7 剂，水煎服，日 1 剂。

三诊：上腹胀满有所减轻，大便干结好转，余症同前，舌脉同前。上方加川楝子 15g，疏泄肝热。7 剂，水煎服，日 1 剂。

四诊：上腹胀满明显缓解，纳食明显改善，舌苔黄厚退去大半。守上方加减，14 剂。

药后痊愈。

按语：痞满乃外邪内陷、饮食不化、情志失调、脾胃虚弱等导致中焦气机不利或虚气留滞，升降失常而成。其中湿困日久，郁而化热，无论痰热或湿热，只要是病邪与痰湿缠绵难解而致舌苔厚垢难除者，考虑为土壅木郁，肝郁不疏化热，佐清热疏肝通腑之品，使厚垢苔透邪、化浊而消退。

医案三

杨某，女，52 岁，2009 年 9 月 12 日初诊。

主诉：心下痞满两年余。伴有纳差，泛酸，两胁刺痛，头晕，寐差，口苦，大便干结，3 日 1 行。舌淡苔白略厚，右脉反关，左脉沉。4 年前曾行胆囊切除术。

诊断：痞满。

辨证：气滞湿阻，肝胃不和。

治法：行气消痞，化湿除满。

处方：枳实 9g，法半夏 9g，陈皮 9g，砂仁 3g（后下），木香 6g，厚朴 6g，瓜蒌仁 10g，郁金 20g，柴胡 6g，茯苓 10g，浙贝母 10g，海螵蛸 15g，莱菔子 10g。7 剂，水煎服，日 1 剂。

二诊：心下痞满有所好转，诉有时头晕、善叹息，苔白，脉沉。原方加香附 10g，玫瑰花 10g。7 剂，水煎服，日 1 剂。

三诊：诸症均明显改善，继服 7 剂，巩固疗效。

按语：本案为气滞湿阻所致，肝气郁结，横逆犯胃。治当行气消痞，化湿除满，疏肝和胃。方中枳实为治痞之要药，行气消痞，针对主症心下痞满而设，故为君。厚朴行气除满，助枳实以增消痞除满之效；半夏辛苦而温，降逆和胃，散结开痞，助枳、朴行气开痞。二者均为臣。陈皮、砂仁理气和胃，醒脾化湿；茯苓健脾渗湿，以杜生湿之源；郁金疏肝降逆，行气活血止痛；乌贝散制酸止痛；瓜蒌仁、莱菔子行气润肠通便。以上俱为佐药。全方共奏行气消痞、化湿除满之功。二诊仍有肝气不舒症状，故加入香附 10g，玫瑰花 10g，疏肝和胃解郁，继服 14 剂，诸症悉除。

三、吐酸

吐酸是指以泛吐酸水为主要表现的疾病。酸水由胃中上泛，若随即咽下者，称为吞酸；不咽下而吐出者，则称吐酸。吐酸作为脾胃病的一个症状，常与嘈杂、嗳气、胃痛、痞满等病证同时出现。吐酸病名首见于《素问·至真要大论》，其谓："诸呕吐酸，暴注下迫，皆属于热。"

本证多因宿食、湿痰、热郁、停饮等所致，临床所见有寒热之分。属于热者，多由肝郁化热而致；属于寒者，可因寒邪犯胃，或素体脾胃虚寒而成；饮食停滞而泛酸嗳腐者，是由食伤脾胃之故。根据五行学说，肝属木，在味为酸，因此古人十分强调吐酸为肝病。如高鼓峰《四明心法·吞酸》云："凡为吞酸尽属肝木，曲直作酸也……总是木气所致。"但临床上尚需审证求因，不可一概而论。

医案一

黄某，女，48 岁，2009 年 3 月 19 日初诊。

主诉：反酸伴胃中痞满 1 年余。患者 1 年多前出现反酸，饮食稍有不适则出现严重反酸，食管至胃脘部胸骨后烧灼难耐，曾行胃镜检查，诊断为浅表性胃炎，多处求诊无效。平日食用生冷、油腻食物则腹泻。现反酸，纳呆，饭后胃脘痞胀，有时嗳气，胸骨后烧灼痛，手脚冰凉，腰酸痛，眠差，多梦，醒后难入睡。舌淡微胖有齿痕，苔白腻，脉偏沉细弦。

诊断：吐酸。

辨证：脾阳不足，痰浊壅滞。

治法：益气温中，健脾降逆，燥湿化痰。

处方：黄芪20g，桂枝20g，炒白芍30g，炙甘草10g，浙贝母10g，海螵蛸15g，煅瓦楞子30g（先煎），陈皮12g，木香6g，厚朴9g，生姜3 片，红枣3 枚。7 剂，水煎服，日1 剂。

二诊：偶有反酸，肢体怕凉好转，纳食增加，腹胀痞满缓解，仍睡眠欠安梦多，舌暗淡苔厚。上方加夜交藤30g，合欢皮10g，改生姜为干姜6g。继服7 剂。

三诊：诸症好转，自觉有时头重、头昏，加石菖蒲6g。继服7 剂。

四诊：诸症均明显改善，继服7 剂，巩固疗效。

按语：患者以胃中痞满反酸为主诉，既有胃怕凉、腹泻症状，又有腰背酸痛、手足凉、眠差等症状。考虑为中焦虚寒，气血化生不足，四末不得濡养而手足凉。病久脾肾阳虚而致腰背怕冷酸痛。脾气虚弱不任谷物而致进食生冷、油腻则腹泻。患者适值更年期阶段，半百而阳气自衰，七七则天癸绝而阴血内亏，肝气不得约束，上冲脑髓则眩晕、失眠、多梦。治以温中健脾，柔肝缓急，制酸止痛。方选黄芪建中汤健脾胃，温分肉，散寒而厚肠胃，柔肝而平冲逆，在脾胃虚寒之消化道疾病中常用。乌贝散配煅瓦楞子味甘、咸，性平，能消痰化瘀，软坚散结，制酸止痛，为治疗胃痛吐酸之要药。其主要成分为碳酸钙，能中和胃酸，起到制酸止痛作用，为治标之用。

医案二

张某，女，61岁，2008年1月12日初诊。

主诉：吐酸伴胸骨后烧灼痛两个月。患者有慢性胃炎病史多年，阵发胃脘部胀满、堵闷感。患者两个月前因饮食不规律，生气后出现吐酸，可以忍受，未曾治疗，后症状逐渐加重，且伴胸骨后烧灼痛。现患者吐酸，胸骨后烧灼痛，食后及夜间加重，胃脘胀满、堵闷，嗳气频作，伴口苦，纳呆，大便偏干、日行1次。舌红，苔薄黄腻，脉弦滑。

诊断：吐酸（胃食管反流病）。

辨证：肝胃不和，湿热中阻。

治法：疏肝和胃，清热化湿。

处方：柴胡10g，郁金20g，川芎9g，白芍30g，茯苓15g，白术6g，浙贝母10g，煅瓦楞子20g（先煎），黄连10g，瓜蒌皮10g，法半夏12g，枳实15g，川厚朴12g，紫苏梗15g，莱菔子15g。7剂，水煎服，日1剂。

二诊：药后患者胸骨后烧灼痛、胃脘痞闷减轻，纳食增加，仍有时口苦、吐酸，大便可、一日一行，小便调，舌红，苔薄黄腻，脉弦细滑。上方加丹参15g，陈皮6g，竹茹9g，槟榔15g，茵陈15g。继服7剂。

三诊：患者吐酸、胸骨后烧灼痛、胃脘痞闷、嗳气等症状均明显减轻，口苦亦减轻，纳增，寐安，大便稀、一日一行，小便调，舌红，苔薄腻，脉弦细。上方继服7剂。

四诊：症状基本消失。舌淡，苔薄白。去茵陈，继用14剂。

嘱按时服药，清淡饮食，忌辛辣、生冷、刺激之品，忌浓茶、咖啡，畅情志。减少持重、弯腰等动作，勿穿紧身衣裤。必要时，睡眠抬高床头15cm，睡前3小时勿进食。

按语：胃食管反流病主要表现为反酸、胸骨后烧灼感，属中医学"吐酸""烧心"等范畴。《灵枢·四时气》记载："善呕，呕有苦……邪在胆，逆在胃，胆液泄则口苦，胃气逆则呕苦。"由此而知，本病病位在食管、胃，并与肝、胆、脾密切相关。临床当中辨证多属胆胃痰热互结证，多因饮食不节，嗜食辛辣肥甘之品，或烟酒无度助湿生热，情志不畅致气机郁结，痰结气阻，食管不利，胃气不降，甚至上逆而发。本病病程长，缠绵难愈且容易反复。在治疗过程中要注重生活、饮食习惯，正所谓"三分治，七分养"。

四、呕吐

呕吐是指胃失和降，气逆于上，迫使胃中之物从口中吐出的一种病证。临床以有物有声谓之呕，有物无声谓之吐，无物有声谓之干呕，临床呕与吐常同时发生，故合称为呕吐。《素问·举痛论》云："寒气客于肠胃，厥逆上出，故痛而呕也。"《素问·至真要大论》云："诸呕吐酸……皆属于热。"

呕吐的病因涉及如下几方面。

1. 外邪犯胃

感受风、寒、暑、湿、燥、火六淫之邪，或秽浊之气，侵犯胃腑，胃失和降之常，水谷随逆气上出，发生呕吐。由于季节不同，感受的病邪亦会不同，但一般以寒邪居多。

2. 饮食不节

饮食过量，暴饮暴食，多食生冷、醇酒辛辣、甘肥及不洁食物，皆可伤胃滞脾，引起食滞不化，胃气不降，上逆而为呕吐。

3. 情志失调

恼怒伤肝，肝失条达，横逆犯胃，胃气上逆；忧思伤脾，脾失健运，食难运化，胃失和降，均可发生呕吐。

4. 病后体虚

脾胃素虚，或病后体弱，劳倦过度，耗伤中气，胃虚不能盛受水谷，脾虚不能化生精微，食滞胃中，上逆成呕。

呕吐的病位主要在胃，但与肝脾有密切的关系。基本病机为胃失和降，胃气上逆。病理性质不外虚实两类，实证因外邪、食滞、痰饮、肝气等邪气犯胃，以致胃气痞塞，升降失调，气逆作呕；虚证为脾胃气阴亏虚，运化失常，不能和降。病理演变为初病多实，呕吐日久，损伤脾胃，脾胃虚弱，可由实转虚，亦有脾胃虚弱，复因饮食所伤而出现虚实夹杂之证。

医案一

李某，男，23岁，2012年5月12日初诊。

主诉：呕吐4天。4天前因暴食加受凉后发病，食入即吐，口中黏腻，坐卧不安，夜寐不宁，小便赤少，舌淡，苔白腻，脉缓。

诊断：呕吐。

辨证：湿食互结，浊阴不降。

治法：消食导滞，化湿和中。

处方：姜半夏9g，生姜9g，砂仁3g（后下），佩兰9g，石菖蒲12g，枳壳6g，陈皮9g，炒谷麦芽各15g，焦楂曲各10g，茯苓15g，甘草3g。3剂，水煎服，日1剂。

二诊：呕吐停止，有时泛吐清水，夜寐较前好转，仍有时尿黄。上方加淡竹叶10g，厚朴6g。继用3剂。

三诊：诸症缓解。上方继用3剂巩固疗效。

按语："胃不和则卧不安"，胃气以通为顺，以降为和，胃失和降则生呕吐。呕吐一症可由多种原因引起。《金匮要略·呕吐哕下利病脉证治第十七》云："诸呕吐，谷不得下者，小半夏汤主之。"小半夏汤只有半夏、生姜两味药，均可化饮止呕，药简效专力宏，运用得当，效如桴鼓。临床运用的时候可以根据患者的具体情况略作加减，但是不能喧宾夺主，加减之后不能失去原方的神采。另该患者湿食互结，浊阴不降，方中砂仁、佩兰、石菖蒲芳化理气，焦三仙、枳壳、陈皮、茯苓消食和胃，胃气得和，呕吐自止。

医案二

赵某，女，42 岁，2009 年 8 月 19 日初诊。

主诉：反复呕吐 1 年多。因反复呕吐，3 次在当地医院住院治疗，予输液、口服药物等对症处理，长期针灸及中药治疗，但仍反复发作。胃镜提示慢性浅表性胃炎；血钾偏低，肝功能、颅脑 CT 检查无异常。心电图正常。血压偏低。现呕吐频频，空腹干呕，食后加重，因呕吐难以进食，经期呕吐加重。胃脘胀满，脘腹部畏寒，疲倦，心慌胸闷，无头晕，无口干苦，睡眠差，易醒，烦躁，大小便正常。舌暗有齿痕，苔白，脉弦沉无力。

诊断：呕吐。

辨证：少阳太阴合病。

治法：化湿，导痰，止呕。

处方：制半夏 18g，陈皮 20g，茯苓 15g，枳壳 12g，竹茹 6g，制附子 20g（先煎），生姜 5g。7 剂，水煎服，日 1 剂。

二诊：药后呕吐明显缓解，胃脘胀满缓解，胸闷堵塞感减轻，怕冷好转，睡眠欠佳，可进食，但纳少，疲倦甚，无口干苦。复查电解质正常。茯苓加至 30g，加炒白术 20g。继用 7 剂。

三诊：药后呕吐消失，怕冷、精神、睡眠均好转。守上方继用 7 剂。

四诊：呕吐一直未复发，胃纳改善明显。守上方继用 7 剂，嘱愈后注意饮食调护。

按语：患者呕吐、胃脘胀满、怕冷、疲倦、胸闷心慌、睡眠差、易醒、烦躁、舌淡暗、边齿印、苔白、脉弦重按无力，一派太阴虚寒、水饮内盛兼有少阳气郁的表现。《医方集解》论及温胆汤云："此足少阳、阳明药也。橘、半、生姜之辛温，以之导痰止呕，即以之温胆；枳实破滞；茯苓渗湿；甘草和中；竹茹开胃土之郁，清肺金之燥，凉肺金即所以平肝木也。如是则不寒不燥而胆常温矣。"方中温胆汤和胃利胆，化痰止呕；半夏、陈皮燥湿健脾，降逆止呕；茯苓健脾渗湿；枳壳宽中行气；稍佐竹茹清胆和胃；去甘草、大枣以防滋腻碍胃。患者疲倦怕冷甚，脉弦沉无力，故加熟附子温补元阳，以复中阳。

五、呃逆

呃逆是指胃气上逆动膈，以气逆上冲，喉间呃呃连声，声短而频，令人不能自止为主要临床表现的病证。呃逆古称"哕"，又称"哕逆"。《素问·宣明五气》谓："胃为气逆为哕。"

呃逆的病因有饮食不当、情志不遂、脾胃虚弱等。

1. 饮食不当

进食太快太饱，过食生冷，过服寒凉药物，以致寒气蕴蓄于胃，胃失和降，胃气上逆，并可循手太阴之脉上动于膈，使膈间气机不利，气逆上冲于喉，发生呃逆。如《丹溪心法·咳逆》曰："咳逆为病，古谓之哕，近谓之呃，乃胃寒所生，寒气自逆而呃上。"若过食辛热煎炒，醇酒厚味，或过用温补之剂，致燥热内生，腑气不行，胃失和降，胃气上逆动膈，也可发为呃逆。如《景岳全书·呃逆》曰："皆其胃中有火，所以上冲为呃。"

2. 情志不遂

恼怒伤肝，气机不利，横逆犯胃，胃失和降，胃气上逆动膈；或肝郁克脾，或忧思伤脾，脾失健运，滋生痰浊，或素有痰饮内停，复因恼怒气逆，胃气上逆夹痰动膈，皆可发为呃逆。正如《古今医统大全·咳逆》所说："凡有忍气郁结积怒之人，并不得行其志者，多有咳逆之证。"

3. 脾胃虚弱

正气亏虚或素体不足，年高体弱，或大病久病，正气未复，或吐下太过，虚损误攻等均可损伤中气，使脾胃虚弱，胃失和降；或胃阴不足，不得润降，致胃气上逆动膈，而发生呃逆。若病深及肾，肾失摄纳，冲气上乘，夹胃气上逆动膈，也可导致呃逆。如《证治汇补·呃逆》提出："伤寒及滞下后，老人、虚人、妇人产后，多有呃症者，皆病深之候也。"

呃逆的病位在膈，病变关键脏腑为胃，并与肺、肝、肾有关。胃居膈下，肺居膈上，膈居肺胃之间，肺胃均有经脉与膈相连，肺气、胃气同主降。若肺胃之气逆，皆可使膈间气机不畅，逆气上出于喉间，而生呃逆。肺开窍于鼻，刺鼻取嚏可以止呃，故肺与呃逆发生有关。产生呃逆的主要病机为胃气上逆动膈。

医案一

乔某，男，78 岁，2008 年 5 月 12 日初诊。

主诉：呃逆两周，主因饮食不节而致呃逆。患者服中西药数日，效果不显。现患者呃逆频频，气声低微，胸脘痞闷，胃呆纳少，四肢发凉，舌淡红，苔薄白，脉沉弱无力。

诊断：呃逆。

辨证：脾胃虚弱，寒阻中焦，升降失司，气逆为呃。

治法：温中散寒，降逆止呃。

处方：人参 10g，制附子 10g（先煎），炮姜 6g，白术 12g，旋覆花 10g（布包），代赭石 30g（先煎），陈皮 12g，丁香 3g，生姜 9g。5 剂，水煎服，日 1 剂。

二诊：服上方后胃脘痞闷、呃逆明显好转，脉象较前有力，继宗前法，继用 5 剂。

三诊：服药后呃逆已止，胃纳已增，精神转佳，再拟四君子汤补中和胃，以善其后。

按语：此例患者年过七旬，素体脾虚，加之饮食不慎，寒邪内侵，中气被遏，清气不升，浊气不降，动膈而患呃逆。此为虚寒之象，非温热而寒不能除，非补益而虚损不能平。《素问·至真要大论》云："寒淫所胜，平以辛热。"《素问·阴阳应象大论》曰："形不足者，温之以气。"故拟理中汤合旋覆代赭汤主之。方中附子温补肾阳；炮姜温健脾胃，以祛寒邪；虚则宜补，《医宗金鉴》指出"补后天之气无如人参"，用人参、白术补益脾气；配旋覆花、代赭石、陈皮、丁香、生姜降逆和胃，以止呃逆。呃逆已止，用补中和胃之法，以培中焦而复其胃气，作为善后之策。

医案二

张某，男，33 岁，2012 年 7 月 11 日初诊。

主诉：呃逆阵作 1 月余，未曾治疗。3 天来症状加重，经多方医治、针刺、静滴、肌注、口服中西药物无效。现呃逆频作，呃声高亢有力，胃脘胀满，头晕乏力，稍有耳鸣，潮热，口渴，小便黄，大便燥而不爽，舌红，苔黄少津，脉沉细稍数。

诊断：呃逆。

辨证：阳明积热，壅滞气机，升降失司。

治法：通腑泄热，升清降浊，和胃止呃。

处方：生大黄 15g，枳实 12g，厚朴 12g，陈皮 20g，竹茹 6g，生白芍 30g，生甘草 10g，火麻仁 20g，黄连 3g，干姜 3g。3 剂，水煎服，日 1 剂。

二诊：药后肠鸣腹泻，大便数次后呃逆明显好转，胃脘胀满好转。原方生大黄改为 6g，继用 7 剂。

三诊：药尽呃逆即止，病告痊愈。舌淡红，苔薄黄，脉沉有力。加炒黄芩 10g，继服 7 剂，以巩固疗效。后电话随访，未复发。

按语：此案为胃肠积热壅滞，腑气不通，升降失常，气机被遏而呃逆。暴呃频作不休、呃声高亢有力皆为实热之象。方选《伤寒论》中小承气汤，以荡涤胃肠积热，阳明浊气下降，气机升降如常。方中陈皮疏膈上郁阻之气，竹茹疏久郁之胆火；佐白芍、甘草和中益阴，柔肝缓急；干姜、黄连取辛开苦降之意，以消痞除满。全方共奏通腑泄热、急下存阴、和中降逆之功。

六、腹痛

腹痛是指以胃脘以下、耻骨毛际以上部位发生疼痛为主要表现的一种脾胃肠病证。多种原因导致脏腑气机不利、经脉气血阻滞、脏腑经络失养等皆可引起腹痛。文献中的"脐腹痛""小腹痛""少腹痛""环脐而痛""绕脐痛"等均属本病范畴。《素问·举痛论》曰："寒气客于肠胃之间，膜原之下，血不得散，小络引急，故痛。热气留于小肠，肠中痛，瘅热焦渴，则坚干不得出，故痛而闭不通矣。"

凡外邪入侵，饮食所伤，情志失调，跌仆损伤，以及气血不足，阳气虚弱等原因引起腹部脏腑气机不利，经脉气血阻滞，脏腑经络失养，均可发生腹痛。

1. 外邪入侵

六淫外邪，侵入腹中，可引起腹痛。伤于风寒，则寒凝气滞，导致脏腑经脉气机阻滞，不通则痛。因寒性收引，故寒邪外袭，最易引起腹痛。如《素问·举痛论》曰："寒气客于肠胃，厥逆上出，故痛而呕也。寒气客于小肠，小肠不得成聚，故后泄腹痛矣。"若伤于暑热，外感湿热，或寒邪不解，郁久化热，热结于肠，腑气不通，气机阻滞也可发为腹痛。

2. 饮食所伤

饮食不节，暴饮暴食，损伤脾胃，饮食停滞；恣食肥甘厚腻辛辣，酿生湿热，蕴蓄肠胃；误食馊腐，饮食不洁，或过食生冷，致寒湿内停等均可损伤脾胃，腑气通降不利，气机阻滞，而发生腹痛。如《素问·痹论》曰："饮食自倍，肠胃乃伤。"

3. 情志失调

抑郁恼怒，肝失条达，气机不畅；或忧思伤脾，或肝郁克脾，肝脾不和，气机不利均可引起脏腑经络气血郁滞，引起腹痛。如《证治汇补·腹痛》谓："暴触怒气，则两胁先痛而后入腹。"若气滞日久，还可致血行不畅，形成气滞血瘀腹痛。

4. 瘀血内阻

跌仆损伤，络脉瘀阻，或腹部手术，血络受损，或气滞日久，血行不畅，或腹部脏腑经络疾病迁延不愈，久病入络，皆可导致瘀血内阻，而成腹痛。《血证论·瘀血》云："瘀血在中焦，则腹痛胁痛；瘀血在下焦，则季胁、少腹胀满刺痛，大便色黑。"

5. 阳气虚弱

素体脾阳不足，或过服寒凉，损伤脾阳，内寒自生，渐至脾阳虚衰，气血不足，或肾阳素虚，或久病伤及肾阳，而致肾阳虚衰，均可致脏腑经络失养，阴寒内生，寒阻气滞而生腹痛。正如《诸病源候论·久腹痛》所说："久腹痛者，脏腑虚而有寒，客于腹内，连滞不歇，发作有时。发则肠鸣而腹绞痛，谓之寒中。"

腹痛的病因病机，不外寒、热、虚、实、气滞、血瘀六个方面，但其间常常相互联系，相互影响，相因为病，或相兼为病，病变复杂。如寒邪客久，郁而化热，可致热邪内结腹痛；气滞日久，可成血瘀腹痛等。腹痛的部位在腹部，脏腑病位或在脾，或在肠，或在气在血，或在经脉，需视具体病情而定，所在不一。形成本病的基本病机是脏腑气机不利，经脉气血阻滞，脏腑经络失养，不通则痛。

医案一

刘某，女，31岁，2015年4月2日初诊。

主诉：患者间断腹痛，腹泻5年，加重半年。5年前患者因工作紧张，出现间断性腹痛腹泻，以晨起为著，泻后痛减，大便不成形，偶有黏液。自行服用诺氟沙星、肠炎宁等多种药物治疗，效果不理想。近半年因工作紧张，上述症状加重，遂来诊治。察其左下腹有压痛。诊其舌质淡，苔白厚腻，脉弦滑。实验室报告血尿便常规未见异常；结肠镜检查示结肠黏膜未见异常。

诊断：腹痛（肠易激综合征）。

辨证：肝郁乘脾。

治法：疏肝理气，健脾和中。

处方：柴胡 12g，升麻 12g，羌活 10g，独活 10g，防风 12g，苍术 12g，陈皮 12g，厚朴 10g，炒白术 20g，炒白芍 20g，甘草 6g。7 剂，水煎服，日 1 剂。

二诊：药后患者腹痛、腹泻症状明显减轻，偶有肠鸣，大便基本成形。舌淡，苔薄白略腻，脉弦。继服上方 7 剂。

三诊：服药后患者腹痛、腹泻消失，有时肠鸣亢进，矢气较多。舌质淡红，苔薄白，脉偏弦。此乃肝脾趋于调和，余邪客于肠间，上方加乌药 10g，继服 7 剂。

四诊：服药后患者无不适。纳可，寐安，二便调和。舌淡红，苔薄白，脉缓。此乃肝脾调和，疾病已愈。嘱其注意生活调摄，以减少复发。

按语：肠易激综合征的主要表现为腹痛伴大便性状改变，其发病机制尚不清楚，一般认为可能与肠道运动异常、内脏感觉异常、内分泌紊乱等有关。中医学认为，本病属"腹痛"范畴。病因乃饮食不节、情志失调或外邪内侵，病机属肝气郁滞，横逆乘脾。明代医家吴鹤皋云："泻责之脾，痛责之肝，肝责之实，脾责之虚，脾虚肝实，故为痛泻。"本案患者因工作紧张，致情志不畅，肝失疏泄，横逆克脾，脾失健运，升降失调，清浊不分而成泄泻。故用疏肝理气、健脾止泻之法治之。方中柴胡、陈皮、升麻、厚朴疏肝理气，升阳止泻；李杲论治泄泻有"寒湿之胜，当助风以平之"，故用羌活、独活、防风、苍术风药升阳胜湿；白术健脾燥湿止泻；白芍、甘草养血柔肝，缓急止痛。诸药合用，补中寓疏，肝脾同治，共奏补脾疏肝止痛之功。后患者肠鸣亢进、矢气较多，加乌药以加强温中行气散寒之效。

医案二

陈某，女，61 岁，2012 年 9 月 13 日初诊。

主诉：腹痛 20 余天，因饮食不洁引起，经抗生素治疗疗效不显。现腹部隐痛，阵发性加重，痛有便意，便后痛减，大便日行 3 次、排出不畅、夹有黏液，口干，肛门轻度坠胀，舌暗红，苔白腻微黄，脉细滑。

诊断：腹痛。

辨证：湿热伤中，升降失司。

治法：清热止利，兼调和肝脾。

处方：葛根 12g，黄芩 10g，黄连 6g，木香 6g，炒白芍 20g，焦三仙各 15g，厚朴 10g，槟榔 10g，当归 12g，炒白术 12g，防风 12g，陈皮 12g，马齿苋 30g，仙鹤草 30g，生大黄 6g，甘草 6g。7 剂，水煎服，日 1 剂。

二诊：药后腹痛明显缓解，大便中已无黏液，肛门坠胀亦减，舌脉同上。上方去马齿苋，改生大黄为熟大黄 6g，加茯苓 15g，泽泻 10g。继服 7 剂。

三诊：服药后腹痛不显，有时腹部隐隐不适，大便已成形、日行 1 次。上方去熟大黄、槟榔，继服 7 剂。

四诊：诸症皆失，嘱调适饮食。

按语：《伤寒论》第 34 条云："太阳病，桂枝证，医反下之，利遂不止，脉促者，表未解也；喘而汗出者，葛根芩连汤主之。"湿热壅盛于胃肠，致传导失司。方中最巧妙处为加入大黄泻下攻积；木香、厚朴、陈皮行气，取其通因通用之意；葛根升津止利；黄芩、黄连苦寒清热，坚阴止利；焦三仙、槟榔片消食和胃；炒白芍、当归养血柔肝；炒白术、防风、马齿苋清热利湿；甘草调和诸药。全方配伍巧妙，使气机通畅，瘀滞自去，经络通和，则病可愈。

七、久痢

久痢是指日久不愈或反复发作的痢疾。临床特点是下痢日久不止或反复发作，食欲不振，形体消瘦，甚则滑脱不禁。久痢见《明医指掌》，《丹溪心法·痢》已有"血痢久不愈""下痢久不止""其或久痢后，体虚气弱，滑下不止"的记载。临床所见久痢亦即前人所称之"休息痢"。久痢一般包括休息痢、阴虚痢、脾泄痢、虚滑痢、瘀血痢。

久痢多由于暴痢治疗不当，或早用止涩之品，积热未净，或饮食不节，不戒嗜好，或过用寒凉，脾胃受损，气血不足，久则肾气不固所致，亦可因日久阴液亏耗所致。造成久痢的原因有饮食因素、体质因素和情志因素。

1. 饮食因素

长期饮食不规律，过食辛辣、生冷食品对结肠不利，易导致脓血便或大便稀溏等。

2. 体质因素

通常阳虚型、气郁型和湿热型体质的人易患久痢。

阳虚型体质易脾肾阳虚，脾阳虚则不能润滑肠道，脾不升清，胃不降浊，则导致泄泻。肾阳虚不能化气行水可致久痢。气郁型体质易出现肝胃不和，从而导致久痢。湿热型体质由于湿重伤脾，也易导致久痢，且易复发。

3. 情志因素

长期心情不好，郁郁寡欢，可导致气血不畅，肝郁气滞，进而影响脾胃。肝脾不和，最终出现久痢。

久痢的治疗应以扶正为主，祛邪为辅。发作时宜祛邪为主，兼以扶正。一般久痢忌攻。《证治汇补·痢疾》："久痢忌攻。气本下陷，而再行其气，后重不益甚乎；中本虚衰，而复攻其积，元气不愈竭乎；湿热伤血者，自宜调血，若过行推荡，血不转伤乎；津亡作渴者，自宜止泄，若但与渗利，津不转耗乎。"

医案一

韩某，男，68岁，2014年3月13日初诊。

主诉：反复腹痛、解便脓血1年。肠镜诊断为溃疡性结肠炎。曾服多种西药治疗效均不佳，因此前就诊几家医院的治疗方案均采用激素治疗，故寻求纯中医治疗而来本院。现腹痛欲便，肛门时坠，里急后重，大便日行6～8次、赤白黏液脓血样，口干口苦，头晕，乏力，有时反酸、烧心、恶心，睡眠欠佳，舌质紫暗，苔黄腻，脉弦滑。

诊断：久痢（溃疡性结肠炎）。

辨证：肠道湿热壅滞，损伤肠络，传导失司。

治法：清热利湿，调和气血。

处方：黄连10g，黄柏10g，秦皮10g，白头翁15g，仙鹤草30g，石菖蒲6g，厚朴12g，木香10g，赤芍20g，马齿苋30g。7剂，水煎服，日1剂。

二诊：药后腹痛、里急后重好转，大便日三四行、黏液减。仍自觉乏力，食欲欠佳，舌脉同前。上方加炙黄芪20g，焦楂曲各15g，继服7剂。

三诊：药后自诉诸症均好转，腹痛、里急后重完全缓解，大便已无黏液脓血，但日三四行，略有乏力、腹胀，舌质暗红，舌苔薄黄，脉弦滑。上方加当归10g，继用7剂。

四诊：诸症缓解，继服上方5周巩固疗效。

电话随访，半年内未有复发。

按语：溃疡性结肠炎属中医学"肠澼""痢疾""肠风""脏毒"等范畴，迁延日久，则为"久痢"。本病的发生与六淫邪气、情志内伤、饮食不节、起居不时及先天禀赋不足、后天脾胃功能失健有关。临证时需详细询问病情，了解病之起因及病证所急，察舌诊脉，辨其寒热，定其虚实，以权衡轻重。溃疡性结肠炎初期为外感湿热之邪或寒湿郁而化热。湿热蕴结大肠，肠道气机失调，热胜肉腐，肠络受损，故出现腹痛下痢、夹黏冻脓血、肛门灼热、里急后重、口渴、尿黄、舌苔黄腻、脉滑数等症。该患者虽为久痢，但属急性期，急则治其标，故治以清肠化湿解毒、调气行血导滞为基本大法。

医案二

刘某，男，42岁，2010年3月14日初诊。

主诉：腹痛伴黏液脓血便反复发作两年余。患者两年来因劳累、饮食无规律出现腹痛欲泻，便带脓血，西医院诊断为溃疡性结肠炎，给予口服美沙拉嗪等药物治疗，效果不显。症见腹痛、喜温喜按，黏液脓血便、每日3～4次，伴口干思饮，身困乏力，精神欠佳，腰酸怕冷，小便量多。舌淡，苔白腻，脉沉细弦。肠镜检查报告溃疡性结肠炎中度活动期。

诊断：久痢。

辨证：脾肾阳虚，湿热伤络。

治法：温补脾肾，清热化湿。

处方：肉桂5g（后下），炙黄芪20g，党参20g，白术15g，炮姜12g，黄连9g，黄柏10g，白及10g，仙鹤草30g，地锦草15g，炒白芍30g，枳实30g，甘草6g。7剂，水煎服，日1剂。

二诊：腹痛减轻，偶觉隐痛不适，大便成形，排便顺畅，偶尔黏液脓血，每日4～5次，饮食正常，舌淡，苔白，脉虚弦。上方去地锦草，加地榆炭30g，乌梅10g，乌药10g，继服10剂。

三诊：药后腹痛减轻明显，腹泻消失，排便顺畅、偶带黏液、每日1～2次，饮食可，夜寐可。上方去黄芪、白及、地榆炭，继服10剂。

四诊：腹痛消失，大便正常，未见黏液及脓血，饮食正常。舌淡，苔白，脉沉细。上方继用14剂，巩固疗效。

按语：脾虚湿滞是久痢的首要病理基础。脾虚则脾失健运，水谷不化；湿滞气郁则中满腹胀、肠鸣。脾虚清阳不升则中气下陷，而见疲乏无力、倦怠、腹泻或溏便；湿阻郁热伤及阴络肠膜则见黏液血便。本病脾虚为本，湿热互结、气滞血瘀是脾虚继发的病理变化。叶天士云"湿热缠绵，病难速已"。湿为脾气虚引起，湿为阴邪、实邪，阻滞气机则会化热。湿热缠绵，阴阳寒热矛盾交错，治湿当以温药和之，助脾运以化湿。清热宜苦寒燥湿，但寒凉不宜太过，以免损伤脾阳，宜中病即止，过则苦寒损伤脾气脾阳，热减需及时加入健脾利湿之品，以治其本。同时佐以疏肝理气之品，气行则湿化，湿去则热无所存。本例为脾虚及肾、脾肾阳虚、湿热未清、虚实夹杂之证。

八、久泻

久泻是指反复发作、久泻不愈的泄泻。《寿世保元·泄泻》云："大抵久泻，多由泛用消食利水之剂，损其真阴，元气不能自持，遂成久泻。"

久泻的病因病机十分复杂，初起多因感受湿、寒、暑、热、风等邪气，或情志失调，或久病脏气虚弱，或劳累过度等因素，内伤脾胃，气机壅滞，湿邪困阻，血运不畅，日久由暴泻转变为久泻，其主要病因病机可概括为以下几种类型。

1. 脾虚湿盛，清阳下陷

养生不慎，湿、寒、暑、热、风等邪气入侵，内舍肠胃，或饮食不洁，恣食生冷，或劳倦内伤，久病失养均可导致湿胜困脾，脾失运化，清浊不分而下泄。泄泻既成，失治或误治，日久泄泻伤正，脾气更为虚弱，更不能运化水湿和升举清阳，致越泻正气越虚，不能化水谷以养正，导致久泻难治之证。

2. 情志失调，肝气犯脾

各种外因导致情志不畅，忧思过度，恼怒伤肝，悲伤日久或长期精神紧张等，使肝气疏泄失常，横逆犯脾克胃，致使胃的受纳和脾的运化失常，津液转输受阻；或原本湿盛之体复加情志不畅，终成肝强脾弱之久泻。

3. 年老体弱，命门火衰

若年老体弱或久病失养，或久泻由脾及肾，肾阳虚衰，命火不足，不能温脾暖土，致脾运失健。另外，肾为胃关，肾虚胃关失固，则成鸡鸣定时而泻。

4. 寒热错杂，升降失常

脾虚湿盛，泄泻不止，或肝火犯脾克胃，或过服温燥药物，或恣食辛辣酒酪，或误下伤正，诸般因素，相互纠缠，则成寒热错杂之证。若再兼外邪干犯，则内外合邪，清浊不分，升降失常，致成久泻难治之证。

一般来说，久泻多偏于虚证，由脾虚不运而生湿，或他脏及脾，如肝木乘脾，或肾虚火不暖脾，水谷不化所致。湿邪与脾虚往往相互影响，互为因果，湿盛可困遏脾运，脾虚又可生湿。虚实之间又可相互转化夹杂。

医案一

李某，女，30岁，2012年7月11日初诊。

主诉：腹泻反复3年余。患者脐腹疼痛，泄泻，食欲不振，外院诊断为小肠吸收不良综合征。现大便每日3～5次、为稀溏便，食欲不振，稍吃油、肉及牛乳即见泄泻显著加重，消瘦乏力，肢冷，口苦咽干，小便赤。舌淡，苔黄，脉微。

诊断：久泻。

辨证：脾阳不足，运化失职，升降失常，郁而化热。

治法：温中健脾以扶其正，清热燥湿以除其邪。

处方：制附子12g（先煎），肉桂6g（后下），党参10g，干姜12g，炒白术15g，甘草9g，枳壳12g，黄连6g，焦山楂15g。7剂，水煎服，日1剂。

二诊：服药后泄泻好转、每日两次、质稀，腹痛缓解，食欲好转，仍口苦。上方加炒黄芩10g，继服7剂。

三诊：药后大便正常、每于晨起1次，食欲增加，舌淡，苔薄，脉细。上方制附子减为3g，去黄芩、黄连，加茯苓

20g，补骨脂 10g，肉豆蔻 10g，取温肾健脾化湿之效。

四诊：诸症皆消。上方继用 7 剂，巩固疗效。

按语：大凡泄泻，不过初伤脾胃，久损脾肾而已。初病者不外淡渗、清化、疏利、甘缓等法，久损者则重在温补固涩，辅以升提为要。这是因为久泻不愈，气随泻去，气去阳衰的缘故，所以一般临证所见久泻之人不但有脾肾两虚之症，且有伤气伤阳之候。古人治疗此证均推四神丸为首剂，取其益火生土之意，而有"久泻皆由命门火衰，不能专责脾胃"之说，泻久之人所以出现脾肾阳虚，为脾伤及肾而成。治疗上若独以火旺自能生土之法，方用四神为主，虽能取效，但疗程较长，疗效缓慢，不若两相共进；补脾土以复健运方取六君，温肾阳以助命火药用四神，二方互用，可以取效，合用可以建功。

医案二

王某，男，62 岁，2012 年 10 月 21 日初诊。

主诉：反复腹泻 4 年余。患者 4 年前无明显诱因下出现腹泻，1 天 3～6 次不等，大便不成形、黏厕。患者曾口服各种西药、中药汤剂均未好转。现腹泻发作，平均 4～6 次/日，大便稀溏黏腻，矢气较多，面色晦暗，口苦，乏力，足冷，小腹隐痛，不欲食，寐尚可，小便正常。舌体胖大有齿痕，舌暗淡，苔薄黄稍腻，脉弱。

诊断：久泻。

辨证：肝胆郁热，脾肾阳虚。

治法：清上温下。

处方：黄柏 10g，党参 20g，制附子 15g（先煎），黄连 10g，乌梅 30g，干姜 10g，肉桂 3g（后下），苍术 30g，炙甘草 15g，砂仁 6g（后下），木香 20g。7 剂，水煎服，日 1 剂。

二诊：药后精神好转，腹泻好转，约每日两次，仍偏稀溏，无明显腹胀腹痛，无恶心呕吐，纳眠可，小便正常。无口苦，无明显乏力，舌红，苔白，脉弱。守上方继用 7 剂。

三诊：药后无腹泻、腹痛，无口苦，诉有时胃脘嘈杂。考虑苦寒败胃，去黄柏，黄连减为 3g，干姜改为炮姜 6g，继服7 剂。

四诊：诸症皆消。

按语：乌梅丸为《伤寒论》治疗厥阴病之主方。"厥阴之为病，消渴，气上撞心，心中疼热，饥而不欲食，食则吐蛔，下之利不止"。此提纲证，即是厥阴病寒热错杂证。"消渴"是郁火消灼津液；"气上撞心，心中疼热"，是郁火上冲的表现；"饥而不欲食"的"饥"，是郁火犯胃，"不欲食"是脾寒不运，所以不欲食；蛔虫喜温避寒，下寒不适宜蛔虫生存，故向上面热的地方跑，所以吐蛔这个症状本身就是上热下寒的表现。"下之利不止"，说明下焦有寒，下之加重脾肾阳虚之证，故"下之利不止"。乌梅丸主治蛔虫证、久泻久痢证，两种证的病机均乃寒热虚实皆有。该患者反复腹泻 4 年余，病程较长，寒热错杂。乏力、不欲食为脾虚；面色晦暗、全身冷感尤以小腹为重为肾阳虚；舌体胖大有齿痕、舌暗淡、脉弱亦为脾肾阳虚之症；口苦、苔黄说明肝胆有热，符合厥阴证上热下寒的病机。另外，该患者脾肾阳虚症状更为明显，故用乌梅丸有效。服药多剂后出现苦寒败胃之象，故予以及时调整用药。

九、虚秘

虚秘即虚证所致的便秘，是由于劳倦、饮食内伤或产后、病后及年老体虚，气血两亏，气虚则大肠传送无力，血虚则津液不能滋润大肠，从而导致大便排出困难，以致秘结不通。《圣济总录·大小便门》云："或因病后重亡津液，或因老弱血气不足，是谓虚秘。"

其病因病机归纳起来，大致可分以下两方面。

1. 气虚阳衰

饮食劳倦，脾胃受损；或素体虚弱，阳气不足；或年老体弱，气虚阳衰；或久病产后，正气未复；或过食生冷，损伤阳气；或苦寒攻伐，伤阳耗气，均可导致气虚阳衰。气虚则大肠传导无力，阳虚则肠道失于温煦，阴寒内结，便下无力，排便时间延长，形成便秘。如《景岳全书·秘结》曰："凡下焦阳虚，则阳气不行，阳气不行则不能传送，而阴凝于下，此阳虚而阴结也。"

2. 阴亏血少

素体阴虚，津亏血少；或病后产后，阴血虚少；或失血夺汗，伤津亡血；或年高体弱，阴血亏虚；或过食辛香燥热，损耗阴血，均可导致阴亏血少。血虚则大肠不荣，阴亏则大肠干涩，肠道失润，大便干结，便下困难，而成便秘。如《医宗必读·大便不通》云："更有老年津液干枯，妇人产后亡血，及发汗利小便，病后血气未复，皆能秘结。"

便秘总以虚实为纲，冷秘、热秘、气秘属实，阴阳气血不足所致的虚秘属虚。虚实之间可以转化，可由虚转实，可因虚致实，亦可虚实并见。归纳起来，形成便秘的基本病机是邪滞大肠，腑气闭塞不通或肠失温润，推动无力，导致大肠传导功能失常。

医案一

陈某，男，56岁，2010年3月19日初诊。

主诉：排便不畅5年。患者5年来一直大便难解，排便费力，大便不硬，每次须蹲厕40分钟以上，肛门下坠明显，无肛门灼热，伴体倦乏力，面色不华，少气懒言，纳差，动则汗出，舌淡，苔薄，脉细。

诊断：虚秘。

辨证：中虚气陷，腑气不通。

治法：升阳举陷，益气通腑。

处方：党参30g，炙黄芪30g，生白术30g，枳壳12g，厚朴12g，火麻仁30g，升麻6g，当归10g，炙甘草5g。7剂，水煎服，日1剂。

二诊：药后大便已通，较前好解，感腹胀。上方加陈皮12g，继服7剂。

三诊：大便日一次，自行能解，腹胀全无，全身轻爽。上方加太子参10g，防止燥热伤津，共服30剂。随诊半年，未再发作。

按语：该患者素体脾虚，导致脾虚气弱。气虚大便传运无力，则虽有便意，临厕须竭力努挣，然大便并不干硬。其辨证要点为大便艰难但并不干硬，虽有便意，但临厕无力努挣，挣则汗出气短，舌淡，苔薄，脉沉细无力。兼见肛门坠胀，面色不华，少气懒言。治以"益气通幽，气幹通便"之法，方选补中益气汤加减，重用生白术、陈皮以健脾益气通便。若见气阴两虚，可加太子参、麦冬；若气损及阳者，可加肉苁蓉30g，胡桃肉15g。

医案二

杨某，女，26岁，2008年4月9日初诊。

主诉：患者产后1年余，一直大便干燥如球、4~5日一解，伴食后脘腹胀闷，纳差厌油，矢气不爽，口舌干燥，面色苍白，曾服麻仁丸等，未能奏效。舌淡白嫩，苔少，脉沉细。

诊断：虚秘。

辨证：津血不足，肠枯失润。

治法：增液行舟。

处方：生地黄30g，玄参20g，麦冬15g，玉竹20g，制首乌20g，厚朴12g，制黄精30g，火麻仁20g，生白芍10g，甘草5g。7剂，水煎服，日1剂。

二诊：药后大便变软得通，手足心热，有时烦闷，加合欢皮10g，荷叶10g，继服7剂。

三诊：药后诸症皆消。上方继服14剂，巩固疗效。

随访半年，未再复发。

按语：该类患者素体阴虚或病后产后，或失血亡汗、伤津亡血，或年高阴血亏虚，均可导致阴亏血少。血虚则大肠不荣，阴亏则大肠干涩，导致便干难下。其辨证要点为大便干结，甚状如羊屎，舌淡嫩，苔白或苔少，脉细或数，兼见面白唇淡，心悸健忘，头晕乏力，失眠多梦，口干少津。治以增液汤加减，取其滋阴养血，润肠通便。若见阴虚燥热，加火麻仁30g，柏子仁30g；若血虚明显，加黄精20g，当归10g。

十、胆胀

胆胀是指胆腑气郁、胆失通降所引起的以右胁胀痛为主要临床表现的一种疾病。《灵枢·胀论》载："胆胀者，胁下痛胀，口中苦，善太息。"

胆腑内藏精汁，胆道通降，则功能正常。在肝胆疏泄的作用下，胆液经胆道排入肠中，助脾胃腐熟消化水谷。若饮食偏嗜，忧思暴怒，外感湿热，虚损劳倦，胆石等可导致胆腑气机郁滞，或郁而化火，胆液失于通降而发为胆胀。

1. 胆腑气郁

忧思暴怒，情志不遂，肝脏疏泄失常，累及胆腑，气机郁滞，或郁而化火，胆液通达降泄失常，郁滞于胆则发为胆胀。

2. 湿热蕴结

饮食偏嗜，过食肥甘厚腻，久则生湿蕴热，或邪热外袭，或感受湿邪化热，或湿热内侵，蕴结胆腑，气机郁滞，胆液通降失常而郁滞，气郁胆郁则胀痛，痛胀发于右胁而为胆胀。

3. 胆石阻滞

湿热久蕴，煎熬胆液，聚而为石，阻滞胆道，胆腑气郁，胆液通降失常，郁滞则胀，不通则痛，而形成胆胀。此外也有由瘀血积块阻滞胆道而致者，其机理同胆石阻滞。

胆胀的病机主要是气滞、湿热、胆石、瘀血等导致胆腑气郁，胆液失于通降。病位在胆腑，与肝胃关系最为密切。日久不愈，反复发作，邪伤正气，正气日虚，加之邪恋不去，痰浊湿热，损伤脾胃，脾胃生化不足，正气愈虚，最后可致肝肾阴虚或脾肾阳虚的正虚邪实之候。

医案一

黄某，男，66 岁，2016 年 9 月 11 日初诊。

主诉：患者间断右胁肋胀痛 3 个月，加重伴纳呆 1 周。3 个月前患者因饮食不慎出现右胁胀痛，伴烧心，无反酸，口黏口苦，嗳气频频，纳呆，夜寐安，小便黄，大便黏腻不爽，舌暗红，苔黄厚腻，脉弦滑。彩超示胆囊结石，泥沙样；胆囊壁增厚。

诊断：胆胀。

辨证：浊毒内蕴，肝胆失疏。

治法：化浊解毒，疏肝利胆。

处方：炒黄芩 12g，黄连 6g，厚朴 12g，枳实 15g，生白芍 15g，清半夏 9g，柴胡 12g，郁金 15g，鸡内金 20g，金钱草 20g，海金沙 20g（包煎），白术 12g，茯苓 12g，当归 12g，醋鳖甲 15g（先煎），炙甘草 12g，枳壳 12g，生姜 2 片，大枣 3 枚。7 剂，水煎服，日 1 剂。

二诊：服药后右胁胀痛、口黏口苦症状明显减轻，余症同前。上方黄连加至 12g，加五倍子 10g，继服 7 服。

三诊：药后症状基本消失，继服此方 14 剂。

随访半年，未再发病。

按语：中医学认为，黄芩、黄连化浊解毒，《药性赋》记载："黄芩治诸热，兼主五淋；黄连治冷热之痢，又厚胃肠而止泄。"柴胡疏肝利胆，清半夏消痞散结，《神农本草经》中记载，柴胡味苦，平。主心腹，去肠胃中结气，饮食积聚，寒热邪气，推陈致新。半夏味辛，平，主伤寒，寒热，心下坚，下气，喉咽肿痛，头眩，咳逆肠鸣，止汗。当归、白芍柔肝缓急，当归与白芍是临床常用的药对，当归甘温而润、补血养血，白芍性凉而滋、补血敛阴，二者皆具调肝止痛之效。木香、枳实理气止痛，《本草纲目》记载："木香乃三焦气分之药，能升降诸气……大肠气滞则后重，膀胱气不化则癃淋，肝气郁则为痛，故下焦气滞者宜之，乃塞者通之也。"《药品化义》云："枳实专泄胃实，开导坚结，故主中脘以治血分，疗脐腹间实满，消痰癖，祛停水，逐宿食，破结胸，通便闭，非此不能也。若皮肤作痒，因积血滞于中，不能营养肌表。若饮食不思，因脾郁结不能运化，皆取其辛散苦泻之力也。为血分中之气药，唯此称最。"加五倍子攻坚散结，收湿敛疮，与鳖甲配伍可攻坚散结，起到消石排石之功。海金沙、金钱草、郁金利胆排石；鸡内金消积排石。全方共奏化浊解毒、疏肝利胆之功。

医案二

刘某，女，45 岁，2007 年 10 月 22 日初诊。

主诉：右胸胁部位疼痛、胀满反复 5 年。患者有慢性肝炎并胆囊炎 5 年，服中西药虽多，但右胸胁部位疼痛绵绵，牵引后背作胀，肝功化验转氨酶一直偏高，嗳气频作，急躁，稍不遂意即发怒，心烦失眠，脘痞纳差，头昏乏力，口中长期黏腻干苦，大便干，舌红，苔薄腻，脉弦滑。

诊断：胆胀。

辨证：肝胆气郁，痰热阻滞。

治法：疏肝清热，涤痰理气。

处方：柴胡 12g，炒黄芩 10g，黄连 6g，瓜蒌 12g，法半夏 6g，荷叶 10g，枳壳 10g，陈皮 6g，香附 10g，青皮 10g，桔梗 5g，甘草 5g。7 剂，水煎服，日 1 剂。

二诊：药后疼痛稍减，但右胁及胸前痞塞仍甚，小便短黄，大便干结，口干苦。前方去桔梗，加焦山栀、白茅根、牡丹皮、郁金各 10g，增强疏肝利胆之效。继用 7 剂。

三诊：服药后胁肋胀痛明显缓解，心烦、口苦亦减，小便清长。上方加用鸡内金 10g，继用 7 剂。

四诊：痛胀消失，二便恢复正常，眠食均好转。继服 14

剂后，查肝功各项指标均正常，遂停药。

按语：本证初投柴胡陷胸汤不效，说明证因肝气郁结，胆胃失和，气滞湿遏，久而化热蕴伏血分，难以外透，单纯用疏肝泄热、行气除湿之品难以奏效，必须配合清泄厥阴伏热之品，故选山栀子、白茅根、牡丹皮，取其善清肝胆之火，再以郁金气血双透，清利阴分湿热，从小便而解；合以鸡内金疏利肝胆，健脾和胃。诸药合用，使气血分郁热一并清解，肝疏脾畅，疼痛得愈。

十一、脘腹胀满

脘腹胀满是一种常见的消化系统症状，可以是一种主观感觉，感到腹部的一部分或全腹部胀满。《灵枢·胀论》对此有过详细论述："脾胀者，善哕，四肢烦悗，体重不能胜衣，卧不安。"又云："胃胀者，腹满，胃脘痛，鼻闻焦臭，妨于食，大便难；大肠胀者，肠鸣而痛濯濯，冬日重感于寒，则飧泄不化；小肠胀者，少腹胀，引腰而痛。"

形成胀满的原因很多，有湿热夹痰，或饮食阻滞，或脾胃虚弱，或七情不和，气机阻滞，或误下伤中，或暴怒忧郁，或痰气搏结等。

脘腹胀满的基本病机为邪结中焦，气机升降阻滞，痞塞不通。中焦气机痞塞，经络气血阻滞，胃液逐渐暗耗，导致络脉瘀闭，日久痰瘀互结，搏而成积。临床证候的基本特点是热多于寒，实多于虚，浊阴不降甚于清阳不升。部分医家认为与瘀血有关。

医案一

卞某，女，50岁，2010年3月20日初诊。

主诉：脘腹胀满1月余，食后加重。患者因近日情绪紧张，导致脘腹胀满，食后加重，伴有嗳气、矢气多，口干口苦，时烘热汗出，大便两日一行、质干量少、解之费力，小便正常。舌暗红，苔黄，脉沉弦。

诊断：脘腹胀满。

辨证：阳明少阳合病。

治法：和解少阳，兼泻下阳明腑实。

处方：柴胡 10g，生大黄 12g，枳实 15g，生白芍 20g，炒黄芩 10g，法半夏 9g，香附 10g，生姜 9g，大枣 5 枚。7 剂，水煎服，日 1 剂。

二诊：药后腹胀稍有缓解，仍嗳气、矢气多。上方改生大黄为熟大黄 9g，加玫瑰花 10g，继服 7 剂。

三诊：药后诸症皆消。上方继服 7 剂，巩固疗效。

按语：大柴胡汤为小柴胡汤去人参、甘草之补益，加大黄、枳实、芍药攻里而成，亦是小柴胡汤与小承气汤两方加减合成，是以和解为主而兼泻下并用的方剂。其配伍，既不悖少阳禁下的原则，又可表里同治，使少阳、阳明双解，可谓一举两得。柴胡、黄芩疏泄少阳郁热；大黄、枳实内泄阳明热结，行气消痞；芍药柔肝缓急止痛；半夏、生姜和胃降逆止呕；大枣和中并调和诸药。诸药合用，共奏和解少阳、内泄热结之功。本方是治疗少阳阳明并病的代表方。临床以往来寒热、胸胁苦满、心下满痛、呕吐、便秘、苔黄、脉弦数有力为辨证要点，常用于急性和慢性胆囊炎、胆石症、急性和慢性胰腺炎、急性和慢性胃肠炎、胃及十二指肠溃疡、神经性呕吐、肠梗阻等属少阳阳明合病者。

医案二

赵某，男，37 岁，2015 年 9 月 27 日初诊。

主诉：脘腹部胀满反复 4 年余。患者 4 年来常因饮食不节、饮酒致脘腹胀满，嗳气乃舒，以午后及晚间明显加重，口干口苦，四肢怕冷，寐差，常年便秘，自服芦荟胶囊。舌红胖有齿痕，苔黄厚，脉沉细无力。

诊断：脘腹胀满。

辨证：脾虚不运，气机壅滞。

治法：健脾和中，行气除满。

处方：厚朴20g，法半夏12g，炙甘草10g，香橼皮10g，香附10g，黄连9g，炒黄芩10g，干姜10g，生晒参10g，生姜9g。7剂，水煎服，日1剂。

二诊：药后脘腹胀满、口苦等症皆缓，大便仍偏干。上方加熟大黄6g，继服7剂。

三诊：药后腹胀消失，大便转常。上方继服7剂，改两日1剂，巩固疗效。

随访半年，未再复发。

按语：《伤寒论》第66条言："发汗后，腹胀满者，厚朴生姜半夏甘草人参汤主之。"厚朴生姜半夏甘草人参汤主治脾虚气滞所致的腹胀。临床可见脘腹胀满、朝轻暮重、重时不喜温按，舌淡胖有齿痕，苔厚腻，脉沉右弦。脾主脘腹，由于自然界和人体阳气昼日充足，傍晚渐衰，故脘腹胀满表现为朝轻暮重，重时以邪盛为主，不喜温按。药以厚朴生姜半夏甘草人参汤治之。方中厚朴为君，温中化湿，行气消胀；配以人参补中益气，则消中有补，胃气得复，胀满自除。该汤原方中厚朴为八两，人参为一两，两者比例为8∶1，但人参再少也并非可有可无，这是虚胀的治疗原则。如果胃肠虚弱程度严重，只能先健补脾胃。本方多用于反复吐利或反复应用大量理气破气药误治伤正后的腹部胀满，如慢性肠炎、慢性胃炎、功能性消化不良等。

十二、湿阻

湿阻是指湿邪阻滞中焦，运化功能减弱，以脘腹满闷、肢体困重、纳食呆滞等为主要临床特征的外感病。古代又称为"湿证""湿病""伤湿"。湿阻之病，在江南、沿海等潮湿地区，尤其是在夏令梅雨季节较为常见，因其导致身困食少，故而往往影响患者的工作和生活。

湿阻为病，可见于许多疾病的过程之中。由于湿邪阻滞的部位不同，临床的病理反应亦不相同，如有湿阻经络、湿阻三焦、湿阻募原、湿阻气分、湿阻脾胃等。病因有外湿与内湿之分。湿邪侵入人体的途径，就外感而言，是从体表、肌肤而入。"其伤人也，或从上，或从下，或遍体皆受，此论外感之湿邪，著于肌躯者也"（《临证指南医案·湿》）。至于内生湿邪，是因脾胃功能失职，运化失常而生。外湿与内湿在发病过程中又常相互影响。外湿发病，多犯脾胃，致脾失健运；湿从内生，又易招致外湿的侵袭。

1. 感受湿邪

长期阴雨，空气潮湿，或久居卑湿之地，或涉水作业，或工作于潮湿之处，或冒雨露雾湿，湿邪袭人而病。我国长江流域、沿海等地，每到夏令梅雨季节，雨量集中，空气潮湿，持续时间较长，这段时间稍有不慎，即可感湿而病。

2. 脾虚生湿

饮食不节，如嗜食生冷酒醴肥甘，或饥饱不匀，损伤脾胃，脾胃运化失职，津液不得运化转输，停聚而生湿。

湿阻的病位在脾，因脾为湿土，不论外湿、内湿伤人，必同气相求，故湿必归脾而害脾。湿阻的基本病机是湿邪阻滞中焦，升降失常，运化障碍。脾为湿土，其性喜燥恶湿。湿为阴邪，其性黏腻重浊。湿邪阻滞中焦脾胃，则脾为湿困，脾不能升清，胃不能降浊，脾胃运化失职。水谷不能运化，则脘痞纳呆、腹胀、大便不爽；水津不能转输，脾主肌肉，湿困肌肤则头身困重。湿性黏腻，故病势缠绵，病程较长。

医案

王某，男，33岁，2016年8月2日初诊。

主诉：头身困重，思睡乏力，噩梦频作，口黏偏干，尿短黄，时有心慌胸闷。舌淡红而黯，苔白腻而润，脉右濡、左细缓。

诊断：湿阻。

辨证：湿阻脾胃，气机不畅。

治法：醒脾化湿，宣通气机。

处方：苍术12g，厚朴6g，陈皮9g，茯苓10g，法半夏9g，枳壳6g，桔梗5g，杏仁6g，藿香10g，炒薏苡仁30g，羌活6g。7剂，水煎服，日1剂。

二诊：药后症状好转，但困倦乏力，食欲不振。上方加炒山药30g，升麻6g，佩兰10g，炒麦芽15g。继用7剂。

三诊：诸症皆消。守上方继用7剂，巩固疗效。

按语：湿阻是指湿邪阻滞中焦，运化功能减弱，以脘腹满闷、肢体困重、纳食呆滞等为主要临床特征的外感病。本病在江南、沿海等潮湿地区，尤其是在夏令梅雨季节较为常见。古代又称其为"湿证""湿病""伤湿"。湿阻的病位在脾，因脾为湿土，不论外湿、内湿伤人，必同气相求，故湿必归脾。湿阻的基本病机是湿邪阻滞中焦，升降失常，运化障碍。脾为湿土，其性喜燥恶湿，湿为阴邪，其性黏腻重浊，湿邪阻滞中焦脾胃，则脾为湿困，脾不能升清，胃不能降浊，脾胃运化失职。水谷既不能运化，则脘痞纳呆、腹胀、大便不爽等；水津亦不能转输，脾主肌肉，湿困肌肤则头身困重。湿性黏腻，故病势缠绵，病程较长。治疗湿阻，方药应以轻疏灵动为贵。轻指剂量宜轻，轻可去实；疏指疏利气机，顺其脾胃升降；灵指方药有效，结构灵活；动指方药不宜呆滞，忌用腻滞之品。轻疏灵动，一则可使湿邪得以透达，再则可使脾运得以健旺。正如《临证指南医案·湿》所说："总以苦辛寒治湿热，苦辛温治寒湿，概以淡渗佐之，或再加风药，甘酸腻浊，在所不用。"

十三、口疮

口疮又名口疡、口疳，系指口舌表面溃烂，形若黄豆的一种病证。《素问·气交变大论》说："岁金不及，炎水乃行……民病口疮。"

本病的病因病机多由心脾积热，外感邪热，或阴虚阳亢，或虚阳浮越等致邪热上蒸，或虚火上浮致发口疮。口疮有虚火和实火之分。实火者，诸经之热，皆应于心，心火上炎，熏灼于口，则口舌生疮。虚火者，肺肾阴亏，虚火上炎于口，亦可发口疮。

医案一

陈某，女，52 岁，2015 年 8 月 6 日初诊。

主诉：口腔溃疡发作两周。患者两周前感疲劳后出现脘痞、头昏、面浮，其后口腔内黏膜出现疼痛性溃疡点。经自服维生素 B、西瓜霜含片等，未有好转。现患者唇内及颊内黏膜散在浅表溃疡，周围呈淡红色。躯干及肢冷又觉手足心热，脘痞不适，略有头昏，晨起面目有浮肿感，口干，入夜后痰多色白。察其面部少华，舌质淡，舌苔薄微腻，脉沉弱略滑。

诊断：口疮。

辨证：阳虚失固，浮火上炎。

治法：扶正温阳，滋阴潜阳，引火归原。

处方：制附片 20g（先煎），龟甲 30g（先煎），砂仁 5g（后下），黄柏 10g，熟地黄 15g，生地黄 15g，地骨皮 30g，麦冬 20g，炒麦芽 15g，炙甘草 6g。7 剂，水煎服，日 1 剂。嘱忌食辛辣刺激食品，以防躁动浮火。

二诊：症状好转，溃疡愈合，仍神疲，头昏，手心热，睡眠欠佳，小便有余沥未尽感，脉沉细弱。舌质淡，舌苔薄微腻。治以滋肝补肾、潜降虚火为主。

处方：女贞子 20g，生地黄 15g，墨旱莲 20g，菟丝子 10g，枸杞子 15g，地骨皮 30g，金樱子 20g，覆盆子 20g，续断 10g，杜仲 10g，石决明 20g（先煎），枳壳 12g，合欢皮 20g。7 剂，每日 1 剂，水煎服。

三诊：患者诸症皆消。守上方继用 14 剂，随访半年，口疮未复发。

按语：该患者乃因体弱阳虚不振，阳不化阴，内寒外逼，阴不潜阳，则虚阳上浮。若夹中焦不运之湿上递，口腔溃疡疼痛、面目晨起浮肿可由之而生。虚火夹湿循太阴之经而达四肢，可见手足心热。津不上承，故口干，湿气泛溢，故苔微腻。经扶正温阳、滋阴潜阳、引火归原治疗后，口疮虽平，尚余肝肾不足，阴虚而虚火上递。若不调理，口疮仍会复发。故继以二至丸合五子衍宗丸加减，以滋肝补肾、阴阳并调，以期改善体质，减少本病复发。

医案二

商某，女，33 岁，2012 年 11 月 6 日初诊。

主诉：口舌生疮反复发作 6 年，加重 1 个月。患者 6 年前产后大出血，治愈后即出现反复口舌生疮，平素口服甲钴胺、维生素 B 治疗。近 1 个月来，因工作疲劳，心情烦躁，感症状加重。现口舌生疮，如米粒大，疮面稍红、微痛，伴咽干、便秘，有时头晕、呃逆、泛酸。舌红苔白，脉弦细。

诊断：口疮。

辨证：阴虚肝旺犯胃证。

治疗：养阴平肝和胃。

处方：生地黄 15g，熟地黄 15g，山药 30g，山茱萸 10g，茯苓 10g，泽泻 20g，牡丹皮 10g，玄参 10g，煅牡蛎 30g（先煎），藿香 12g，法半夏 10g，砂仁 5g，钩藤 30g（后下）。7剂，水煎服，日 1 剂。

二诊：口腔溃疡明显变小、变少，未再有新发溃疡。呃逆、泛酸、咽干、眩晕等症状均好转，仍便秘。上方加火麻仁 20g，继用 7 剂。

三诊：诸症皆消，守上方继服 14 剂，巩固疗效。

按语：疮面微红、微痛，咽干、烦躁、便秘乃阴虚之象；水亏不能涵木则眩晕；木旺犯胃则呃逆、泛酸、干呕；苔白质红、脉缓弦属阴虚肝旺、胃气不和。处方用六味地黄丸加玄参补肾生水；藿香、法半夏、砂仁和胃；钩藤、煅牡蛎平肝潜阳，牡蛎又能制酸；后加用火麻仁润肠通便。诸药合用，共奏养阴平肝和胃之效。

十四、口臭

口臭即口中气味秽臭难闻，一般是自觉或为他人所闻之口中出气臭秽。

引起口臭的原因较复杂，但主要以胃火为主。胃腑积热，胃肠功能紊乱，消化不良，胃肠出血，便秘等可引起口气上攻；风火或湿热亦可致口臭的发生；肾阴不足，虚火上炎也可导致口臭。因齿为骨之余，属于肾，足阳明经络于上龈，手阳明经络于下龈，故脏腑病变也可通过经络而出现口臭。

1. 肠胃湿热

肠胃有湿热，其人口中常气味酸腐臭味。口腔为胃肠之上源，凡食物在胃中停留过久，则必然变为酸腐臭味，其恶臭气味上迫于口，而表现为口中臭味。《内经》云："诸逆冲上，皆属于火。"臭味若通过食管排出体外，则有臭腐味。

2. 饮食所伤

饮食过伤，或暴饮暴食，或醇酒厚味，或恣食甘肥，伤害脾胃，则所伤食物在肠胃中必然酸腐变味，由口腔排出体外。《内经》云："饮食自倍，肠胃乃伤。"脾胃既伤，则不能消化食物，食物停积于肠胃，则变质变味，表现为口臭嗳腐。

3. 口疮牙痛

口内生疮或牙齿肿痛常为胃火所致。口疮溃疡或牙齿肿痛，口内必异味难闻，或牙齿疾患，口内残渣发酵，亦可表现为口内臭腐气味。

医案一

仇某，女，42岁，2010年4月15日初诊。

主诉：口臭3个月。3个月前无明显诱因下出现口臭，未曾治疗。今在家人劝说下就诊。现面色不华，目下黑，嘈杂、泛酸、干呕、口臭、膝冷，白带多、不黄，月经量少，苔白稍厚，质淡白，脉弱。

诊断：口臭。

辨证：阳虚。

治法：温补阳气。

处方：制附子15g（先煎），干姜10g，炙甘草10g，生白术20g，党参20g，巴戟天10g，肉苁蓉30g，炙黄芪30g，山茱萸15g，海螵蛸10g，煅牡蛎30g（先煎）。7剂，水煎服，日1剂。

二诊：诉口臭、白带多好转，胃脘嘈杂、泛酸仍作。改干姜为炮姜6g，继用7剂。

三诊：诸症皆消，守上方继用7剂，巩固疗效。

按语：口臭以实证、热证为多见，本例则不然。阳气不足，不能推动血液上华于面，则面色不华；肾阳不足，水色上泛则目下黑；脾阳不足，水湿内停，胃气不降，反而上逆则干呕；脾胃浊气上泛于口则口臭；阳虚不能温养四肢则膝冷；阳气虚失于固摄则白带多而不黄；阳气虚，血液生化无源则月经量减少；苔白稍厚、质淡白、脉弱均为阳虚之象。始用四逆汤温补元阳，加巴戟天、肉苁蓉补肾温阳；党参、白术、黄芪大补阳气；山茱萸、海螵蛸、煅牡蛎敛肝固脱止带；乌贝散又有制酸护胃之效。患者因胃脘嘈杂、泛酸仍作，故改干姜为炮姜，减少辛辣伤胃之用。用药对证，取效快捷。

医案二

王某，男，39岁，2014年10月6日初诊。

主诉：口臭两年。两年多来感觉口有臭味，严重影响与人交际，伴口苦、恶心，偶尔烧心，胃脘胀满不适、食后加重，食油腻之品口臭明显，大便稀薄，喜暖畏寒。曾就诊过西医院，查幽门螺杆菌阴性。患者体形偏胖，面红。舌红，舌苔黄腻，脉弦滑。

　　诊断：口臭。

　　辨证：脾虚寒热错杂。

　　治法：甘补，辛开，苦泄。

　　处方：党参10g，炒白术20g，茯苓10g，炒黄芩10g，黄连6g，法半夏10g，炮姜10g，陈皮12g，生甘草6g，生姜9g，大枣5枚。7剂，水煎服，日1剂。

　　二诊：口臭减轻，胃部舒服，胃脘仍有时胀满。上方加枳壳12g，继用7剂。

　　三诊：诸症皆消。前方再服14剂。

　　随访半年，无口臭。

　　按语：口臭一症有寒热之分、虚实之别，欲以一方而统治，有效者少焉。临床上治疗口臭常用的方剂有大柴胡汤、半夏泻心汤、温胆汤、八味除烦汤等，辨证而治，多收效验。本案患者以口臭来诊，全面分析其体质、症状、舌苔和脉象，病机乃上热下寒，寒热交杂，虚实并见。如果仅仅根据口苦、面红、舌苔黄腻而使用清热泻火之药，恐下寒更甚；倘若因下寒之证投用温阳驱寒之药，又会加剧上部火热。如此之证，当根据心下痞满、呕而肠鸣之方证选用半夏泻心汤加减，方证相应，效如桴鼓。

十五、嗳气

　　嗳气是胃中气体上出咽喉所发出的声响，其声长而缓，俗称"打饱嗝"，是各种消化道疾病常见的症状之一。嗳气首见于《丹溪心法·嗳气》，是指气从胃中上逆，出而作声，多见于饱食之后。嗳气常见病因如下。

　　1. 饮食不节，恣食生冷水果或黏滑难消化等物，致使损伤脾胃。其物滞于中宫，宿食不化故嗳气。《诸病源候论》曰："谷不消，则胀满而气逆，所以好噫而吞酸。"

　　2. 外感风寒，寒气客于胃，可致嗳气。如《伤寒论》曰：

"伤寒发汗，若吐，若下，解后，心下痞鞭，噫气不除。"

3. 忧愁思虑过度，而伤脾胃；或暴怒伤肝，肝气乘胃而致嗳气。

4. 病后或年迈脾胃气弱，胃虚气逆，可致嗳气。

嗳气之病机，主要是脾胃不和、胃气上逆所致。胃为水谷之海，无物不受。若饮食不调，起居不时，致脾胃阴阳不和，脾之清阳不升，胃之浊阴不降，或胃中生痰生火，或脾胃虚衰，致使胃气上逆而发嗳气。

医案一

张某，女，48 岁，2009 年 10 月 16 日初诊。

主诉：嗳气频作 1 个月。偶尔泛酸，食后胃脘痞堵感，饮食无味，胃纳尚可，大便 2～3 日一行、偏干。舌淡红，苔白腻，脉细弦。胃镜示慢性浅表性胃炎；胆囊切除术后。

诊断：嗳气。

辨证：痰湿阻遏中焦气机，清阳不升，浊阴不降。

治法：健脾化湿，导滞通腑。

处方：苍术 12g，生白术 30g，厚朴 12g，陈皮 12g，枳实 12g，木香 10g，槟榔 15g，莱菔子 20g，全瓜蒌 20g，紫苏梗 30g，佛手 6g，生麦芽 20g，茯苓 20g。7 剂，水煎服，日 1 剂。

二诊：嗳气明显好转，中脘痞堵感改善，唯大便仍干结难解。上方去木香，加火麻仁 20g，决明子 20g，继用 7 剂。

三诊：嗳气已止，大便较前通畅。上方继用 14 剂，巩固疗效。

按语：嗳气的病机主要是因脾胃升清降浊功能失常，导致胃气上逆所致。《景岳全书》指出，嗳气多由滞逆，滞逆多由气不行。"滞逆"包括肠道积滞不去，影响胃气下降之病机。因此，治疗嗳气有时需酌用导滞通腑之法。本案例表明，和胃固然可以降逆，通腑同样可以降逆；腑气通则胃中腐熟水谷得以下，胃气自然随之而降，所谓腑以通为用、胃以降则和。本案以平胃散加白术燥湿和中，以木香槟榔丸加消食之品导滞通腑，肠道得通，胃气得降，嗳气自止。后症状缓解，大便仍难解、偏干，故加强导滞通肠之品，以取其效。

医案二

谭某，女，29岁，未婚，2018年8月6日初诊。

主诉：嗳气8个月。患者8个月前无明显诱因出现嗳气不绝，声响明显，每日不歇，饥饱均作，服各种西药一直未能停止。现嗳气仍多且响，矢气亦多。胃纳可，夜寐佳，二便调畅，平素月经尚规则，现月经两个月未潮，B超检查未见异常。末次月经2018年6月6日。舌稍淡，苔薄白，脉细。

诊断：嗳气。

辨证：脾虚气滞，胃失和降。

治法：健脾和胃，行气降逆。

方药：旋覆花12g（布包），代赭石30g（先煎），党参10g，姜半夏9g，沉香3g，砂仁5g（后下），当归20g，炙甘草6g，生姜5片，大枣5枚。7剂，水煎服，日1剂。

二诊：月经8月10日来潮，经量中等、色红，无痛经，无血块，嗳气减轻。舌脉如上。上方旋覆花加至20g，代赭石加至60g，继用7剂。

三诊：嗳气进一步改善，舌脉同前。加香附10g，紫苏梗30g，继用7剂。

四诊：偶有嗳气，余无不适。守上方继用14剂，巩固疗效。随访半年，未再复发。

按语：旋覆代赭汤出自《金匮要略》，原书用于"伤寒发汗，若吐，若下，解后，心下痞硬，噫气不除者"。此乃外邪虽经汗、吐、下而解，但治不如法，中气已伤，痰涎内生，胃失和降，痰气上逆。患者平素嗳气声响，每日均发，饥饱均作，且伴矢气多，舌稍淡，苔薄白，脉细，考虑为脾虚气滞，致气机失降，上逆所致。脾虚当补，气逆当降，故拟健脾和胃、行气降逆之法。方中旋覆花性温而能下气消痰，降逆止嗳；代赭石质重而沉降，善镇冲逆，但味苦气寒，然初量偏小，复诊后加量使用，一举获效，嗳气缓慢；加生姜可以和胃降逆，以增止呕之效，也可制约代赭石的寒凉之性，使其镇降气逆而不伐胃；配伍半夏辛温，祛痰散结，降逆和胃。综观全方，旋覆花、代赭石用量为用药精妙之处，临证应随症加减。

十六、胃缓

胃缓是指脾虚气陷，肌瘦不坚，从而出现脘腹胀坠作痛、嗳气不舒、辘辘有声等以脾胃虚弱为特征的病证。《灵枢·本脏》云："脾应肉……肉䐃不称身者胃下，胃下者，下管约不利。肉䐃不坚者，胃缓。"

胃缓的病因可分先天与后天两类。先天因素为禀赋薄弱，体质亏虚；后天则可归纳为饮食失调、久病或产育过多、七情违和等。其病位在脾胃，主要病机可概括为虚瘀二字，而以虚为主。

1. 气（阳）虚

禀赋素亏，思虑伤脾，致脾虚气陷，健运失司，肌肉不坚，胃腑失固而下垂，或素体阴虚，嗜茶多饮伤胃，过食寒凉伤脾，致中焦升降失司，水津停滞，化为痰饮，气血无生，经筋失养而胃下垂。

2. 阴虚

素体阳虚，或久病多产伤及阴血，五志气火内燔，致胃阴不足，胃之筋脉失于濡润，缓纵不收，造成胃下垂。

3. 血瘀

气虚日久，运血无力，或久病入络，血脉不通，而变生瘀血。

医案一

唐某，女，42岁，2006年1月15日初诊。

主诉：胃脘坠胀感 3 年。3 年前患者开始出现胃脘部坠胀感，每至秋冬季加重，腹部有"无底气"的感觉，用手上托能缓解。伴胀满、纳呆、口淡无味、涎多、大便不成形、畏寒等。现面色萎黄，形体消瘦，言语无力，舌淡，苔薄腻，脉滑。曾在某医院做钡餐造影检查，诊断为胃窦炎、胃下垂。

诊断：胃缓；胃下垂。

辨证：中气虚馁，寒由内生。

治法：补益中气，升清温中。

处方：党参 20g，茯苓 10g，炒白术 12g，炙黄芪 20g，干姜 6g，法半夏 6g，陈皮 12g，升麻 6g，防风 6g，柴胡 6g，枳实 30g，炙甘草 5g。7 剂，水煎服，日 1 剂。

二诊：药后胃脘部下坠感有所好转，觉口干，口淡无味。上方陈皮减为 6g，去防风，加砂仁 6g（后下），继用 7 剂。

三诊：药后胃脘部下坠感明显好转，其余症状均明显改善。继用 14 剂巩固疗效。

治疗半年，体重增加，胃脘无下坠感。

按语：《灵枢·本脏》云："脾应肉……胃下者……胃缓。"本案属西医学胃下垂范畴，治以升阳益胃汤化裁。《素问·阴阳应象大论》云："清气在下，则生飧泄；浊气在上，则生𪚗胀。"患者素体虚弱，中气不足，"气不足便为寒"，故易罹患脾胃虚寒之症。清气不升，则有腹部"无底气"、大便不成形之症；浊气在上，则有胃脘痞满之苦。升阳益胃汤乃李东垣为治疗脾肺气虚、清阳不升而设。但原方中有羌活、独活，偏于燥性，故暂弃不用。二诊时患者感口干，去防风，陈皮减量也是防燥伤津。方中使用大剂量枳实行气导滞，可使胃肠收缩节律增加，为治疗脏器下垂之要药。

医案二

王某，男，52 岁，2013 年 9 月 10 日初诊。

主诉：胃脘下坠感 6 年。6 年来平常只能少食多餐，胃脘部经常坠胀疼痛，恶心呕吐。前服之药皆为升阳举陷、益气健脾之品。近半年来病情渐重，自虑癌变，忧心忡忡，诉胃脘胀坠疼痛，经常呕吐，吃少许米糊也随即呕出，呃逆连声。察其形貌，面色萎黄，形体消瘦，身疲懒言，不思饮食，大便4~5日1次、干燥难解，小便短赤，口干，舌红苔少，脉弦细。胃钡餐诊断为胃下垂。

诊断：胃缓。

辨证：胃阴不足，通降失常。

治法：滋阴润肠，通降消导。

处方：生地黄15g，麦冬10g，玄参10g，厚朴9g，枳实12g，枳壳12g，槟榔10g，生大黄9g，陈皮9g，生山楂10g，鸡内金10g，焦六曲10g，生麦芽15g，法半夏9g，瓜蒌仁15g，甘草5g。5剂，每日1剂，水煎，分多次服。

二诊：药后脘腹胀满稍有好转，肠鸣音活跃，矢气频响，大便两日1次、通畅成形。上方大黄改为熟大黄6g。继服7剂。

三诊：腹胀、呕吐、纳差等症悉好转，大便偏稀。上方去玄参、麦冬，继服14剂。

四诊：药后无脘腹胀满疼痛，诸症皆消。

随访半年，未再发作。

按语：六腑以通为顺，胃病以通为补。仲景所立三承气汤是降胃之浊气，使之通降。该患者采用小承气汤合保和丸加减治疗，以遵胃主纳腐、胃降则和之理。方中枳实、枳壳、厚朴、槟榔宽中下气，行气除胀，消积导滞，有利于胃体排空上升；厚朴燥湿，槟榔除痰，湿痰消除，通降无碍；大黄荡涤胃肠积滞，通降最速；山楂、鸡内金、麦芽、六曲消食导滞，能促进消化液分泌，增加腐熟消化能力，以利通降。诸药配伍，可增强胃的通降功能，有利于胃气上升，使胃恢复正常位置和形态。通降法用于治疗胃下垂还要根据其兼夹之症辨证用药，本案胃阴不足，故加生地黄、麦冬、玄参滋阴益胃。

十七、梅核气

梅核气是指咽喉中有异常感觉，如梅核塞于咽喉，咯之不出，咽之不下，时发时止为特征的咽喉疾病。《金匮要略·妇人杂病脉证并治》所载述的"咽中如有炙脔"当属此病。《赤水玄珠·咽喉门》云："梅核气者，喉中介介如梗状。"

《直指方》云梅核气乃"七情气郁，结成痰涎，随气积聚"而成。肝主疏泄，性喜条达，若为情志所伤，肝失条达，则肝气郁结，循经上逆，结于咽喉；或肝郁乘脾犯胃，脾滞胃逆，运化失司，生湿聚痰，痰气互结于咽喉而成。肝郁气滞犯胃，胃气失于和降为病机之根本。新病多属实证，久病多属虚实夹杂证。

医案一

刘某，男，43岁，2004年9月17日初诊。

主诉：咽部异物感半年。半年前患者无明显诱因情况下，觉咽喉不舒畅，渐有梗塞之感，觉咽部似有堵物，咯之不出，咽之不下，自疑为肿瘤，心情忧郁，妨碍吞咽，有时疼痛，不能吃硬的食物，经常大便秘结难解，便秘时伴有腹胀且痛，不思饮食，脘腹胀满，伴有嗳气厌食，得矢气较舒，小便黄，工作劳累之后常有心悸心慌，睡眠不实，多梦。舌红，苔薄微黄，脉沉弦迟。外院胃镜检查，未见明显异常。

诊断：梅核气。

辨证：气滞热郁，三焦不利。

治法：开胸降逆。

处方：全瓜蒌15g，薤白9g，法半夏9g，黄连3g，枳实6g，郁李仁15g，厚朴6g，紫苏梗15g。7剂，水煎服，日1剂。

二诊：药后喉部堵塞感减轻，肠鸣矢气多，腹胀转松，食欲好转，大便每日1次、量少成形，睡眠略安。续调三焦、宣通郁热，以原方加通草 5g，继用 7 剂。

三诊：咽部已觉舒畅，服药后腹胀已除，矢气亦少，小便已不黄，饮食接近正常，唯大便干燥难解。脉沉弦细，苔退。上方去黄连，加柏子仁 15g，火麻仁 20g，继用 7 剂。

四诊：吃硬物咽喉尚有轻微阻滞感，余症皆消。继续再服药 14 剂，巩固疗效。随访半年，未再发作。

按语：该患者心情不舒，容易生气，致病之初，咽喉有梗阻之物，疑惑为肿瘤，而情绪更加抑郁，"思则气结"，病情渐增无减。盖气本无形，忧则气滞，聚则似有形而实无形，气机阻滞，则三焦不利，故咽阻、胸闷、脘胀、大便失调。久则必化热，热郁则耗津伤液。因此用全瓜蒌开胸散结，薤白通阳行气，法半夏、黄连辛开苦泄，枳实、厚朴除痞散满，郁李仁泄肝而兼通利阳明，疏畅气机。再诊加通草以利肺气，咽喉部更觉舒畅，唯大便干燥难解，三诊去黄连之苦燥，加柏子仁、火麻仁润下，大便亦转正常，追方续用，以善其后。

医案二

李某，女，64 岁，2013 年 10 月 25 日初诊。

主诉：咽部堵闷感 1 年余。1 年多前患者中风后即出现咽部堵闷，语声低微，唇舌麻木，口燥咽干，口苦，无食欲，大便呈羊屎状。舌质暗红，舌面干光，脉沉弦细数。

诊断：梅核气。

辨证：中风之体，肝肾阴亏，津不上承，兼有血瘀。

治法：养阴润燥，活血化瘀。

处方：桃仁 10g，红花 10g，天花粉 10g，生地黄 10g，麦冬 10g，石斛 10g，知母 10g，玄参 10g，当归 10g，佛手 10g，生麦芽 10g，甘草 5g。7 剂，水煎服，日 1 剂。

二诊：口苦有所减轻，食欲略增，唾液亦有所增加，说话时仍觉咽部堵闷，午后感觉疲劳。上方加佩兰 10g，香橼皮 10g，川贝母 10g，继用 7 剂。

三诊：说话时仍有咽部堵闷感，仍当标本兼顾，加用西青果 10g，木蝴蝶 5g，诃子 10g。继用 7 剂。

四诊：药后症状明显好转，说话清晰有力，咽部堵闷感消失，食欲增进，精神转振，舌质由紫暗而转红，守上方继用 14 剂。随访半年，未再复发。

按语：该患者曾患中风，阴虚阳亢，血瘀气滞，津不上承，咽喉失养，虚热上蒸，故咽干燥而堵闷不适，以致语声低微，纳食不香。治疗以标本兼顾，而获得好的效果。二诊、三诊时均加强治标之品，终获其效。可见辨证施治必须全面分析，衡量标本虚实多少，既要抓住其本，但又不可顾此失彼，如此才能获得捷效。

十八、不寐

不寐是以经常不能获得正常睡眠为特征的一类病证。《黄帝内经》称"不得卧""目不瞑"。不寐常见病因如下。

1. 情志失常

喜怒哀乐等情志过极均可导致脏腑功能失调，而发生不寐病证。或由情志不遂，肝气郁结，肝郁化火，邪火扰动心神，心神不安而不寐；或由五志过极，心火内炽，扰动心神而不寐；或由喜笑无度，心神激动，神魂不安而不寐；或由突受惊恐，导致心虚胆怯，神魂不安，夜不能寐。

2. 饮食不节

暴饮暴食，宿食停滞，脾胃受损，酿生痰热，壅遏于中，痰热上扰，胃气失和，可致失眠。此外，浓茶、咖啡、酒之类饮料也是造成不寐的因素。

3. 劳逸失调

劳倦太过则伤脾，过逸少动亦致脾虚气弱，运化不健，气血生化无源，不能上奉于心，而致心神失养而失眠；或因思虑过度，伤及心脾，心伤则阴血暗耗，神不守舍；脾伤则食少纳呆，生化之源不足，营血亏虚，心失所养，而致心神不安。

4. 病后体虚

久病血虚，年迈血少，引起心血不足，心失所养，心神不安而不寐。正如《景岳全书·不寐》所说："无邪而不寐者，必营气之不足也。营主血，血虚则无以养心，心虚则神不守舍。"亦可因年迈体虚，阴阳亏虚而致不寐。

不寐的病位主要在心，与肝、脾、肾有关。基本病机为阳盛阴衰，阴阳失交。一为阴虚不能纳阳，一为阳盛不得入于阴。病理性质有虚实两面，肝郁化火、痰热内扰、心神不安为实；心脾两虚、心胆气虚、心肾不交、心神失养为虚，但久病可表现为虚实兼夹，或为瘀血所致。

医案一

王某，女，59岁，2011年3月16日初诊。

主诉：反复失眠10年。10年来，症状时轻时重，有时彻夜难眠，平素间断服用艾司唑仑等治疗。现患者失眠，难以入睡，易醒，醒后难以再入睡，梦多，心烦，易怒，头胀，头晕，面部烘热，耳鸣，偶或心悸，胸闷不舒，善太息，精神萎靡，舌质红嫩，舌苔薄黄、花剥，脉弦细。

诊断：不寐。

辨证：肝阳偏亢，心神失养。

治法：平肝潜阳，养心安神。

处方：天麻10g，酸枣仁20g，石菖蒲6g，远志10g，夜交藤30g，灵芝10g，茯神12g，太子参30g，白芍12g，柴胡6g，厚朴花10g，青皮12g，陈皮12g，甘草5g。7剂，水煎服，日1剂。

二诊：药后睡眠有所改善，头胀头晕缓解，偶觉胃脘不适，纳食较少，舌质红嫩，舌苔薄黄、花剥，脉弦细。虑其失眠日久，心脾两虚，加之肝阳上亢，横犯脾土，治以平肝潜阳，运脾和胃，养心安神。上方去柴胡、厚朴花、甘草，加生白术20g，炒麦芽15g，砂仁6g（后下），鸡内金10g。继用

7 剂。

三诊：诉夜寐安，二便可，纳食改善，神倦乏力好转。上方继用 7 剂。

四诊：诸症皆消。

按语：《灵枢·营卫生会》云："气至阳而起，至阴而止。"又云："夜半而大会，万民皆卧，命曰合阴。"言人之寤寐与营卫气血阴阳的循环运转有关。阳入于阴则寐，阳出于阴则寤。今之治不寐一症，多从心神论治。殊不知少阳为营卫气血阴阳运转之枢纽，喜条达，恶抑郁。若情志抑郁不遂，使少阳枢机不利，气机不达，则阳不入阴而导致不寐，且可伴有口苦、头眩、胸胁痞满、脉弦等肝胆气机不利之症。又气郁日久，必化火伤阴，炼津成痰，痰火上扰心胸，而使不寐加重，烦躁不宁。治疗宗"火郁发之""木郁达之"之原则，以疏肝开郁为大法，兼以清火化痰，安神为佐，使一身之气机通利，营卫气血相贯如环，阳入于阴，神敛于心肝，则人自寐也。

医案二

徐某，女，56 岁，2014 年 11 月 9 日初诊。

主诉：失眠 10 余年。始于情志不悦，绝经后加重，现睡前需服用艾司唑仑片，否则入睡困难，多梦，早醒，时有通宵不眠，白天头晕头胀，手麻，胸闷心慌，心烦易躁，多思多虑，易紧张胆怯，时烘热汗出，口干，腰酸痛，胃纳一般，大便偏干。舌偏红，苔薄、根微黄腻，脉细微弦。

诊断：不寐。

辨证：肝肾不足，气郁神扰。

治法：益肾平肝，解郁安神。

处方：地骨皮 15g，菟丝子 15g，柴胡 12g，煅牡蛎 30g（先煎），煅龙骨 30g（先煎），天麻 10g，钩藤 15g（后下），蔓荆子 20g，郁金 20g，合欢皮 10g，远志 10g，生地黄 10g。14 剂，水煎服，日 1 剂。

二诊：药后夜寐逐渐改善，一夜能睡 3～4 小时，心情好转，头晕、头胀症状明显缓解，仍腰酸痛、多梦，烦躁烘热汗出，纳可，大便仍偏干。舌质红嫩，苔薄少微黄，脉细而数。考虑为火盛水亏，乃心肾不交之证，去柴胡、煅龙骨、煅牡蛎、天麻、钩藤、蔓荆子，加用黄连 6g，炒黄芩 10g，阿胶 10g（烊化），鸡子黄 10g，生白芍 20g，继用 14 剂。

三诊：患者夜寐安，能睡到天亮，其余症状均明显改善。守上方继用 14 剂，以巩固疗效。

随访半年，未再需要服用艾司唑仑片。

按语：失眠《内经》谓之"不寐""不得卧"。成因有痰火上扰者；有营卫阴阳不调者；有心脾气血两虚者；有心肾水火不交者。本案至夜则心神烦乱，难以入寐，乃心火不下交于肾水而独炎于上。陈士铎《辨证录》云："夜不能寐者，乃心不交于肾也……心原属火，过于热则火炎于上，而不能下交于肾。"思虑过度，暗耗心阴，致使心火翕然而动，不能下交于肾；阳用过极，则肾水难以上济于心。二诊时发现气郁扰神症状缓解，观其舌质红嫩，少苔，脉细而数，为火盛水亏之象，治当滋其肾水，降其心火，配伍《伤寒论》黄连阿胶汤。方用黄连、黄芩上清心火；阿胶、鸡子黄滋养阴血。至于芍药一味，既能上协芩、连酸苦为阴以清火，又能酸甘化阴以助阴血，且下通于肾，使水生木也；上通于心，而木生火也。诸药配伍，以奏滋阴降火、交通心肾之效，又体现了《难经》的"泻南补北"的精神。

十九、汗病

汗病指由于阴阳失调、腠理不固，而致汗液外泄失常的病证。其中白昼汗出，动辄尤甚者，称为自汗。入睡后汗出异常，醒后汗泄即止者，称为盗汗。《明医指掌·自汗盗汗心汗证》云："夫自汗者，朝夕汗自出也。"

汗是人体五液之一，若阴阳脏腑气血失调，营卫不和，卫阳不固，腠理开阖不利，则汗液外泄。

1. 肺卫不固

先天禀赋不足，或后天脾胃失调，肺气虚弱均可导致自汗或盗汗。肺主皮毛，脾主肌肉，肺脾气虚，表虚不固，故汗出不止。

2. 营卫失调

营卫为水谷之精气，化生血脉，行于经隧之中为营气，其不循经络而直达肌表，充实于皮毛分肉之间为卫气，故有营行脉中、卫行脉外之论述。正常状态下，营卫之行不失其常。如若受疾病影响，或病后护理不当，营卫不和，致营气不能内守而敛藏，卫气不能卫外而固密，则津液从皮毛外泄，发为汗证。

3. 气阴亏虚

大病久病之后，气血亏损；或先天不足，气阴虚亏。气虚不能敛阴，阴亏虚火内炽，迫津外泄而为汗。

4. 湿热迫蒸

若平素饮食甘肥厚腻，可致积滞内生，郁而生热。甘能助湿，肥能生热，蕴阻脾胃，湿热郁蒸，外泄肌表而致汗出。

医案一

刘某，女，52 岁，2012 年 10 月 14 日初诊。

主诉：周身汗出，活动或进食后发作半年。半年来出现周身汗出，阵发性发作，活动或进食后尤其明显，平素体形肥胖，畏寒怕冷，伴气短、乏力，食纳一般，二便尚调。舌体胖嫩、边有齿痕，苔薄白，脉濡缓。

诊断：汗证。

辨证：气虚湿阻，卫阳不固。

治法：益气固表止汗。

处方：炙黄芪 30g，生白术 20g，防风 12g，桂枝 12g，白芍 10g，浮小麦 30g，糯稻根 30g，茯苓 20g，炙甘草 6g，大枣

5枚。7剂，水煎服，早晚分服。

二诊：药后感自汗好转，气短乏力明显减轻，纳食不多，有饱腹感，舌体胖嫩有齿痕，苔薄白，脉濡缓。上方加党参20g，陈皮6g，继用7剂。

三诊：诸症好转，有时微微汗出。守上方继用14剂，巩固疗效。

按语：汗证分自汗、盗汗，"自汗者多属阳虚，盗汗者多属阴虚"。本案自汗患者为中年女性，辨证为气虚湿阻，卫阳不固，病机较为复杂。患者素体肥胖，痰湿较重，阳气不足，故形寒怕冷，舌体胖嫩、边有齿痕、脉濡缓；活动后气喘汗多则为卫表不固，津液外泄，则自汗出。《临证指南医案》谓："阳虚自汗，治当补气以卫外；阴虚盗汗，治当补阴以营内。"本案用玉屏风散益气固表止汗，五味子益气生津，敛阴止汗。二诊后加用党参、陈皮以加强健脾益气之效。

医案二

王某，女，48岁，2010年9月1日初诊。

主诉：盗汗3年。3年前出现夜间盗汗，白天活动后无明显汗出，无咳嗽，无恶寒发热，近来感盗汗症状逐渐加重，常常醒来发现汗湿衣被，并伴有手心、脚心汗出，晨起疲劳，夜寐梦多，食纳一般。舌质偏暗，苔薄黄，脉弦数。曾在外院查X线胸片及结核试验等未见明显异常。

诊断：汗证。

辨证：阴虚内热，迫津外泄。

治法：滋阴清热，固表止汗。

处方：生地黄10g，熟地黄15g，生白芍10g，生黄芪30g，煅牡蛎30g（先煎），煅龙骨30g（先煎），当归10g，地骨皮10g，黄柏6g，浮小麦30g，黄连3g，酸枣仁10g，甘草5g。7剂，水煎服，早晚分服。

二诊：药后夜间盗汗较前明显缓解，手心、脚心自汗稍好转，晨起后疲劳感缓解，仍多梦。上方不变，嘱患者煎药时加入红枣 5 枚，继用 7 剂。

三诊：患者诸症缓解。继用上方 14 剂，巩固疗效。嘱劳逸结合，按时作息，饮食忌辛辣。

按语：《素问·上古天真论》云："女子七七任脉虚，太冲脉衰少，天癸竭，地道不通。"本案盗汗患者年近七七，肾水不足，不能上济心火，则心火偏亢，阴虚则火愈旺，火旺则阴液不守，故见以盗汗为主的多种阴虚火旺表现。在治疗上，宜滋阴清热，固表止汗，以当归六黄汤化裁治之。临床又有见突然而热，骤然汗出，汗出则烦热皆退，多发生于 45～55 岁的女性，或月经异常，或妇女停经前后，情绪不畅，西医学称为更年期综合征。此乃肝阴不足，阴虚火旺之象，治宜滋阴疏肝解郁，佐以宁心安神。与本案有相似之处，临床辨证施治不可不察。

二十、痹病

痹病泛指机体正气不足，卫外不固，风、寒、湿、热等邪气乘虚而入，致使气血凝滞，经络痹阻，引起相关系统疾病的总称。《黄帝内经》所言五脏痹、六腑痹、奇恒之腑痹、五体肢节痹，反映了痹病的基本内容。痹病有广义和狭义的不同，又分外痹与内痹。痹者闭也，原因如下。

1. 正气不足

正气不足是痹病的内在因素和病变基础。体虚腠理空疏，营卫不固，为感邪创造了条件。正气不足，无力驱邪外出，病邪稽留而病势缠绵。

2. 外邪入侵

外邪有风寒湿邪和风热湿邪两大类。外感风寒湿邪，多因居处潮湿，涉水冒雨，或睡卧当风，或冒雾露，气候变化，冷热交错等，以致风寒湿邪乘虚侵袭人体所致。感受风湿热邪，可因工作于湿热环境所致，如农田作业、野外施工处于天暑地蒸之中，或处于较高湿度、温度的作坊、车间、实验室里，风湿热之邪乘虚而入。或阳热之体、阴虚之躯素有内热，复感风寒湿邪，邪从热化；或因风寒湿郁久化热，而为风湿热之邪。

痹病日久不愈，气血津液运行不畅使病变日甚，血脉瘀阻，津液凝聚，痰瘀互结，闭阻经络，深入骨骼，而出现皮肤瘀斑、关节肿胀畸形等症，甚至深入脏腑，出现脏腑痹的证候。初病属实，久病必耗伤正气而虚实夹杂，伴见气血亏虚、肝肾不足证候。

医案一

陈某，男，55 岁，2009 年 11 月 2 日初诊。

主诉：全身关节酸痛 1 年余。每于受凉后发作，痛有定处，得热则缓，遇冷加剧。时值深秋，近来疼痛加重。关节不可屈伸，尤以肘膝关节为甚。局部皮色不红，舌淡，苔薄白，脉弦紧。

诊断：痹病。

辨证：营卫失和，风寒湿邪闭阻络脉。

治法：调营卫，和气血，温经散寒。

方药：桂枝 20g，炒白芍 20g，制附子 12g（先煎），鸡血藤 20g，穿山甲 10g，伸筋草 15g，透骨草 15g，延胡索 20g，炙甘草 10g，生姜 9g，大枣 3 枚。7 剂，水煎服，早晚分服。

二诊：药后痛减，关节活动仍觉疼痛，有时游走痛。上方加当归 12g，防风 12g，继用 7 剂。

三诊：药后患者觉关节酸痛明显好转，能自如活动。守上方继用 14 剂以巩固疗效。

随访当年冬季，未再复发。

按语：桂枝加附子汤乃《伤寒论》为太阳病发汗太过，致阳虚汗漏并表证不解证而设，法在扶阳解表。本案证属营卫失和，寒湿之邪闭阻络脉，邪壅肌膝而致痛痹，故用此方。方中桂枝汤重在和营卫，荣气血，通经和络。《神农本草经》有

"牡桂"一条，"味辛，温，无毒"，有"利关节、补中益气"之功，为风湿痹痛之要药。附子辛热燥烈，走而不守，能通行十二经。《神农本草经》谓其"辛温"，用治"寒湿痿躄、拘挛、膝痛、不能行步"之症，方用附子重在驱逐寒湿。加穿山甲、伸筋草、透骨草，以强筋骨，搜风通络；入鸡血藤、延胡索，以补血通脉，活血止痛。二诊又加用防风以搜风温筋止痛。诸药合用，故收预期之效。

医案二

吕某，女，54 岁，2011 年 3 月 11 日初诊。

主诉：右肩关节剧痛 1 年余。1 年来感右肩关节剧痛，以夜间尤甚，影响睡眠。肩动则疼痛放射至同侧上臂及前臂，故上举、内收、外展、摸背等动作均严重受限，曾予针灸及西药治疗，症状能稍有改善。查局部无红肿热表现。舌淡红，苔薄白，脉沉弦。

诊断：痹病。

辨证：寒凝筋脉，营卫失和。

治法：和营卫，濡筋脉，活血通络。

处方：桂枝 18g，炒白芍 30g，当归 12g，丹参 15g，制乳香 3g，制没药 3g，片姜黄 10g，炙甘草 10g，生姜 3 大片，红枣 3 枚。7 剂，水煎服，早晚分服。

二诊：药后疼痛缓解，活动仍受限。上方去乳香、没药、丹参，加炙黄芪 30g，鸡血藤 30g，威灵仙 12g，继用 14 剂。

三诊：药后诸症皆消。守上方继用 14 剂。

按语：桂枝倍芍药汤乃《伤寒论》为太阳病误下，邪陷太阴而设方。本案患者，因劳作伤肩，复外感寒邪，致寒凝筋脉，营卫失和，络脉痹阻而致肩凝，故服用本方。桂枝汤和营卫，解肌腠，益气血，温经散寒而通痹。古代亲友分别多赠以芍药，故其又有"将离"之名。《本草经》芍药不分赤白，谓其功"治邪气腹痛，除血痹，破坚积"。今多以毛茛科植物芍药之根称白芍，产于浙江者称杭白芍，产于四川者为川白芍，毛茛科植物草芍药之根称赤芍。白芍苦酸微寒，入肝脾二经，具补血敛阴、柔筋止痛之功，为治疗诸痛之良药。故倍芍药，佐甘草，乃酸甘化阴，以濡筋脉，解痉舒挛而通行关节。佐活络丹（当归、丹参、乳香、沉香）者，取其活血化瘀、通脉止痛之功。二诊加黄芪，取黄芪桂枝五物汤治血痹之意。

医案三

仇某，男，73 岁，2000 年 10 月 20 日初诊。

主诉：右下肢疼痛，间歇性跛行近年，加重两个月。近年来感右下肢酸痛、麻木，怕冷发凉，行走时感觉小腿胀痛难忍，出现跛行。休息后消失，继续行走又会发生，开始 1～2km，近两个月加重，行走 100～200m 即需休息。无高血压病史，血糖、血脂正常。曾在某医院拟诊动脉硬化性闭塞症，服阿司匹林等治疗无效。舌紫，苔腻，脉沉弦细涩，趺阳脉伏。

诊断：脉痹。

辨证：阳气虚衰，寒凝经脉，血行不利。

治法：温阳益气，活血通痹。

处方一：黄芪桂枝五物汤加减。炙黄芪 30g，桂枝 12g，干姜 6g，赤芍 10g，白芍 10g，当归 10g，川芎 10g，炙甘草 5g。7 剂，每日 1 剂，水煎，分两次温服。

处方二：附片 10g，干姜 10g，桂枝 10g，细辛 15g，紫苏 15g，威灵仙 15g，伸筋草 30g，透骨草 30g，苏木 10g，当归 15g，川芎 15g，红花 10g。7 剂，每日 1 剂，煎水泡浴双膝以下，每晚 1 次，每次 30 分钟。

二诊：药后右下肢疼痛、发凉感明显好转，原法原方继用 14 剂。

三诊：药后右下肢疼痛、发凉基本消失，行走 2km 未有疼痛，因惧服汤剂，继用足浴方治疗。

随访：2001 年 1 月 20 日，患者坚持足浴治疗 3 个月，诸症消失，可正常行走无疼痛。趺阳脉可扪及搏动。2020年12月21日，患者已93岁高龄，身体硬朗，至今能正常行走，除夏季外，一直保持足浴习惯，脉痹无再发。

按语：脉痹始见于《素问·痹论》。其云："脉痹不已，复感于邪，内舍于心。""痹……在于脉则血凝而不流。"本案因老年阳气虚衰，寒凝经脉而致，治用温阳益气，活血通脉获效。值得一提的是，患者惧服中药汤剂，用足浴治疗亦能取得良好效果。

二十一、体虚易感

体虚易感是以反复发作，缠绵难愈为特点的临床常见疾病，主要见于体弱之小儿和妇女、老人，以及患有慢性呼吸道疾病的患者。

该病患者大多由于脾肺气虚、卫外不固而易于感受外邪。体虚感冒会反复发生。有些患者往往感冒刚好些，又因冷天外出、保暖不足，或在洗头、洗澡、换衣服时不小心受凉而复发感冒。正如明代《证治汇补·伤风》中所说："如虚人伤风，屡感屡发。"在临床上，体虚感冒的病程往往较长，严重时还会诱发患者的宿疾或使其原有的疾病加重。

医案一

许某，女，63岁，2006年9月10日初诊。

主诉：体倦乏力，鼻塞流涕半年。患者半年来常感体倦乏力，鼻塞流涕，恶风，身微热，咳吐白黏痰，头重身倦，咽干目涩，纳谷不香，下肢酸痛，动则汗出，睡眠不佳，二便尚正常，舌淡，苔根白腻，脉寸浮迟、关沉迟、尺沉弱。

诊断：伤风。

辨证：肺气虚衰，卫气不固。

治法：益气和卫，疏风化痰。

处方：生黄芪30g，防风9g，生白术20g，炙甘草10g，菊花 10g，陈皮 12g，茯苓 20g，茯神 20g，桑叶 20g，生姜 3 片，红枣 3 枚。7 剂，水煎服，早晚分服。

二诊：药后症状减轻，仍感倦怠，下肢酸软无力，舌苔已退，脉寸沉迟、关滑尺弱。上方加太子参 15g，远志 10g，杜仲 10g，牛膝 10g，继用 7 剂。

三诊：诸症缓解，守上方继用 14 剂，巩固疗效。

按语：伤风乃外因为病，其治或温散，或凉解，临床辨证时需注意机体的卫外功能不同而细细查治。本例患者肺气虚衰，腠理疏豁，本属风邪易伤之体，疲劳汗出则风邪乘之，治疗时应先固护腠理，益气疏风，如果贸用发汗解表之法，则属开门引盗，恐卫愈弱而风亦难除。选用玉屏风加减，发在黄芪、防风，收在白术、甘草、生姜、大枣，调和营卫，发而不伤，为体虚伤风正治之法。二诊后患者伤风虽解，但正气虚弱，治宜扶元养正兼化痰湿，加用杜仲、牛膝，是为引药下行。

医案二

孙某，男，49 岁，2000 年 10 月 22 日初诊。

主诉：感冒持续两月余。患者素体脾弱，平时易罹感冒，此次不慎受凉后感冒，至今已两月余，服用多种中成药、西药均未起效。现头痛，恶风畏寒，自汗出，身倦乏力，关节屈伸不利，二便正常，舌淡无苔，脉象沉迟无力。

诊断：感冒。

辨证：阳虚感冒，营卫不固。

治法：温阳益气解表。

处方：炙黄芪 50g，防风 12g，生白术 20g，制附子 12g（先煎），桂枝 12g，生白芍 30g，甘草 6g。7 剂，水煎服，早晚分服。

二诊：畏风、恶寒均缓解，头痛减轻，仍时汗出，脉弦缓，右沉迟，左沉弱，舌苔白腻。上方加浮小麦 30g，炒山药

30g，藿香20g，继用7剂。

三诊：诸症大减，气机舒畅，尚微感恶寒，脉缓有力。前方加干姜10g以温胃阳，继用7剂。

四诊：诸症皆消。患者已不畏寒，改用附子理中丸继用1个月。

按语：本例患者素体脾虚，阳虚卫外力弱，故平时易患感冒。此次感冒两月余，汗出不解，腠理空虚，玄府洞开，卫阳不固。故先以玉屏风散加附子，温阳益气固表，使营卫得偕，继以温阳和胃，终以温阳补中而获痊愈。若不辨体质，泛用一般治疗感冒通剂，则卫表不固，病必不解。需知脾胃为后天之本，后天之体虚易感冒者均需注意健脾护胃，此乃"正气存内，邪不可干"。

二十二、久咳

久咳乃咳嗽经久不愈，出自《素问·咳论》，多因外邪留恋、脏腑内伤、气虚血亏、七情郁结等所致。

本病病因包括饮食不当、情志内伤及肺脏自病。饮食不当，嗜烟好酒，内生火热，熏灼肺胃，灼津生痰；或生冷不节，肥甘厚味，损伤脾胃，致痰浊内生，上干于肺，阻塞气道，致肺气上逆而作咳。情志刺激，肝失条达，气郁化火，气火循经上逆犯肺，致肺失肃降而作咳。肺脏自病者，常由肺系疾病日久，迁延不愈，耗气伤阴，肺不能主气，肃降无权而肺气上逆作咳；或肺气虚不能布津而成痰，肺阴虚而虚火灼津为痰，痰浊阻滞，肺气不降而上逆作咳。

久咳病变性质为邪实与正虚并见，他脏及肺者，多因邪实导致正虚；肺脏自病者，多因虚致实。其病理因素主要为"痰"与"火"，但痰有寒热之别，火有虚实之分，痰可郁而化火，火能炼液灼津为痰。他脏及肺，如肝火犯肺，每见气火耗伤肺津，炼津为痰。痰湿犯肺者，多因脾失健运，水谷不能化为精微上输以养肺，反而聚为痰浊，上贮于肺，肺气壅塞，上逆为咳。若久病，肺脾两虚，气不化津，则痰浊更易滋生，此即"脾为生痰之源，肺为贮痰之器"之理。久病咳嗽，甚者延及于肾，由咳致喘。如痰湿蕴肺，遇外感引触，转从热化，则可表现为痰热咳嗽；若转从寒化，则表现为寒痰咳嗽。肺脏自病，如肺阴不足每致阴虚火旺，灼津为痰，肺失濡润，气逆作咳，或肺气亏虚，肃降无权，气不化津，津聚成痰，气逆于上，引起咳嗽。

外感咳嗽与内伤咳嗽可相互影响为病，病久则邪实转为正虚。外感咳嗽如迁延失治，邪伤肺气，更易反复感邪，而致咳嗽屡作，转为内伤咳嗽；肺脏有病，卫外不固，易受外邪引发或加重，特别在气候变化时尤为明显。久则从实转虚，肺脏虚弱，阴伤气耗。由此可知，咳嗽虽有外感、内伤之分，但有时两者又可互为因果。

医案一

李某，女，27岁，2007年3月22日初诊。

主诉：反复咳嗽3年余。3年来时觉腹中有寒气上涌而咳，痰少稀白，稍饮凉水便可引发咳嗽。素喜热饮，腹部怕凉，大便不爽，曾服用多种中西药物，效果不显。舌淡红，苔白腻微黄，脉弦数。

诊断：久咳（支饮）。

辨证：寒饮伏肺，化热作咳。

治法：宣肺蠲饮，化痰止咳，稍佐清热之品。

处方：炙麻黄6g，桂枝6g，白芍15g，干姜3g，法半夏6g，生石膏15g（先煎），炒黄芩10g，苦杏仁10g，桔梗10g，桑白皮10g，茯苓12g，浙贝母10g，紫菀10g，炙甘草6g。7剂，水煎服，早晚分服。

二诊：药后咳减，痰多易出。上方加生白术12g，陈皮6g，继用7剂。

三诊：药后诸症皆消。上方去桑白皮，继用7剂巩固疗效。

按语：小青龙汤乃仲景治疗支饮、溢饮、肺胀等的常用方剂。方中麻黄、桂枝发汗解表，宣肺止咳；白芍配桂枝调和营卫，祛风散邪；干姜温肺暖脾，细辛化饮通痹，二药合用温肺化饮；半夏燥湿祛痰，蠲饮降浊；芍药益阴，用为佐制；炙甘草调和诸药。本方在立法上散寒化饮，表里兼治；配伍上采用辛散温通，佐用酸收甘缓，即寓助卫护营于温通发散之中，具有温散而不伤气津的特点。此案患者寒饮留滞于胃脘而见腹部怕凉，喜热饮，食凉便引发咳嗽；寒饮阻于中焦，从肺脉上侵射肺，而见腹中有寒气上涌作咳，痰质稀白，故佐白术、陈皮等补益脾胃之品，取培土生金之意。全方温化寒饮，清热化痰，并行不悖，切中病机，方获良效。

医案二

刘某，男，48 岁，2010 年 10 月 25 日初诊。

主诉：咳嗽阵作20 余年。平素吸烟较多，每日不少于30 支，咳嗽阵作，痰多而黏、色时黄时白，口苦咽燥，夜间咳嗽较重，甚则难以入睡，舌红瘦，苔薄白，脉弦稍数。

诊断：久咳。

辨证：外邪伤肺，失于润降。

治法：清热化痰，润燥止咳。

处方：桔梗10g，白前10g，枳壳10g，苦杏仁10g，百部10g，浙贝母15g，全瓜蒌15g，海浮石 10g（先煎），百合10g，炒黄芩10g，天花粉10g，甘草5g。7 剂，水煎服，早晚分服。

二诊：咳嗽减轻，痰仍多，咽燥。一诊方去百部、海浮石，加北沙参15g，继用7 剂。

三诊：诸症皆消。上方继用14 剂，嘱戒烟。

随访半年，咳嗽基本痊愈。

按语：烟草辛温有毒，肺体久受熏灼，肺阴肺络必有损伤，致使肺失润降，痰阻气道，故见咳嗽、痰多、咽干。以止嗽散加清热化痰养阴之品，是为正治。该方出自清代名医程钟龄《医学心悟》，程氏谓此方能治"诸般咳嗽"，"药极轻微，而取效甚广"。本方着眼于肺的生理功能，顺应其生理特性。以桔梗开宣肺气，白前降气祛痰，二药药性平和，一宣一降，符合肺主宣肃的生理功能，且能祛痰，是为本方主药，辅以百部、紫菀以润肺止咳，荆芥清宣表邪，陈皮理气化痰，甘草既可调和药性又能润肺止咳。

二十三、鼓胀

鼓胀，中医病名，是指腹部胀大如鼓的一类病证，临床以腹大胀满、绷急如鼓、皮色苍黄、脉络显露为特征。鼓胀之病名最早见于《黄帝内经》。有关本病的病因病机，《素问·阴阳应象大论》认为是"浊气在上"。常见病因如下。

1. 酒食不节

嗜酒过度，或恣食肥甘厚味，酿湿生热，蕴聚中焦，清浊相混，壅阻气机，水谷精微失于输布，湿浊内聚，遂成鼓胀。

2. 情志刺激

忧思郁怒，伤及肝脾。肝失疏泄，气机壅滞，日久由气及血，络脉瘀阻。肝气横逆，克伐脾胃，脾运失健，则水湿内停，气、血、水壅结而成鼓胀。

3. 虫毒感染

多因血吸虫感染，虫毒阻塞经隧，脉道不通，久延失治，肝脾两伤，形成癥积，气滞络阻，清浊相混，水液停聚，遂成鼓胀。

4. 病后续发

凡因他病损伤肝脾，导致肝失疏泄、脾失健运者，均有续发鼓胀的可能。如黄疸日久，湿邪蕴阻，肝脾受损，气滞血瘀，或癥积不愈，气滞血结，脉络壅塞，正气耗伤，痰瘀留着，水湿不化；或久泻久痢，气阴耗伤，肝脾受损，生化乏源，气血滞涩，水湿停留等，均可形成鼓胀。

鼓胀的病位主要在于肝脾，久则及肾。基本病机为肝、脾、肾受损，气滞、血瘀、水停腹中。病理性质属本虚标实。病理因素为气滞、血瘀、水湿，水液停留不去，腹部日益胀大成鼓胀。病理演变：初起，肝脾先伤，气滞湿阻，此时以实为主；进而湿浊内蕴中焦，既可郁而化热，而致水热蕴结，亦可因湿从寒化，出现水湿困脾之候；久则气血凝滞，隧道壅塞，瘀结水留更甚。肝脾日虚，病延及肾，肾火虚衰，不但无力温助脾阳，蒸化水湿，且开阖失司，气化不利，而致阳虚水盛；若阳伤及阴，或湿热内盛，湿聚热郁，热耗阴津，则肝肾之阴亏虚，肾阴既损，阳无以化，则水津失布，阳虚水停，故后期以虚为主。

医案

陈某，男，42 岁，2011 年 9 月 25 日初诊。

主诉：腹中胀满不适两月余。患者平素嗜酒，两个月前觉腹中胀满不适，日渐增剧，至某医院诊治，诊断为肝硬化腹水。使用利尿药则腹水稍减，但仍觉腹胀，食欲不振，小便短涩，全身乏力，遂寻求中医治疗。诊见面色晦暗，腹大胀满，食欲不振，小便短涩，全身乏力。脉沉涩，苔白滑，舌暗淡。

诊断：鼓胀。

辨证：脾虚不运，血行不畅，水湿内停。

治法：健脾益气，利水活血。

处方：茯苓 30g，白术 30g，桂枝 12g，甘草 5g，泽兰 15g，益母草 30g，大腹皮 15g，车前子 30g（包煎），大枣 3 枚。7 剂，水煎服，早晚分服。

二诊：小便通利，腹胀缓解，但纳食欠佳。上方加党参 20g，炒山药 30g，生薏苡仁 30g，砂仁 5g，桔梗 5g。继用 14 剂。

三诊：患者无自觉腹大腹胀感，纳食显著增加，小便畅，精神可。守上方继用，巩固疗效。

　　按语：首方选用苓桂术甘汤加减，以健脾活血利水。二诊患者症状好转后，改为参苓白术散继用。本方出自《太平惠民和剂局方》，具有补气健脾、和胃渗湿的功效。重在健脾，其次益气，不仅调理，且治大病。药性中和，甘温且不燥而不热，淡润而不腻又不寒，用于治疗脾虚腹胀、饮食不消、呕吐泄泻、胸脘满闷功效尤为显著。本方是在四君子汤基础上加山药、莲子、白扁豆、薏苡仁、砂仁、桔梗而成。方中党参、白术、茯苓益气健脾渗湿为君。配伍山药、莲子肉助君药以健脾益气，兼能止泻；并用白扁豆、薏苡仁助白术、茯苓以健脾渗湿，均为臣药。更用砂仁醒脾和胃，行气化滞，是为佐药。桔梗宣肺利气，通调水道，又能载药上行，培土生金；甘草健脾和中，调和诸药，共为佐使。综观全方，补中气，渗湿浊，行气滞，使脾气健运，湿邪得去，故本方实为健脾利湿扶正之良方。

二十四、肠痈

　　肠痈，疾病名，乃痈疽之发肠部者，出自《素问·厥论》。

　　肠痈属急腹症范畴，多因饮食不节，暴饮暴食；或过食油腻、生冷不洁之物，损伤肠胃，湿热内蕴于肠间；或因饮食后急剧奔走，导致气滞血瘀、肠络受损；或因寒温不适、跌仆损伤、精神因素等导致气滞、血瘀、湿阻、热壅、瘀滞、积热不散、血腐肉败而成痈肿。

医案

　　赵某，男，45 岁，2011 年 6 月 16 日初诊。

　　主诉：患者平素有胃痛史，素体虚寒，1 年前发过急性阑尾炎，当时输液治疗后好转。3 天前不慎受凉，阑尾炎再次发作，外院予以奥硝唑 + 左氧氟沙星静滴，未见好转，故来求诊。诊见右下腹疼痛拒按，以麦氏点为重，食欲不振，胃脘疼痛，大便溏薄，体温正常，舌淡苔白，脉象沉紧。

诊断：肠痈。

辨证：虚寒夹气血凝结而成。

治法：补虚散寒，疏气散结。

处方：桂枝 9g，炒白芍 18g，炙甘草 6g，生姜 9g，大枣 5 枚，厚朴 9g，木香 9g，炒薏苡仁 30g，制附子 6g（先煎），败酱草 30g，延胡索 20g。3 剂，水煎服，早晚分服。

二诊：右下腹痛缓解，胃脘疼痛明显缓解。上方继用 7 剂。

三诊：药后诸症皆消。上方去败酱草、延胡索，加党参 10g，茯苓 10g。继用 7 剂巩固疗效。

按语：肠痈是指肠内出现痈肿而导致少腹疼痛的一类疾病，相当于西医学之阑尾炎。《灵枢·上膈》篇对本病的病因病机有所论述。《金匮要略·疮痈肠痈浸淫病脉证并治》篇对本病临床上各个阶段的情况论述甚详，所拟方药，迄今仍为治疗肠痈的有效方法。一般而言，究其病因或饮食失节，或寒温不适，或劳伤过度，或跌仆损伤等，致使湿热结滞肠内，气血蕴积，聚而成痈。但因病机不同、人体各异，在治疗上不可千篇一律。本例患者素体虚寒，素有胃疾，需根据证情表现的寒热虚实等仔细推敲，不可拘泥。症见"右下腹疼痛拒按，食欲不振，胃脘疼痛，大便溏薄，舌苔淡白，脉象沉紧"，辨证乃虚寒夹气血凝结不通而致。治疗选桂枝加芍药汤以补虚散寒，疏气散结而愈。由此可见，临床辨证施治，不可不慎。

二十五、头痛

头痛是指由于外感或内伤，致使脉络拘急或失养，清窍不利所引起的以头部疼痛为主要临床特征的疾病。《黄帝内经》称本病为"脑风""首风"。本病常见病因病机如下。

1. 感受外邪

多因起居不慎，坐卧当风，感受风寒湿热等外邪上犯于头，清阳之气受阻，气血不畅，阻遏络道而发为头痛。外邪中以风邪为主，因风为阳邪，"伤于风者，上先受之"，"颠高之上，唯风可到"。但"风为百病之长"、六淫之首，常夹寒、湿、热邪上袭。

2. 情志郁怒

长期精神紧张抑郁，肝气郁结，肝失疏泄，络脉失于条达拘急而头痛；或平素性情暴逆，恼怒太过，气郁化火，日久肝阴被耗，肝阳失敛而上亢，气壅脉满，清阳受扰而头痛。

3. 饮食不节

素嗜肥甘厚味，暴饮暴食，或劳伤脾胃，以致脾阳不振，脾不能运化转输水津，聚而痰湿内生，以致清阳不升，浊阴下降，清窍为痰湿所蒙；或痰阻脑脉，痰瘀痹阻，气血不畅，均可致脑失清阳、精血之充，脉络失养而痛。如朱丹溪所言"头痛多主于痰"。饮食伤脾，气血化生不足，气血不足以充营脑海，亦为头痛之病因病机。

4. 内伤不足

先天禀赋不足，或劳欲伤肾，阴精耗损，或年老气血衰败，或久病不愈，产后、失血之后，营血亏损，气血不能上营于脑，髓海不充则可致头痛。

此外，外伤跌仆，或久病入络则络行不畅，血瘀气滞，脉络失养而易致头痛。头为神明之府，"诸阳之会""脑为髓海"，五脏精华之血，六腑清阳之气皆能上注于头，即头与五脏六腑之阴精、阳气密切相关，凡能影响脏腑之精血、阳气的因素皆可成为头痛的病因，归纳起来不外外感与内伤两类。病位虽在头，但与肝脾肾密切相关。风、火、痰、瘀、虚为致病之主要因素。邪阻脉络，清窍不利；精血不足，脑失所养，为头痛之基本病机。

医案

王某，女，50 岁，2014 年 1 月 11 日初诊。

主诉：头痛 5 月余。多年来形体肥胖，痰湿素盛，5 个月前与家人生气后出现头痛，以头顶为著，睡眠不佳时加重，经休息未能缓解，遂来就诊。诊见头痛，以头顶为著，右胁部亦有隐痛，烦躁，睡眠不实，汗多，食欲不振，口苦口干喜饮，二便正常，舌红，苔薄腻微黄，脉右沉滑、左弦细数。

诊断：头痛。

辨证：肝热脾湿，阳亢风动。

治法：清肝和脾，兼息风潜镇。

处方：焦栀子10g，川芎10g，香附10g，焦六曲20g，生白芍20g，菊花15g，枸杞子15g，白蒺藜30g，桑叶15g，天麻15g，钩藤30g（后下），石决明30g（先煎）。7剂，水煎服，早晚分服。

二诊：药后头痛显减，睡眠欠佳，食纳稍好，二便正常，舌质正红，苔薄白，脉沉微弱，仍宜调和肝脾兼降逆豁痰。上方加珍珠母30g（先煎），法半夏12g，陈皮6g，枳实9g，继用7剂。

三诊：药后头顶痛明显缓解，睡眠时好时差，多梦，左胁痛、烦躁均好转，纳食增加，二便正常，舌淡，苔薄白腻，脉弦虚。上方去栀子、菊花、桑叶，加党参20g，茯苓20g，远志10g，酸枣仁15g，继用7剂。

四诊：药后头痛显减，睡眠佳，食纳亦佳，二便正常，舌淡苔减，脉弦虚。上方加莲子肉10g，继用7剂，巩固疗效。

按语：患者由脾失健运，湿痰内阻，肝阳上亢而头顶痛，并伴右胁痛、口苦、口干、烦躁、睡眠不佳、舌红苔白夹黄、脉沉滑弦数等肝热脾湿现象，治以清肝和脾，息风兼潜阳，药后症状逐减，后以宁心滋肝兼化痰之剂治之，头痛烦躁消失，睡眠正常而愈。头痛有因风、寒、痰、湿、火、郁热、伤食、伤酒、动怒、气虚、血虚、虚阳上越及肾虚气逆等的不同，必须审因论治。该患者属肝热脾湿范畴，故用平肝清热、和脾理痰之剂，而收到很好效果。临症选方用药，需注重以胃气为本，若以猛药荡涤，则欲速而不达，乃胃气不胜药之故。

二十六、阳痿

阳痿指成年男子性交时，因阴茎痿软不举，或举而不坚，或坚而不久，无法进行正常性生活的病证。病证首载于《内经》。《灵枢·邪气脏腑病形》篇称阳痿为"阴痿"，《素问·痿论》称"宗筋弛纵"和"筋痿"。

本证常见病因如下。

1. 禀赋不足，劳伤久病

先天不足或恣情纵欲，房事过度，或手淫、早婚均可造成精气虚损，命门火衰而致阳事不举。此外久病劳伤，损及脾胃，气血化源不足，可致宗筋失养而成阳痿。

2. 七情失调

情志不遂，思欲过度，忧思郁怒，则肝失疏泄，宗筋所聚无能，而成阳痿。或思虑过多，损伤心脾，气血不足，宗筋失养；或大惊猝恐，伤于心肾，气机逆乱，气血不达宗筋，不能作强，则阳事不举。

3. 饮食失节

过食醇酒厚味，脾胃运化失常，聚湿生热，湿热下注肝肾，经络阻滞，气血不荣宗筋，而成阳痿。

4. 外邪侵袭

久居湿地或湿热外侵，蕴结肝经，下注宗筋，或寒湿伤阳，阳为阴遏，发为阳痿。

基本病机为肝、肾、心、脾受损，气血阴阳亏虚，阴络失荣；或肝郁湿阻，经络失畅导致宗筋不用。病位在宗筋，病变脏腑主要在肝、肾、心、脾。病理性质有虚实之分，且多虚实相兼。

医案

李某，男，25 岁，2015 年 7 月 13 日初诊。

主诉：阴茎勃起功能减退 3 个月。患者诉 3 个月前因自服去"湿气"中药，后出现阴茎勃起功能减退，勃起硬度差且维持时间短，无法进行性交，伴头晕、乏力、焦虑，失眠，性欲下降，晨起时阴茎有勃起，曾自服多种补肾中成药均未获效。舌淡红，苔薄，脉弦细。

诊断：阳痿。

辨证：肝气郁结，气机不畅，宗筋不用。

治法：疏肝通络。

处方：柴胡10g，枳壳10g，白芍10g，炙甘草3g，白芷10g，川芎10g，蜈蚣1条，蜂房10g，香附10g，白蒺藜30g，炙甘草3g。7剂，水煎服，早晚分服。

二诊：自觉晨勃较前明显，但仍无信心行房。仍觉疲乏，性欲差。属气机已转，但心神未振。上方加石菖蒲10g，茯苓15g，继服14剂。

三诊：药后情绪明显好转，精力恢复。继服上方14剂，以巩固疗效。

按语：患者血气方刚的年纪，虽勃起不坚，但仍有晨勃。虽有头晕、乏力、失眠等症，然焦虑抑郁明显，并非虚弱，属肝气郁结，气机不能畅达。阳气不达，因郁致痿，久痿又生郁，循环不止，以致出现清阳不升之象，即头晕、失眠诸症，治疗关键在于疏肝。当今社会，人们往往认为阳痿就是肾亏，而中医学认为，阳痿分肾阳虚、肾阴虚、气血亏虚、肝气郁结、湿热下注等多种类型，需要仔细辨证论治。若不分具体情况，不辨证，一味地滥补肾壮阳，不仅不能解除病证，还会加重病情。比如，湿热型阳痿患者，如果盲目补肾壮阳就会加重湿热，从而使阳痿加重。

二十七、虚证

虚证指人体正气不足，导致抗病能力变弱，生理功能减退的病证，表现为面白唇淡、神疲体倦、心悸气短、自汗盗汗、大便溏泻、小便频数、舌嫩无苔、脉细弱无力等症。

虚的含义非常丰富，涉及人体各个方面。气血津液在疾病的某个阶段都可能出现亏虚不足的情况。气虚包括心气不足、肺气不足、脾气亏虚、肾气不足，气虚导致的肝气瘀滞，或者营卫气虚，宗气不足等都属气虚范围。津液的亏虚也是虚证的一个方面，阴津不足，不能濡养脏腑，在上则双目干涩、口舌干渴，苔红少津；在中则舌红，苔或淡或黄。心统血，肝藏血，血液不足则心肝血虚，心无血，则血不养心，出现失眠多梦，心神不宁。肝血亏虚，则四肢拘挛、两目干涩，女子则出现月经量少等血虚症状。阴虚是津血亏虚到一定程度导致的，可出现阴虚火旺，见舌红苔黄、肝阳上亢、腰膝酸软无力、潮热盗汗等。

然而气血津液是相互依托的，任何一个方面的不足都会影响到其他方面。气为血之帅，血为气之母。气不足，血无力运行，无力生化，血不足，气无所依托，得不到滋养，气与津液也是如此。所以"虚"要从多个方面进行考虑，整体分析，辨证论治，区分虚中夹实，实中夹虚。

医案

王某，女，57 岁，2012 年 3 月 22 日初诊。

主诉：纳差乏力 6 月余。患者 6 个月前因食管癌于外院行手术治疗，术后即出现纳差，乏力，食欲不振，食后脘腹胀满，头晕头昏，阵阵汗出，消瘦，面色暗灰，眼青唇白，神疲寡言，说话极费力气，畏寒肢冷，大便难解，小便黄，夜寐差。舌淡苔薄白，脉沉弱无力。

诊断：虚损。

辨证：气血阴阳俱虚。

治法：补益气血，匡扶正气。

处方：生黄芪 50g，当归 15g，川芎 10g，熟地黄 10g，仙鹤草 30g，淫羊藿 10g，仙茅 10g，茯苓 10g，怀山药 30g，干姜 6g，山茱萸 10g，菟丝子 10g，浮小麦 30g，石斛 10g，五味子 5g，夜交藤 30g，炙甘草 5g。生姜 9g，大枣 5 枚。7 剂，水煎服，早晚分服。

二诊：药后纳差、乏力较前好转，食欲仍不佳，食后脘腹胀满、头晕头昏、汗出较前好转，精神好转，说话较前有力，仍觉大便费力，大便质软，夜寐好转。上方加生白术 20g，陈皮 6g，火麻仁 20g，继服 7 剂。

三诊：药后诸症好转，食欲仍不佳，无明显腹胀，乏力、汗出、精神均明显改善，大便好转。上方加焦三仙各 15g，继服 14 剂，以巩固疗效。

按语：虚损一般是气血阴阳俱虚，调理起来相当困难，容易顾此失彼，药重脾胃不耐承受，药轻又不易见效，病急又缓不得，需注意同时调理脾肾。名医叶天士有云："脾阳宜动，动则能运；肾阳宜静，静则能藏。""肾阳自下涵蒸，而脾始能运筹。"补脾阳多用流动升腾温运之药，补肾阳多用柔阳敛补之属，盖阳不劫阴，使之能藏。治疗时应注意先天和后天的平衡补充，用药时宜记缓和治疗、动静结合，不急不躁而求于稳。不使用燥气之药，可用石斛等凉润滋液之品。若不得已必须使用燥热药物时，应以慢为主，缓和为主，切忌用药猛烈，剂量倍增。若肾阴亏损，则需选择补阴的药物，同时辅以山药等属静的药物，补阴的同时补静，双重滋养，效果才能更佳。若肾阳出现问题，可用菟丝子等阳性药物与五味子等内敛性药物同用。不可用强劲猛烈的药物，要重在调养，润物于无声，成事于无形。

外治疗法

中医外治疗法和以药物口服为特征的内治疗法有所不同，是指用药物、手法或器械施于体表皮肤或从体外进行治疗的一种方法。外治法在脾胃疾病中应用广泛，具有作用快、疗效显著、运用方便、副作用少等特点。

一、穴位敷贴疗法

冬病夏治敷贴治疗是中医特色治疗方法，原理是暑天时人体气血旺盛，腠理开泄，通过精选药物敷贴后有两个主要作用：一方面是直接作用，当药物敷贴于相应治疗穴位时通过渗透作用，透过皮肤进入血液循环，达到脏腑经气失调的病所，发挥药物的"归经"作用；另一方面是间接通过药物对机体特定部位（穴位）的刺激，以调节阴阳平衡，改善和增强机体免疫力，从而达到降低发病率和缓解症状的目的。

【适用范围】脾胃虚寒所致的腹痛、腹胀、肠鸣、腹泻，见于慢性胃炎、慢性腹泻、消化不良、胃溃疡、胃肠功能紊乱等。

【常用药物】延胡索、白芷、附片、高良姜、肉桂、木香、苍术、白芥子等。

【配制方法】采用洁净药材，将药物烘干，粉碎，过80~120目筛，备用。姜汁的制备方法：生姜洗净，粉碎，三层无菌纱布挤压取汁而成。姜汁的浓度80%，浓度调整通过加适量蒸馏水调配而成。生药粉与生姜汁的比例约为10g：10mL，贴敷时取生药粉用姜汁调成较干稠膏状，药物应在使用的当日制备。

【常用穴位】神阙、建里、中脘、上脘、关元、脾俞、胃俞、章门、天枢等，每次3~4穴交替使用。

【操作方法】先将敷贴部位用75%酒精乙醇或碘伏常规消毒，然后取直径1cm、厚度0.5cm左右的药膏，将药物贴于穴位上，用5cm×5cm的脱敏胶布固定。

【敷贴时间】虚寒体质者可常年敷贴，以夏季三伏天效果最佳。每次间隔7~10天，每个疗程3~4次。严重者连续敷贴3年，效果更好。

【注意事项】

1. 每贴1次3~6小时，取下药饼，具体时间视个人体质而异，过敏体质或既往用药曾出现起疱等反应者，应缩短贴药时间，如有强烈刺激反应需及时取下。

2. 药物贴敷后，多数患者会出现刺麻、温热、痒痛等感觉，有部分患者可无明显感觉，但不影响药物吸收。如果感觉特别明显，难以忍受，需及时取下药物，清水冲洗局部，切忌搓、搔、挠，也不要用洗浴用品及其他止痒药品，防止对局部皮肤造成进一步刺激。若起疱也不必紧张，保持局部清洁干燥，涂以碘伏即可。

3. 贴敷期间应减少运动，避免出汗、淋雨，尽量避免电扇、空调直吹，同时注意防止膏药污损衣物；应尽量避免烟酒和食用寒凉、生冷、海鲜等可能减弱药效的食物。

二、耳穴贴压疗法

耳穴贴压疗法是用王不留行子、莱菔子等丸状物贴压于耳郭上的穴位或反应点，以达到疏通经络、调整脏腑气血功能、促进机体阴阳平衡，从而防治疾病、改善症状的一种治疗方法，属耳针技术范畴。

【适用范围】慢性胃炎、消化性溃疡、功能性消化不良、急性肠炎、慢性腹泻、便秘、胆囊炎等疾病所致的腹痛、腹胀、腹泻、便秘等。

【常用穴位】根据辨病及辨证选择穴位。呃逆可选择膈、胃、交感、神门、小肠、皮质下等穴；胃痛可选择胃、肝、脾、神门、交感、十二指肠等穴；腹痛可选择胃、小肠、大肠、肝、脾、交感、神门、皮质下等穴；胁痛可选择胰、胆、十二指肠、肝、神门、交感、大肠、耳迷根等穴；黄疸可选择肝、胆、胰、脾、胃等穴；泄泻可选择大肠、小肠、胃、脾、肝、肾、交感等穴；痢疾可选择大肠、小肠、胃、脾、肾等穴；便秘可选择大肠、直肠、交感、皮质下等穴。

【操作方法】

1. 评估患者，做好解释。

2. 备齐用物，携至床旁。

3. 协助患者取合理、舒适体位。

4. 遵医嘱，探查耳穴敏感点，确定贴压部位。

5. 75% 酒精自上而下、由内到外、从前到后消毒耳部皮肤。

6. 选用已经消毒质硬而光滑的王不留行子或莱菔子等丸状物粘在 0.7cm×0.7cm 大小的胶布中央，用止血钳或镊子夹住后贴敷于选好耳穴的部位上，并给予适当按压（揉），使患者有热、麻、胀、痛感觉，即"得气"。

7. 观察患者局部皮肤，询问有无不适感。

8. 常用按压手法：①对压法：用食指和拇指指腹置于患者耳郭的正面和背面，相对按压，至出现热、麻、胀、痛等感觉，食指和拇指可边压边左右移动，或做圆形移动，一旦找到敏感点，则持续对压 20～30 秒。其对内脏痉挛性疼痛、躯体疼痛有较好的镇痛作用。②直压法：用指尖垂直按压耳穴，至患者产生胀痛感，持续按压 20～30 秒，间隔少许，重复按压，每次按压 3～5 分钟。③点压法：用指尖一压一松地按压耳穴，每次间隔 0.5 秒。本法以患者感到胀而略沉重刺痛为宜，用力不宜过重。

【注意事项】

1. 耳郭局部有炎症、冻疮或表面皮肤有溃破者、有习惯性流产史的孕妇不宜施行。

2. 耳穴贴压每次选择一侧耳穴，双侧耳穴轮流使用。夏季易出汗，留置时间 1～3 天，冬季留置 3～7 天。

3. 观察患者耳部皮肤情况，留置期间应防止胶布脱落或污染；对普通胶布过敏者改用脱敏胶布。

4. 患者侧卧位耳部感觉不适时，可适当调整。

三、中药保留灌肠疗法

中药灌肠技术是将中药药液从肛门灌入直肠或结肠，使药液保留在肠道内，通过肠黏膜的吸收达到清热解毒、泄浊排毒、理气止痛、活血化瘀等作用的一种治疗方法。中药局部灌肠治疗药物可直达病处，从而提高肠内局部血药浓度，避免肝脏的首过效应，使药物的利用度得到充分发挥。中药滴入式保留灌肠，速度缓慢，压力均匀，不仅使单位时间内药液流入肠内减少，减轻药物对肠壁的刺激，使肠蠕动减慢，患者舒适无便意，还可减少中药外溢，延长药物在肠道内的存留时间，易于患者配合并接受。

【适用范围】急性或慢性腹泻、炎症性肠病、功能性肠病等，症见腹痛、腹胀、腹泻、便秘、便血等。

【常用药物】根据辨病、辨证原则选择药物。寒湿外袭证可选藿香、白术、茯苓、陈皮、大腹皮、厚朴、紫苏等；湿热中阻证可选葛根、黄芩、黄连、金银花、车前子、白扁豆、荷叶等；热毒壅盛证可选白头翁、黄芩、黄连、黄柏、秦皮、金银花、赤芍、牡丹皮、地榆等；肝气乘脾证可选白术、陈皮、防风、柴胡、白芍等；脾胃虚弱证可选党参、白术、干姜、木香、茯苓、陈皮、炒山药等。

【操作方法】根据病情，四诊合参，辨证论治，选用中药煎汁 100~200mL 过滤备用。患者每晚睡前排空大小便，左侧卧位于床边，臀部抬高 15~20cm，以利于药液向结肠深处流动，扩大与结肠黏膜接触面积，防止药液流出和利于药液吸收。

灌肠治疗时将药液加热至 40℃ 左右，装入输液瓶内，瓶口插输液器，末端去掉针头，接小号肛管后，按常规灌肠法将药液灌入结肠内。嘱患者平卧，使药液充分吸收，从而达到有效的治疗目的。

【注意事项】

1. 禁忌证：急腹症、消化道出血、妊娠、严重心血管疾病等禁止使用灌肠法。

2. 准备灌肠溶液应掌握溶液的温度、浓度、压力和量。灌肠溶液温度不可过高，温度过高可损伤肠黏膜，温度过低可导致肠痉挛，患者不易耐受。

3. 灌肠过程中注意观察患者情况，如感觉腹胀或有便意，可适当降低灌肠筒高度，以减慢灌速或暂停片刻，嘱患者张口呼吸以放松腹肌，减低腹压。如患者出现脉速、面色苍白、出冷汗、剧烈腹痛、心慌气急等情况，应立即停止灌肠，与医生联系给予处理。

4. 尽量少暴露肢体，以防止受凉。

5. 给药后药物在肠内存留时间的长短与疗效有密切关系，存留时间愈长，疗效愈佳。

6. 治疗期间嘱患者禁烟酒，避免食用寒凉、生冷、海鲜等，注意调畅情志，适当休息。

四、中药浸泡疗法

中药浸泡疗法是借助泡液的温热之力及药物本身的功效，浸泡全身或局部皮肤，达到活血、消肿、止痛、祛瘀生新等作用的一种治疗方法。该方法对慢性胃炎、消化性溃疡、溃疡性结肠炎、肝硬化、胃食管反流病等各种消化道常见病均有辅助治疗作用，能够有效改善食欲和睡眠状况，轻健四肢等。

【适用范围】消化道疾病伴随的情绪抑郁、失眠、头痛、四肢不温或疼痛等症。

【常用药物】根据辨证原则选择药物。阳虚证可选干姜、艾叶、桂枝、附子等；气虚证可选党参、黄芪、白术等；血虚证可选当归、白芍、川芎等；寒凝者可选艾叶、生姜、桂枝等；血瘀者可选红花、赤芍、当归等。

【操作方法】

1. 评估患者，做好解释，调节室内温度，嘱患者排空二便。

2. 备齐用物，携至床旁。根据泡洗部位，协助患者取合理、舒适体位，注意保暖。

3. 将一次性药浴袋套入泡洗装置内。

4. 常用浸泡法：①全身浸泡：将药液注入浸泡装置，药液温度保持 40℃左右，水位在患者膈肌以下，全身浸泡 30 分钟。②局部浸泡：将 40℃左右的药液注入盛药容器内，将浸泡部位浸于药液中，浸泡 30 分钟。

5. 观察患者反应，若感不适，立即停止浸泡，协助患者卧床休息。

6. 操作完毕，清洁局部皮肤，协助着衣，安置舒适体位。

【注意事项】

1. 心肺功能障碍、出血性疾病禁用。糖尿病、心脑血管病患者及妇女月经期慎用。

2. 防止烫伤，糖尿病、足部皲裂患者的泡洗温度适当降低。

3. 浸泡过程中关闭门窗，避免患者感受风寒。

4. 浸泡过程中注意观察患者面色、呼吸、汗出等情况，出现头晕、心慌等异常症状，立即停止浸泡。

五、拔罐疗法

拔罐是以罐为工具，利用燃烧、抽吸、蒸汽等方法使罐内形成负压，然后将罐吸附于腧穴或相应体表部位，使局部皮肤充血或瘀血，达到温通经络、祛风散寒、消肿止痛、吸毒排脓等防治疾病的外治技术，包括留罐法、闪罐法和走罐法。

【适用范围】 功能性消化不良、慢性胃炎、慢性腹泻等，症见腹痛、腹胀、早饱、嗳气、食欲不振、恶心、呕吐、腹泻等。

【常用穴位】 肝俞、脾俞、胃俞、中脘、天枢、梁门等穴。

【操作方法】

1. 根据拔罐部位选择罐的大小及数量，检查罐口周围是否光滑，有无缺损裂痕。排空二便，做好解释。

2. 备齐用物，携至床旁。

3. 协助患者取合理、舒适体位。

4. 充分暴露拔罐部位，注意保护隐私及保暖。

5. 以玻璃罐为例，使用闪火法、投火法或贴棉法将罐体吸附在选定部位上。

6. 观察罐体吸附情况和皮肤颜色，询问患者有无不适感。

7. 起罐时，左手轻按罐具，向左倾斜，右手食指或拇指按住罐口右侧皮肤，使罐口与皮肤之间形成空隙，空气进入罐内，顺势将罐取下。不可硬行上提或旋转提拔。

8. 操作完毕，协助患者整理衣着，安置舒适体位，整理床单位。

【常用拔罐手法】

1. 闪罐

闪罐是以闪火法或抽气法使罐吸附于皮肤后立即拔起，反复吸拔多次，直至皮肤潮红发热的拔罐方法，以皮肤潮红、充血或瘀血为度。适用于感冒、皮肤麻木、面部病证、中风后遗症或虚弱病证。

2. 走罐

走罐又称推罐，先在罐口或吸拔部位涂一层润滑剂，将罐吸拔于皮肤上，再以手握住罐底，稍倾斜罐体，前后推拉，或做环形旋转运动，如此反复数次，至皮肤潮红、深红或起痧点为止。适用于急性热病或深部组织气血瘀滞之疼痛、外感风寒、神经痛、风湿痹痛及较大范围疼痛等。

3. 留罐

留罐又称坐罐，即火罐吸拔在应拔部位后留置 10~15 分钟。适用于临床大部分病证。

【注意事项】

1. 凝血机制障碍、呼吸衰竭、重度心脏病、严重消瘦、孕妇的腹部和腰骶部及严重水肿等不宜拔罐。

2. 拔罐时要选择适当体位和肌肉丰满的部位，骨骼凹凸不平及毛发较多的部位均不适宜。

3. 面部、儿童、年老体弱者拔罐的吸附力不宜过大。

4. 拔罐时要根据不同部位选择大小适宜的罐，检查罐口周围是否光滑，罐体有无裂痕。

5. 拔罐和留罐中要注意观察患者反应，如有不适感，应立即起罐；严重者可让患者平卧，保暖并饮热水或糖水，还可揉按内关、合谷、太阳、足三里等穴。

6. 起罐后，皮肤会出现与罐口相当大小的紫红色瘀斑，为正常现象，数日即可消除。如出现小水疱不必处理，可自行吸收。如水泡较大，消毒局部皮肤后，用注射器吸出液体，覆盖消毒敷料。

7. 嘱患者保持体位相对固定；操作中防止点燃后的乙醇下滴烫伤皮肤；点燃乙醇棉球后，切勿较长时间停留于罐口及罐内，以免将火罐烧热烫伤皮肤。拔罐过程中注意防火。

8. 闪罐：操作手法需纯熟，动作轻、快、准；至少选择 3 个口径相同的火罐轮换使用，以免罐口烧热烫伤皮肤。

9. 走罐：选用口径较大、罐壁较厚且光滑的玻璃罐；施术部位应面积宽大、肌肉丰厚，如胸背、腰部、腹部、大腿等。

10. 留罐：儿童拔罐力量不宜过大，时间不宜过长；在肌肉薄弱处或吸拔力较强时，留罐时间不宜过长。

六、艾灸疗法

艾灸是灸法的一种，是用艾叶制成的艾条、艾炷产生的艾热刺激人体穴位或特定部位，通过激发经气的活动来调整人体紊乱的生理功能，从而达到防病治病目的的一种治疗方法，具有温经通络、流畅气血、祛寒除湿、扶阳固脱等作用。

【适用范围】各种慢性虚寒型疾病及寒湿所致的胃脘痛、腹痛、吐泻、四肢不温等。

【**常用穴位**】根据辨病和辨证原则选择穴位。胃脘痛可选神阙、气海、关元、胃俞、梁丘等穴；泄泻可选天枢、中脘、气海、上巨虚等穴；腹痛可选气海、中脘、内庭、脾俞等穴；便秘可选足三里、天枢、大横、大肠俞等穴；胃癌可选中脘、气海、关元、足三里等穴。

【**操作方法**】

1. 评估患者，做好解释。

2. 备齐用物，携用物至床旁。

3. 协助患者取舒适体位。

4. 遵医嘱确定施灸部位，充分暴露施灸部位，注意保护隐私及保暖。

5. 直接灸又叫着肤灸、明灸，是将艾炷直接放置穴位皮肤上施灸的一种方法。间接灸又称隔物灸、间隔灸，是利用其他物品将艾炷与皮肤隔开施灸的一种方法。间接灸包括隔姜灸、隔蒜灸、隔盐灸、隔附子灸等。雷火灸的方法是点燃艾条置于灸盒内，盖好灸盒盖子，四肢用松紧带固定灸盒，盒子上覆盖大浴巾进行施灸。

6. 常用补泻方法：①补法：施灸温度低，时间 15~30 分钟。②泻法：施灸温度高，时间超过 30 分钟，甚至 50 分钟以上。

7. 施灸过程中注意询问患者有无热感，及时调整施灸距离，观察患者皮肤情况，有无汗出、局部皮肤红润等情况。

8. 施灸结束，清洁局部皮肤。

9. 协助患者穿衣，整理床单位，取舒适卧位，清理物品。

10. 酌情开窗通风，注意保暖，避免吹对流风。

【**注意事项**】

1. 大血管处，孕妇腹部和腰骶部，皮肤感染、溃疡、瘢痕处，有出血倾向者不宜施灸。空腹或餐后 1 小时左右不宜施灸。

2. 一般情况下，施灸顺序自上而下，先头身，后四肢。

3. 施灸时防止艾灰脱落烧伤皮肤或衣物，随时调节施灸距离，防止烫伤。

4. 注意观察皮肤情况，对糖尿病、肢体麻木及感觉迟钝患者，尤应注意防止烧伤。

5. 如局部出现小水疱，无须处理，可自行吸收；水疱较大，可用无菌注射器抽吸疱液，用无菌纱布覆盖。

第四部分

方药论治

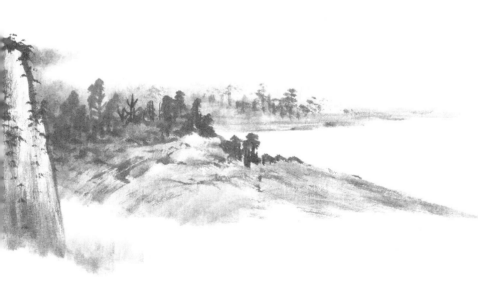

以黄福斌为首的江苏省中医临床重点专科——脾胃病科学术团队，一贯注重临床实践，不断总结临床经验，验证临床有效方药，总结归纳出了一系列经验方药，经临床验证，疗效显著。同时学术团队积极研制中成药制剂，经江苏省食品药品监督管理局注册批准的有"管炎灵""舒胃丸""整肠宁丸""胆胃片""健力怡神膏"等，用于临床，疗效确切。

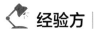 **经验方**

一、黄氏消痞方

组成： 党参 10g，炙黄芪 30g，茯苓 10g，炒白术 10g，枳壳 10g，厚朴 10g，紫苏梗 30g，陈皮 10g，甘草 5g。

功能： 健脾益气，理气消痞。

主治： 功能性消化不良、慢性胃炎、消化性溃疡等症见脘腹胀满，嗳气不舒，纳呆食少，倦怠乏力，苔薄白，脉细，证属中虚气滞者。

方解： 治痞当分虚实。《景岳全书·痞满》云："凡有邪有滞，而痞者，实痞也，无邪无滞，而痞者，虚痞也。"然本方主证为虚实夹杂之证。慢性胃病往往病程较长，既有脾胃之虚弱，又有胃气壅滞之实。治疗当标本同治，虚实兼顾。方中党参、黄芪甘温益气为君；茯苓、白术健脾化湿为臣；枳壳、厚朴、紫苏梗、陈皮理气和胃消痞为佐；甘草调和诸药为使。全方消补合用，补气而不碍胃，理气而不伤正，寓消于补，补治结合，用药轻灵，用于临床，每获良效。

加减运用： 伴畏寒怕冷，加桂枝、干姜；伴胃热口苦，加炒黄芩、蒲公英、仙鹤草；若寒热错杂，可两者同用；伴胃脘疼痛，加延胡索、白芷、炒白芍；伴恶心呕吐，加姜半夏、藿香、砂仁；伴嘈杂泛酸，加浙贝母、海螵蛸；伴便溏，加炒山药、炒薏苡仁；胀甚，加炒莪术、木香、槟榔；食滞，加焦三仙。

二、连苏乌贝饮

组成：黄连 5g，紫苏叶 10g，浙贝母 10g，海螵蛸 15g，竹茹 5g，制半夏 10g，陈皮 10g，枳实 10g，仙鹤草 15g，甘草 5g。

功能：清胃降逆。

主治：胃食管反流，症见烧心泛酸，胸脘灼痛，口干口苦，舌红，苔黄，脉弦数。证属胃热气逆、柔空失常者。

方解：《素问·至真要大论》云："诸呕吐酸，皆属于热。"方中黄连清热苦降为君。紫苏叶行气止逆为臣。浙贝母、海螵蛸清热止酸；制半夏、陈皮、枳实理气降逆；竹茹清热止呕，仙鹤草补虚清热，共为佐药。甘草补脾清热，调和诸药为使。诸药合用，共奏清胃制酸、和胃降逆之功。

加减运用：呕吐，加连翘、干姜；嗳气，加佛手、旋覆花；口干，加知母、麦冬；咽干咽痛，加西青果、玄参；咳嗽，加苦杏仁、厚朴；大便干结难解，加决明子、瓜蒌子。

三、胃痛要方

组成：党参 10g，茯苓 10g，炒白术 10g，陈皮 10g，木香 10g，枳壳 10g，紫苏梗 30g，延胡索 20g，白芷 10g，炒白芍 30g，炙甘草 5g。

功能：健脾和胃，理气止痛。

主治：慢性胃病，症见胃脘胀痛，嗳气纳少，体倦乏力，舌淡，苔白，脉细。证属中虚气滞者。

方解：胃痛亦称胃脘痛，病因有外邪犯胃、饮食不节、情志失调、体虚久病、药物损害等，基本病机为胃气郁滞、不通则痛，或脾胃虚弱、不荣而痛。实则以气滞为主，可兼食积、寒凝、热郁、湿阻、血瘀等。虚则脾气虚弱，运化失职，气机不畅；脾阳不足者，胃失温煦；胃阴不足者，不能濡润。治疗原则以理气和胃为主，以"通降"为要，须分虚实、寒热、气血、阴阳。正如《医学真传·心腹痛》所云："夫通者不痛，理也，但通之之法，各有不同。调气以和血，调血以和气，通也；下逆者使之上行，中结者使之旁达，亦通也；虚者助之使通，寒者温之使通，无非通之之法也。"本方为中虚气滞而设，稍事加减，可用于多种证型，为临床最常用者，故称"要方"。方中党参、茯苓、炒白术健脾益气和胃；陈皮、木香、枳壳、紫苏梗行气止痛；延胡索、白芷活血止痛；白芍、甘草缓急止痛。诸药合用，药性平和，动静结合，通补兼施，补而不滞，通不伤正，是补益脾胃、理气止痛的基本方剂。

加减运用：兼肝郁，加柴胡、香附；瘀血，加丹参、川芎；热郁，加黄连、黄芩；湿阻，加苍术、厚朴、藿香；食滞，加神曲、山楂、麦芽；阳虚胃寒，加炙黄芪、桂枝、炮姜；胃阴不足，加麦冬、玉竹、石斛；中虚气陷，加升麻、柴胡、炙黄芪；血虚，加当归、大枣；呕吐，加姜半夏、砂仁；泛酸，加浙贝母、海螵蛸；便溏，加炒山药、车前子；便秘，加火麻仁、当归。

四、寒痛方

组成：桂枝 10g，炮姜 6g，木香 10g，乌药 10g，防风 10g，白芷 10g，延胡索 20g，炒白芍 30g，炙甘草 5g。

功能：温中散寒，理气止痛。

主治：功能性腹痛、胃肠痉挛等。症见脘腹疼痛，遇寒加重，得热则舒，喜温喜按，舌淡，苔白，脉沉细。证属寒凝气滞者。

方解：《素问·举痛论》云："寒气客于肠胃之间，膜原之下，血不得散，小络急引故痛。"寒邪犯胃或脾胃阳虚，阴寒内生，络脉失于温煦，则拘急疼痛。方中桂枝、炮姜温中散寒；木香、乌药理气止痛；防风、白芷祛风散寒止痛；延胡索、白芍、炙甘草活血行气，缓急止痛。诸药合用，共奏温中散寒、理气止痛之功。

加减运用：伴气虚，加炙黄芪、党参；泛酸，加煅瓦楞子、海螵蛸；便溏，加炒白术、茯苓；便秘，加肉苁蓉、当归。

五、久泻通方

组成：炒白术 10g，炒苍术 10g，炒山药 30g，茯苓 10g，炒薏苡仁 30g，陈皮 10g，防风 10g，煨木香 10g，厚朴 10g，干姜 6g，炒白芍 20g，炙甘草 5g。

功能：运脾，化湿，止泻。

主治：慢性久泻。症见大便溏薄，或如水样，或夹不消化食物，便次增多，脘腹胀闷或疼痛，肠鸣，食少，面色少华，神疲乏力，舌质淡，苔白腻，脉细弱。证属脾虚湿盛者。

方解：《素问·阴阳应象大论》云"湿胜则濡泄"。《景岳全书·泄泻》云"泄泻之本，无不由于脾胃"。脾虚湿盛是泄泻的病理关键，运脾化湿为治疗原则，而慢性久泻以脾虚为主，故健运脾气为要，佐以化湿渗湿。方中白术、苍术、山药补气健脾，运脾燥湿；茯苓、薏苡仁渗湿健脾；陈皮、防风、木香、厚朴理气行滞，气行则湿化；干姜辛热温振中阳，驱散阴湿；白芍、甘草缓急止痛。诸药合用，共奏运脾化湿止泻之功。临床可通过适当加减用于多种慢性泄泻，故名"久泻通方"。

加减运用：兼肝郁，加柴胡、香附；肾阳不足，加补骨脂、肉豆蔻、桂枝；脾虚甚，加党参、黄芪；腹痛重，加延胡索、乌药；兼湿热，加葛根、黄芩、黄连；兼血便，加仙鹤草、生地黄榆；兼不消化食物，加焦山楂、焦六曲、炒莱菔子；久泻无邪，滑脱不禁，加乌梅、诃子、芡实；久泻伤津口干，加麦冬、乌梅；久泻中气下陷，小腹坠胀，甚则脱肛，加升麻、柴胡、炙黄芪；久病入络，舌紫，脉涩，加当归、赤芍、川芎。

六、化湿和中方

组成：藿香 10g，佩兰 10g，苍术 10g，厚朴 10g，制半夏 10g，陈皮 10g，砂仁 5g（后下），草果 5g，干姜 5g，茯苓 10g，甘草 3g。

功能：化湿运脾，理气和中。

主治：湿困脾胃，气机升降失常。症见脘腹痞塞不舒，胸膈满闷，头昏纳呆，嗳气呕恶，口淡不渴，舌苔白厚腻。

方解：《素问·至真要大论》云"诸湿肿满，皆属于脾"。脾主运化，能运化水湿。湿气归脾，湿有内外之分，但两者常常相互影响。脾胃运化失常则生内湿，易招外湿。外湿内侵，易犯脾胃，影响脾胃运化，又助生内湿。所以治疗湿病，运脾与化湿相辅相成。方中藿香、佩兰芳香化湿，又能解表，表里同治；苍术、厚朴苦温燥湿，运脾行气；半夏、陈皮燥湿化痰，理气和中；砂仁、草果、干姜温中燥湿，和胃止呕；茯苓甘淡渗湿健脾；甘草既可以补脾，也能调和诸药。诸药合用，外可散表，内能燥化，下以淡渗，实为祛湿运脾之良方。盖湿为阴邪，本方温而化之。

加减运用：若伴便溏泄泻，加车前子、炒薏苡仁、防风；嗳气不止，加旋覆花、代赭石；脾胃虚弱，加党参、白术。

七、清化和中方

组成：黄连 6g，炒黄芩 10g，藿香 10g，厚朴 10g，石菖蒲 10g，制半夏 10g，陈皮 10g，枳实 10g，竹茹 6g，淡竹叶 10g，茯苓 10g，甘草 3g。

功能：清热化湿，理气和中。

主治：脾胃湿热证。症见脘腹胀闷不舒，恶心呕吐，纳少，口干，口苦，口臭，肢体困重，便溏不爽，舌红，苔黄腻，脉滑数。

方解：《证治汇补·湿证》云："凡为疸为黄，为肿为胀，为痞为泻，为淋为浊，为带下，体重肿痛，为脓疮，痢疾后重，皆湿热所致也。"叶天士云："热得湿而热愈炽，湿得热而湿愈横。湿热两分，其病轻而缓，湿热两合，其病重而速。"湿热蕴结脾胃，脾失健运，胃失和降则诸症丛生，且治疗棘手。方中黄连、黄芩苦寒清热燥湿；藿香、厚朴、石菖蒲芳香化湿，行气和胃；半夏、竹茹燥湿清热化痰；陈皮、枳实行气化湿导滞；淡竹叶清热泻火，甘淡渗湿；茯苓渗湿健脾；甘草补脾护胃，调和诸药。诸药合用，共奏清热化湿和中之功。

加减运用：湿偏重，加苍术、砂仁；热偏重，加栀子、蒲公英；热甚伤阴，加知母、玉竹、石斛；便秘，加大黄；食滞，加焦三仙。

八、疏肝利胆和胃方

组成：柴胡10g，枳壳10g，香附10g，木香10g，金钱草30g，郁金10g，延胡索20g，白芷10g，炒白芍30g，甘草5g。

功能：疏肝利胆，和胃止痛。

主治：功能性消化不良，慢性胃炎，胆汁反流，消化性溃疡，慢性胆囊炎，胰腺炎，胆石症，或胆胃同病。症见胃脘胀痛，或攻撑窜痛、牵及胁背，情志抑郁易怒，胸闷叹息，恶心口苦，嗳气则舒，大便不畅，苔薄白，脉弦。证属肝郁气滞、胆胃不和者。

方解：《素问·六元正纪大论》云："木郁之发……民病胃脘当心而痛。"《灵枢·四时气》云："邪在胆，逆在胃，胆液泄则口苦，胃气逆则呕苦，故曰呕胆。"肝气郁结，肝胆疏泄失常，横逆犯胃，气机阻滞，不通则痛。方中柴胡、枳壳、香附、木香疏肝解郁，行气止痛；金钱草、郁金清利肝胆；延胡索、白芷、炒白芍、甘草行气活血，缓急止痛。诸药合用，共奏疏肝利胆、和胃止痛之功。

加减运用：嘈杂泛酸，加左金丸、浙贝母、海螵蛸；呕吐，加制半夏、陈皮；热重，加炒黄芩、蒲公英；便秘，加大黄、芒硝；食滞，加焦三仙；口干，加麦冬、玉竹；胆石，加海金沙、鸡内金；脾虚，加党参、白术。

九、芪术通便方

组成：炙黄芪 30g，生白术 30g，当归 10g，炒白芍 10g，火麻仁 10g，肉苁蓉 10g，枳实 10g，厚朴 10g，苦杏仁 10g，炙甘草 5g。

功能：益气养血，温润通便。

主治：慢性虚秘。症见大便干或不干，虽有便意但排便困难、努挣无力，汗出短气，心慌晕眩，腰膝酸冷，舌淡苔白，脉细弱。

方解：《景岳全书·秘结》云："秘结者，凡属老人、虚人、阴脏人及产后、病后、多汗后，或小水过多，或亡血失血，大吐大泻之后，多有病为燥结者，盖此非气血之亏，即津液之耗。凡此之类，皆须详察虚实，不可轻用芒硝、大黄、巴豆、牵牛、芫花、大戟等药，及承气、神芎等剂。虽今日暂得通快，而重虚其虚，以致根本日竭，则明日之结，必将更甚，愈无可用之药矣。"本方为慢性虚秘而设，方中炙黄芪、生白术补气健脾，助运通便；白芍、当归、火麻仁养血滋阴，润肠通便；肉苁蓉温肾益精，润肠通便；枳实、厚朴行气导滞；苦杏仁宣肺通腑；炙甘草益气健脾，又有调和作用。诸药合用，补气助运，滋养阴血，润肠通便，是治疗慢性虚秘的基本方剂。

加减运用：气虚重，加人参；血虚重，加熟地黄、黑芝麻、何首乌；阳虚，加肉桂、锁阳、核桃仁；阴津不足，加玄参、生地黄、麦冬；肠腑燥热，加大黄。

十、滋阴养胃方

组成：北沙参 10g，麦冬 10g，玉竹 10g，石斛 10g，生地黄 20g，玄参 10g，知母 10g，陈皮 10g，白芍 20g，甘草 5g。

功能：滋阴清热，养胃生津。

主治：胃阴不足，失于濡养。症见胃脘隐隐灼痛或脘腹痞闷，嘈杂不舒，饥不欲食，口干咽燥，大便干结，舌红少津，或光剥无苔，脉细数。

方解：叶天士云"胃易燥"；"胃为阳明之土，非阴柔不肯协和"；"盖胃腑为阳土，阳土喜柔，偏恶刚燥"。他认为，太阴湿土得阳始运，阳明燥土得阴自安，提出的胃阴宜养的观点，为后世医家所遵从。方中北沙参、麦冬、玉竹、石斛滋养胃阴，生津止渴，兼清胃热，以养为主；生地黄、玄参、知母甘寒质润，清热养阴，生津止渴，润燥通便，以清为要；陈皮一味，辛行温通，有行气健脾和中之能，可使补阴药味滋而不腻，相得益彰；白芍、甘草酸甘化阴，缓急止痛。诸药合用，共奏养阴益胃生津之功。

加减运用：若兼气虚，加太子参、黄精、山药；泛酸，加煅牡蛎、海螵蛸；胃酸减少，加乌梅、山楂；便秘，加火麻仁、郁李仁。

十一、口疮方

组成：黄芪 30g，白术 10g，防风 10g，女贞子 10g，墨旱莲 10g，金银花 10g，连翘 10g，黄连 5g，淡竹叶 10g，丹参 10g，赤芍 10g，甘草 5g。

功能：益气滋肾，泻火解毒。

主治：复发性口腔溃疡，症见口舌疮疡或溃烂，局部灼痛，口干心烦，小便赤短，大便干少，舌淡或淡红，脉细或细数。反复发作，久久不愈。证属正气虚弱、虚火上炎者。

方解：复发性口腔溃疡属中医学"口疮"范畴，发病机制与遗传因素、免疫功能异常、局部微循环障碍等内在因素关系密切，精神因素、生活方式、口腔菌群失调、微量元素缺失等环境因素可诱发本病的发生，病因及发病机制迄今尚不十分明确。临床多以火热论治，辨证有虚实之分，上焦实火熏蒸，下焦虚火上炎，但以虚实夹杂者多见。正所谓"邪之所凑，其气必虚"（《素问·评热论》）。明代龚廷贤《寿世保元·口舌》云："口疮者，脾气凝滞，加之风热而然也，治当以清胃泻火汤方之，此正治之法也。如服凉药不已者，乃上焦虚热，中焦虚寒，下焦虚火，各经传变所致，当分别而治之。"方中黄芪益气固表，托毒生肌敛疮，善治疮疡难愈者；白术甘苦性温，是为"脾脏补气健脾第一要药"；防风别名屏风，能疏散御风，防御外邪入侵，此三药名为玉屏风散，能补益气虚，促进溃疡愈合，增强机体免疫功能。女贞子、墨旱莲名为二至，平补肝肾，甘寒清热，具有提高机体非特异性免疫功能作用；金银花、连翘清热解毒，疏散风热，消散痈肿，为"疮家圣药"；黄连、淡竹叶清泄心胃之火；丹参、赤芍清热凉血，活血消痈，散瘀止痛；甘草补脾益气，清热解毒，调和诸药。诸药合用，标本兼顾，虚实同治，功能益气滋肾，泻火解毒，生肌敛疮。

加减运用：便秘，加大黄；阴虚，加麦冬、天冬、玄参；阳虚，加肉桂、制附子。

十二、扶正抗癌方

组成：生晒参10g，灵芝30g，黄芪30g，茯苓10g，当归10g，丹参10g，莪术10g，土鳖虫10g，鬼箭羽10g，制半夏10g，浙贝母10g，煅牡蛎30g，生薏苡仁30g，白花蛇舌草30g，半枝莲30g，藤梨根30g，山慈菇10g，全蝎5g，蜈蚣5g，蜂房5g，郁金10g，延胡索30g，炒白芍30g，甘草5g。

功能：益气养血，活血化瘀，化痰泄浊，攻毒散结，清热解毒，行气止痛。

主治：各种癌病，证属正虚邪实者。

方解：癌病是一种常见病、多发病、难治病。《景岳全书·积聚》云："壮人无积，虚人则有之。"它是在正虚的基础上，气郁、血瘀、痰结、湿浊、热毒等日久聚结而成。主要病机为痰瘀郁毒，阴伤气耗，虚实夹杂。病理属性是本虚标实，多因虚而得病，因虚而致实，是一种全身属虚、局部属实的疾病。中医治疗以扶正祛邪为原则，可提高疗效或减毒增效，改善症状，提高生存质量，延长生存期。方中生晒参大补元气，又能生津安神，为补气要药；灵芝补气安神，善治虚劳；黄芪、茯苓补气健脾；当归、丹参、莪术、土鳖虫、鬼箭羽养血活血，破血散瘀；半夏、浙贝母、牡蛎、薏苡仁化痰泻浊，软坚散结；白花蛇舌草、半枝莲、藤梨根、山慈菇清热解毒，消肿散结；全蝎、蜈蚣、蜂房攻毒散结；郁金、延胡索、白芍、甘草行气活血，缓急止痛。诸药合用，标本兼治，共奏扶正抗癌之功。

加减运用：若阴虚明显，加生地黄、石斛、麦冬、炙鳖甲、山茱萸；食管癌，加威灵仙、急性子；胃癌、肠癌，加水红花子、凌霄花、白英、漏芦、马齿苋、凤尾草、仙鹤草；胰腺癌，加红花、赤芍、天龙、茵陈、山栀；肝癌，加平地木、茵陈、田基黄、斑蝥；肺癌，加泽兰、石见穿、冬凌草、绞股蓝、干蟾皮；喉癌，加一枝黄花、山豆根；鼻咽癌，加山豆根、蛇六谷、玄参、天花粉；甲状腺癌，加石上柏、蛇六谷；肾癌，加土茯苓、马鞭草；膀胱癌，加龙葵、石韦；乳腺癌，加漏芦、夏枯草、八月扎、王不留行；宫颈癌，加土茯苓、龙葵；癌性胸腹水，加猪苓、泽泻；淋巴转移，加黄药子、夏枯草；发热，加牡丹皮、丹参、青蒿、地骨皮；疼痛者，加制乳香、制没药、石见穿；伴出血，加三七粉、白及、仙鹤草、生地黄榆、大蓟、小蓟、藕节炭、侧柏叶、白茅根。

十三、湿热泻痢灌肠方

组成：黄连 6g，黄芩 10g，白头翁 10g，地锦草 15g，生地黄榆 10g，仙鹤草 30g，枳壳 10g，木香 10g，儿茶 3g，白及 10g，黄芪 30g，乌梅 10g。

用法：上药先用清水浸泡半小时，煎熬浓缩 200mL，纱布过滤，药液温度控制在 35~40℃，注射器连接导尿管，患者每晚睡前排尽大便，左侧卧位，双膝稍屈曲，臀部垫高 30°。以石蜡油润滑导管后，插入肛门 15~20cm，慢慢推注药液，保留时间越长越好，每日 1 次。

功能：清热化湿，导滞解毒，止血生肌。

主治：溃疡性结肠炎、细菌性痢疾等。症见腹痛腹泻黏液脓血便、便次增多、里急后重，肛门灼热，小便短赤，口干口苦，舌质红，苔黄腻，脉滑数或濡数。证属湿热壅滞、肠络受损、传导失司者。

方解：肠道湿热不仅是泻痢发作期常见证型，在缓解期也常有湿热未尽的症状，所以清肠化湿是临床常用治法。灌肠给药既可使高浓度药液直接作用于局部病损，提高疗效，又能避免燥湿解毒药物苦寒败胃之弊，是重要的治疗手段。方中黄连、黄芩泄热燥湿解毒，为治泻痢之要药；白头翁清热解毒，凉血止痢，为治热毒血痢之良药；地锦草、生地黄榆、仙鹤草清热凉血，止血止痢；枳壳、木香行气导滞；儿茶、白及止血生肌敛疮；黄芪健脾补中，顾护胃气，以免苦寒败胃，又能生肌敛疮；乌梅酸涩收敛，与黄连为伍，清肠止泻而无留邪之弊。诸药合用，共奏清热化湿、导滞解毒、止血生肌之功。

十四、温中资生膏方

组成：党参 200g，炒白术 100g，茯苓 100g，炙黄芪 300g，刺五加 200g，桂枝 100g，干姜 60g，山药 200g，黄精 100g，红景天 300g，绞股蓝 300g，玉竹 100g，炒苍术 100g，厚朴 100g，制半夏 100g，陈皮 100g，木香 100g，枳壳 100g，紫苏梗 300g，佛手 100g，鸡内金 100g，焦山楂 100g，焦六曲 100g，炒麦芽 200g，炒稻芽 200g，葛根 200g，升麻 60g，木瓜 100g，炒薏苡仁 300g，炒白扁豆 300g，浙贝母 100g，海螵蛸 300g，煅瓦楞子 300g，煅牡蛎 300g，延胡索 300g，白芷 100g，

炒白芍 300g，炙甘草 50g。另生晒参 100g（另煎兑入），阿胶 250g，饴糖 300g，红枣 250g。

用法：上药 1 料，如法制成膏剂。每次 30g，1 日 2 次，早晚空腹开水冲服。

功能：补益脾胃，温中散寒，运脾化湿，健胃消食，和胃制酸，理气止痛。

主治：脾胃虚弱，阳虚胃寒，纳运失司，升降失常，生化乏源。症见面色萎黄，形体消瘦，形寒怕冷，四肢不温，饮食减少，神疲乏力，少气懒言，胃脘隐痛，满闷不舒，喜温喜按，嗳气泛酸，大便溏薄，舌淡，苔白，脉虚缓无力。

方解：《素问·三部九候论》云"虚则补之"。《素问·至真要大论》提出"劳者温之""损者温之"的理虚总则。调理脾胃虚损，李东垣擅用甘温补中法。临床上脾胃虚弱、阳气不足十之八九，膏方长于治疗慢性虚弱性疾病。本方选六君子汤、黄芪建中汤、理中汤、资生汤、平胃散、保和丸、乌贝散、芍药甘草汤加减化裁而成。方中生晒参、党参、白术、茯苓、黄芪甘温补益脾胃；桂枝、干姜温中散寒；山药、黄精、红景天、刺五加、绞股蓝、玉竹益气为主，兼能养阴，并有防温药之燥作用；苍术、厚朴、半夏、陈皮燥湿化痰，健脾和胃；木香、枳壳、紫苏梗、佛手行气宽中，理气止痛；鸡内金、焦三仙、炒稻芽消食和中，健脾开胃；葛根、升麻、木瓜、薏苡仁、白扁豆升阳健脾，渗湿止泻；浙贝母、海螵蛸、瓦楞子、牡蛎和胃制酸；延胡索、白芷、白芍、甘草行气活血，缓急止痛；阿胶、饴糖、红枣不但可以赋形收膏，还可以矫味，甘温补中，益气养血，缓急止痛。诸药合用，甘温补益为主，寓通于补，通补兼施，标本兼治。

十五、久泻膏方

组成：党参 120g，炙黄芪 200g，炒白术 120g，茯苓 120g，炒苍术 200g，炒山药 200g，炒白扁豆 200g，炒薏苡仁 200g，

陈皮 90g，煨木香 90g，厚朴 60g，羌活 60g，防风 90g，白芷
90g，葛根 120g，桂枝 90g，炮姜 90g，补骨脂 120g，菟丝子
120g，益智仁 120g，肉豆蔻 90g，五味子 30g，焦山楂 120g，
焦六曲 120g，炒麦芽 120g，炒稻芽 120g，炒白芍 200g，炙甘
草 30g。另红参 90g（另煎兑入），阿胶 150g，莲子 250g，芡
实 250g，饴糖 250g，红枣 250g。

　　用法：上药 1 料，如法制成膏剂。每次 30g，1 日 2 次，
早晚空腹开水冲服。

　　功能：温肾健脾，化湿止泻。

　　主治：慢性久泻。症见脘腹胀闷，肠鸣隐痛、喜温喜按、
大便溏泻、反复发作、夹见水谷不化、黎明即泻，形寒肢冷，
腰膝酸软，饮食减少，面色少华，舌淡，苔白，脉沉细。证属
脾肾阳虚、运化无权者。

　　方解：慢性久泻脾肾阳虚证，适用膏方调理，以参苓白术
散、景岳二术煎、四神丸化裁。方中红参、党参、黄芪、白
术、山药甘温补脾益气；苍术、茯苓、薏苡仁、白扁豆燥湿健
脾，渗湿止泻；陈皮、木香、厚朴行气化湿；羌活、防风、白
芷、葛根均为风药，祛风胜湿，升阳止泻；桂枝、炮姜温中散
寒；补骨脂、菟丝子、益智仁、肉豆蔻、五味子温补肾阳，涩
肠止泻；焦三仙、炒稻芽消食运脾；炒白芍、炙甘草缓急止
痛，甘草还能补脾益气调和诸药；阿胶、饴糖、莲子、芡实、
红枣既可以赋形收膏，也可以矫味甘补，健脾止泻。诸药合
用，共奏温补脾肾、化湿止泻之效，攻补兼施，补而不滞，攻
不伤正，相辅相成，相得益彰。

十六、便秘通膏方

　　组成：炙黄芪 300g，生白术 300g，党参 120g，熟地黄
300g，当归 120g，白芍 200g，桑椹子 120g，玄参 120g，生地
黄 200g，麦冬 120g，火麻仁 200g，柏子仁 200g，郁李仁
200g，元明粉 100g，决明子 120g，枳实 120g，陈皮 120g，杏

仁100g，炙甘草50g。另阿胶200g，蜂蜜500g，黑芝麻250g，生梨500g，红枣250g。

用法：上药1料，如法制膏。每次30g，1日2次，早晚空腹开水冲服。

功能：益气养血，滋阴增液，润肠通便。

主治：慢性虚秘。症见大便干或不干，排便困难，汗出气短，心悸晕眩，心烦少眠，舌淡，苔少，脉细弱。证属气血亏虚、阴津不足、传送无力、肠失濡润者。

方解：便秘当分虚实论治。如《景岳全书·秘结》所云："阳结者邪有余，宜攻宜泻者也；阴结者正不足，宜补宜滋者也。知斯二者即知秘结之纲领矣。"慢性虚秘治当润补为主，佐以通降。选黄芪汤、润肠丸、增液汤加减组方。方中炙黄芪、生白术、党参益气健脾，助运排便；熟地黄、当归、白芍、桑椹子养血滋阴，润燥通便；玄参、生地黄、麦冬滋阴生津，润肠通便；火麻仁、柏子仁、郁李仁、元明粉、决明子润燥软坚通便；枳实、陈皮行气导滞；杏仁宣肺通腑；甘草调和诸药。阿胶、蜂蜜、黑芝麻、生梨、红枣既能赋形收膏，又能矫味，还能益气养血，润燥通便。诸药合用，共奏益气养血、滋阴生津、润肠通便之功。

成药研制

一、管炎灵

【制剂名称】通用名称：管炎灵。

【成分】陈皮、厚朴、枳壳、旋覆花、苏叶、制半夏、金银花、黄连、蒲公英、麦冬、白花蛇舌草、白及、煅牡蛎、浙贝母、海螵蛸、延胡索、甘草。

【制法】将陈皮、厚朴、煅牡蛎、黄连、浙贝母、白及放入不锈钢容器中，用75%的食用乙醇喷湿，加盖密封1小时，干燥10~15小时后，粉碎成细粉，过100目筛；粗纤维与枳壳、旋覆花、苏叶、制半夏、金银花、蒲公英、麦冬、白花蛇舌草、海螵蛸、延胡索、甘草等加清水共煎煮两煎，每次1小时，合并煎液，滤过，滤液浓缩至每1mL相当于原药材1g，沉淀12小时，用100目滤网滤过，滤液减压浓缩成比重为1.30~1.35的浸膏。将药粉与浸膏、糊精、糖粉（比例为1：0.5：1）制成颗粒，干燥，整粒，混匀，制成1000g，分装即得。

【功能主治】理气降逆，清热和中。主治食管炎、胃炎引起的胸骨后及胃脘疼痛、烧心、泛酸、嗳气、胀满等症。

【规格】每袋10g。

【用法用量】开水冲服，1次1~2袋，1日3次。

【禁忌】糖尿病患者忌用。

【贮藏】密封，置阴凉（不超过20℃）干燥处。

【有效期】24个月。

【批准文号】苏药制字Z04000981。

二、舒胃丸

【制剂名称】通用名称：舒胃丸。

【成分】苍术、白术、青皮、陈皮、党参、茯苓、木香、枳实、厚朴、砂仁、延胡索、制半夏、当归、白芍、乳香、没药、焦山楂、牡蛎、黄连、大黄、甘草。

【制法】苍术、白术、青皮、陈皮、木香、枳实、厚朴、砂仁、当归、乳香、没药、大黄置于容器中，用75%的食用乙醇喷湿，密封1小时；党参、茯苓、白芍、延胡索、制半夏、焦山楂、牡蛎、黄连、甘草置于蒸汽灭菌柜中，通入蒸汽，105℃保持40分钟。将处理后的饮片干燥10~15小时，粉碎成细粉，过100目筛，用纯化水泛丸，干燥15~20小时，制成1000g，分装即得。

【性状】本品为棕黄色丸剂，味微苦。

【功能主治】健脾开胃，消胀止痛。主治脘腹胀满、疼痛、嗳气、食少纳呆、恶心、泛酸等症。

【规格】每瓶装60g。

【用法用量】口服，1次5g，1日2~3次。

【贮藏】密封，置阴凉（不超过20℃）干燥处。

【有效期】24个月。

【执行标准】JSZBZ20091002Z。

【批准文号】苏药制字Z04000970。

三、整肠宁丸

【制剂名称】通用名称：整肠宁丸。

【成分】红参、苍术、白术、木香、黄连、柴胡、当归、延胡索、乌药、草果仁、益智仁、干姜、补骨脂、防风、丹参、白芍、煅牡蛎、乌梅、诃子、车前子、茯苓、甘草、赤石脂。

【制法】苍术、白术、木香、柴胡、当归、草果仁、益智仁、干姜、防风置于容器中，用75%的食用乙醇喷湿，密封1小时；红参、黄连、延胡索、乌药、补骨脂、丹参、白芍置于蒸汽灭菌柜中，通入蒸汽，105℃保持40分钟，将处理后的饮片干燥10~15小时，粉碎成细粉，过100目筛；煅牡蛎、乌梅、诃子、车前子、茯苓、甘草、赤石脂加清水煎煮两煎，第1次1.5小时，第2次1小时，合并煎液，滤过，滤液浓缩至每1mL相当于原药材1g。将上述细粉用所得浓缩液泛丸，干燥，制成1000g，分装即得。

【性状】本品为棕黑色丸剂。

【功能主治】健脾化湿，理气定痛，涩肠止泻。用于慢性结肠炎、溃疡性结肠炎、肠易激综合征等所致的腹泻、腹痛、肠鸣等症。

【规格】每瓶装60g。

【用法用量】口服，1 次 5g，1 日 2~3 次。

【贮藏】密封，置阴凉（不超过 20℃）干燥处。

【包装】塑料瓶，1 瓶/盒。

【有效期】24 个月。

【执行标准】JSZBZ20091018Z。

【批准文号】苏药制字 Z04000986。

四、胆胃片

【制剂名称】通用名称：胆胃片。

【成分】黄芩、郁金、柴胡、白术、白芍、香橼皮、枳壳、姜半夏、茯苓、延胡索、大黄、甘草。

【制法】以上 12 味，将郁金、柴胡、枳壳、延胡索、大黄、白芍、白术用 75% 的食用乙醇喷湿，密封 1 小时，干燥 10~15 小时后，粉碎成细粉，过 100 目筛；黄芩、香橼皮、半夏、茯苓、甘草加清水共煎煮两煎，每次 1 小时，合并煎液，滤过，滤液浓缩至每 1mL 相当于原药材 1g，沉淀 12 小时，用 100 目滤网滤过，滤液减压浓缩成比重为 1.30~1.35 的浸膏。浸膏与上述粉末混匀，制成颗粒，干燥 10~15 小时后，整粒。加硬脂酸镁 1.75g，混匀，压制成 1000 片，分装即得。

【性状】本品为棕褐色双凸片。

【功能主治】疏肝理气，和胃降逆，加速胃排空，抑制胆汁反流，促进胃黏膜修复。主治胆汁反流性胃炎、胆囊炎、胆石症等。

【规格】每片重 0.35g。

【用法用量】饭后口服，1 次 4~6 片，1 日 3 次，或遵医嘱。

【贮藏】密封，置阴凉（不超过 20℃）干燥处。

【包装】药用塑料瓶，60 片/瓶，1 瓶/盒。

【有效期】24 个月。

【执行标准】JSZBZ20091033Z。

【批准文号】苏药制字 Z04001001。

五、健力怡神膏

【制剂名称】通用名称：健力怡神膏。

【成分】红参、炙黄芪、白术、茯苓、柴胡、仙鹤草、法半夏、羌活、独活、防风、黄芩、郁金、僵蚕、当归、白芍、甘草、陈皮。

【制法】红参加 50 倍量的水煎煮两小时，滤过残渣和余药加水煎煮两次，第 1 次 1.5 小时，第 2 次 1 小时，合并煎液，滤过；滤液和上述红参液合并，浓缩至 1.30～1.35 的浸膏。另取白砂糖适量，加适量水炼制，滤过。糖溶液加入浸膏中，熬至"挂旗"成 1000g，分装即得。

【性状】本品为棕褐色的半流体。

【功能主治】益气养血，调肝健脾。主治慢性疲劳综合征之神疲乏力、四肢困倦、失眠、健忘、头痛身痛等。

【规格】每瓶装 300g。

【用法用量】饭后温开水调服，1 次 25g，1 日 2 次。

【禁忌】糖尿病患者忌用。

【贮藏】密封，置阴凉（不超过 20℃）干燥处。

【包装】输液瓶，1 瓶／盒。

【有效期】18 个月。

【执行标准】JSZBZ20090996Z。

【批准文号】苏药制字 Z04000964。

第五部分

医话杂谈

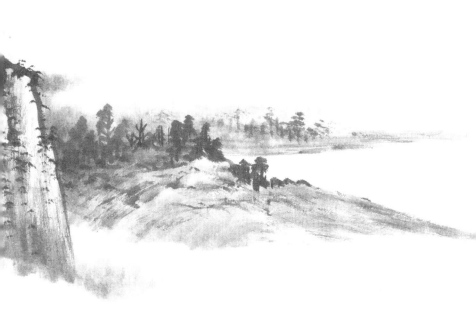

一、脾阴小议

脾胃病中,脾虚胃实大家常见,四君、二陈、平胃散都是常用方剂。实际上阴虚证还是不少的,只是注意不够。食欲不佳,食后倒饱憋胀,不饥不食,口渴口干,大便干结不爽,小便短黄,舌红少苔或舌中苔剥,脉沉弱等,这些症状的出现就是脾胃阴虚的表现。

一些大夫见了这些病证习惯用辛温或消导药治疗,效果不佳。他们不是用异功散就是用平胃散加消导药,结果更伤脾胃之阴,越治越重,这是辨证不精的表现。其实治疗这种病证并不难,一定要考虑到脾胃阴液不足的病机,而且具体治疗中还要分清脾阴虚和胃阴虚。这两证的共同之处很是近似,症状也差不多,事实上也容易分清,就是从患病时间和体质上区别。脾阴虚多见素体虚弱的慢性病过程,而胃阴虚多见素体尚盛的急性热病伤阴者。

脾阴学说源于《黄帝内经》。《素问·宝命全形论》云"人生有形,不离阴阳",说明五脏皆有阴阳,脾亦有脾阴、脾阳。《灵枢·本神》云"脾藏营"。《素问·生气通天论》云"脾气不濡,胃气乃厚"。《素问·脏气法时论》云"脾欲缓,急食甘以缓之"。《素问·别法论》云"欲令脾实……宜甘宜淡"。可见《黄帝内经》对脾阴的生理、病理及治法均有提及。张仲景《金匮要略·血痹虚劳病脉证并治》云:"虚劳诸不足,风气有疾,薯蓣丸主之。"方中主药薯蓣,即山药,是补益脾阴要药。张锡纯曾说:"重用山药,以滋脾之阴。"唐容川《血证论》云:"调治脾胃,须分阴阳……脾阳不足,水谷固不化;脾阴不足,水谷仍不化也。譬如釜中煮饭,釜底无火固不熟,釜中无水,亦不熟也。"

脾阴虚的治法大抵有三:①甘淡实脾法:《慎柔五书》云"四君加黄芪、山药、莲肉、白芍、五味子、麦门冬,煎去头煎不用,止服第二煎、第三煎,此为养脾阴秘法也"。此即慎柔养真汤，方中多为甘淡之品，尤宜滋养脾阴。以脾阴不足，甘能补之，脾蒸湿浊。淡能渗之，甘淡合用，扶正祛邪，寓补于泻，补而不腻。②芳香甘平法：用芳香甘淡之品，补中宫而不燥其津液，以润燥相宜、两不相凝为原则。③甘淡滋阴法：缪仲淳云"胃气弱则不能纳，脾阴亏则不能消。世人徒知香燥温补为治脾虚之法，而不知甘凉滋润益阴之有益于脾也"。药常以石斛、木瓜、牛膝、白芍药等酸甘柔润为主，佐以枸杞子、生地黄等甘寒益阴之药，创立滋脾名方资生丸（人参、白术、茯苓、甘草、广陈皮、山楂肉、怀山药、芡实粉、薏苡仁、白扁豆、泽泻、川黄连、桔梗、麦芽）。

二、也谈阴火

阴火论为李东垣学术思想的重要组成部分，也是其脾胃学说的主要论点，丰富了人们对内伤火邪的认识。该论点开创了脾胃内伤学说，是对《黄帝内经》理论的重要发展，并将脾虚发热之证称为"阴火"。然全书所论概念不详，叙述模糊，令后学者不得其门而入。

张景岳批李东垣"火与元气不两立之说"，并认为阴火本为寒，后李时珍亦附之，并云："诸阴火不焚草木而流金石，得湿愈焰，遇水益炽，以水折之则光焰诣天，物穷方止。以火逐之，以灰扑之，则灼性自消，光焰自灭。"火分阴阳，是以阳火病性属热，治法宜清忌温；阴火病性属寒，治法宜温忌寒，可见李时珍也认为阴火为寒。后又有医家认为阴火为虚热、阴火为格阳等。一时众说纷纭，见仁见智，后学实难择善而从之。而临床治疗内伤杂病用其法又有显著疗效，此正是该学说之重点、难点。正确理解阴火论，才能真正体会李东垣的理法方药，从而提高脾胃病的临床诊疗水平。

阴火的产生源于脾胃虚弱，水谷精微不得敷布，郁于中焦化热，使得他脏无所禀受，故而会出现全身性的多种症状。补中益气汤、补脾胃泻阴火之升阳汤和升阳散火汤为李东垣治阴火证的代表方剂，体现了其在疾病发展及治疗过程中对升发脾胃之气的重视。李东垣通过甘温药物补益中焦，以绝阴火产生之源头。同时配伍风升类药物，以促脾胃清气之升提，并注意防止升阳之品发散太过而伤正，故常获佳效。《素问·经脉别论》云："饮入于胃，游溢精气，上输于脾。脾气散精，上归于肺，通调水道，下输膀胱，水精四布，五经并行。合于四时，五脏阴阳，揆度以为常也。"这段文字论述了水液代谢是通过胃、脾、肺、膀胱等多个脏腑协调下完成的，其中"脾气散精，上归于肺"可作为李东垣脾胃气虚、湿气下流之理论来源。

三、小柴胡治痞及其他

痞满多指胸脘痞塞满闷，而外无胀急之形。《景岳全书·伤寒典》云："若但满而不痛者，此为痞满……乃表邪传至胸中，未入于脏，此其将入未入犹兼乎表，是即半表半里之证，只宜以小柴胡汤之属加枳壳之类治之。"小柴胡汤的作用机理是和解表里以平衡营卫，疏散胆热以顺和胃气，攻补兼施以扶正祛邪，寒热并用以除结滞。药虽7味，总以柴胡为主药，以黄芩、半夏为臣药。具体应用时，热势重者以黄芩为臣药，寒气重者以半夏为臣药；人参、大枣为佐药，以扶助正气；甘草、生姜为使药，调和诸药。

小柴胡汤之所以能治疗上述疾病，在于它合理科学的配伍结构。方中柴胡、甘草主治寒热往来与胸胁苦满；黄芩主治心烦；半夏、生姜主治喜呕；人参、甘草、大枣主治默默不欲饮食。其中柴胡和甘草是本方的核心成分，这一点从方后的条文加减可以看出。黄芩可去，半夏可去，人参、大枣、生姜可去，而柴胡与甘草却不去。柴胡、甘草配黄芩以清热，黄芩所主为"烦热"，如三物黄芩汤主"四肢苦烦热……头不痛但烦者"，又如《伤寒论》第333条"而反与黄芩彻其热"；配半夏、生姜以止呕；配人参以助正驱邪；配姜、枣以调理消化功能，即"和胃"。

小柴胡汤是临床上使用频率非常高的一张处方，其运用范围极其广泛。在《伤寒论》和《金匮要略》两本书中就有20条左右的记载。据不完全统计，现代医家用小柴胡汤治疗的病种就有70余种，涉及内、外、妇、儿、五官各科，可用治感冒、上呼吸道感染、慢性胃炎、慢性食道炎、慢性胆囊炎、慢性肝炎、过敏性鼻炎、口腔溃疡、神经性耳聋（耳鸣）、神经官能症（头痛、头晕）、自主神经功能紊乱、更年期综合征，以及亚健康状态等多种疾患。

四、闲话呕吐

实证呕吐临床常见，凡热性病，例如伤寒、温病，胃痛、食滞等之呕吐皆属实证，此类多新病不久。西医有神经性呕吐，其症状多为无故呕吐，或只吐清水，或偶吐偶止，以上等症均无其他原因可寻，长年累月，愈吐愈弱，甚或滴水不入，而吐仍不止，至此地步，往往西医之麻醉、洗胃、止呕等方法不能根治。

《伤寒论》中，呕、吐分而叙之，"呕"常指干呕，无实物呕出，六经病皆可见，但辨证以少阳经为主，类似西医的神经官能症。"吐"则更强调有实物，如水饮、食物呕出，辨证主要以阳明经与太阴经为主，此属胃肠道排异反应。另外，"吐"有时亦作为一种治疗手段，对于外感或上焦痰壅等病证有一定的疗效，正如《内经》所言"邪在上者，因而越之"。《伤寒论》中以三阳病表现为实证呕吐最多，如第3条云："太阳病，或已发热……呕逆，脉阴阳俱紧者，名为伤寒。"第12条云："太阳中风，阳浮而阴弱……鼻鸣干呕者，桂枝汤主之。"此类"呕"症为机体抵御外邪所伴见症状，并非邪入胃肠。外感一去，则呕自止，故治疗外感时，若以太阳病为主，以麻、桂剂为主方时，常不需加降逆止呕药。若患者自觉症状难以忍受，可酌加半夏、生姜佐之。如第33条云："太阳与阳明合并……呕者，葛根加半夏汤主之。"第172条云："若呕者，黄芩加半夏生姜汤主之。"第185条云："本太阳……呕不能食，是转属阳明也。"第96条云："伤寒五六日，往来寒热，胸胁苦满，默默不欲饮食，心烦喜呕……小柴胡汤主之。"第379条云："呕而发热者，小柴胡汤主之。"治疗上以小柴胡汤为主，故本症多谓之肝气上冲，或谓之胃阳不足，或连合肝脾二经并说，其理似颇玄虚，采用中药之补阳、顺气、建中、平肝、扬清抑浊等法，妙不可言，能收奇效。

五、吐酸嘈杂与黄连温胆汤

临床上注意到，腹型肥胖者吐酸嘈杂的就诊率要远远高于其他体型人群。饮酒与高脂饮食、浓茶与咖啡、使用钙拮抗类降压药与某些镇静剂，尤其是将晚餐安排为正餐的饮食习惯让之发病高居不下。吐酸嘈杂几乎成为大多数青壮年苦不堪言的症状，其继发的慢性咽喉炎或咽异感症更是更年期女性无法摆脱的梦魇。由于与体型及生活方式密切相关，吐酸嘈杂的治疗效果不佳，所以许多患者失去治疗信心而听任其反复与进展。此类患者往往痰湿、湿热为患，以黄连温胆汤作为主方加减，往往能收获疗效。

黄连温胆汤即温胆汤加黄连而成。温胆汤出自《备急千金要方·卷十二》，由半夏、枳实、陈皮、竹茹、甘草、生姜6味药组成。温养胆气为其主要功能，用于治疗胆寒所致之大病后虚烦不得眠。但后世不断扩展，及至宋代陈无择在《三因极一病证方论》中将原方加茯苓、大枣，指证不再说是"胆寒"，而说是"气郁生涎（痰），变生诸症"，主症也扩大为"心胆虚怯，触事易惊，或梦寐不详……或短气悸乏，或复自汗，四肢浮肿，饮食无味，心虚烦闷，坐卧不安"，进一步扩大了温胆汤的主治定位，拓宽了其适应范围，"痰涎"和"气郁"所变生的诸症都可应用温胆汤，亦可随具体病情加减变化。如偏寒者加大生姜、陈皮用量，偏热者可加黄芩、黄连。单加黄连即是黄连温胆汤，首见于清朝陆廷珍之《六因条辨》，可治胆郁痰热、胆胃不和等多种疾患，使"温胆"之意更具"清胆"之功，所以后世临床以此为基本方衍化，应用甚广，可治疗多种杂症。

六、药量之秘

医者治病，识因、辨证、用药，自古就有"效症相应，以方验证"的准则，辨证论治，环环相扣，即使辨证准确、论治周全、选方独到，用药准而用量不达，差之毫厘则失之千里。如《吴鞠通医案》有云：清朝陈颂幕先生治一肿胀病人，予《金匮》麻黄附子甘草汤。麻黄八分，附子一钱，甘草一钱二分，无效。邀吴鞠通先生治之。吴认为陈氏辨证无误，此病确属阳虚水停，选方用药也精纯不杂，取麻黄发表，附子扶阳，甘草和中。之所以无效，是用量不够。吴氏改麻黄为二两，熟附子一两六钱，炙甘草一两二钱，才取得较好疗效。

又如清代的王士雄在《四科简要方·安神》篇中说："生川连五钱，肉桂心五分，研细，白蜜丸，空心淡盐汤下，治心肾不交，怔忡无寐，名交泰丸。"其黄连用量可重达 30～50g，远超我们平时黄连常用剂量。当然，临症选方用药，用量过与不及都不足以祛病。

临症用药，需因人因地因时，仔细辨证，方能收效。自古就有"中医不传之秘在于剂量"之说，药量是药效的基础。《伤寒论》所载方剂组方精良，配伍严谨，药专力宏，被后世尊称为"群方之祖"，但《伤寒论》中的重量常用单位为两，如何折算为现代剂量，目前说法不一。比如小柴胡汤，有的书中就将柴胡的用量降至与其他几味药的量基本一致，都在 10g 上下。严格地说，这已不再是小柴胡汤了。经方不是绝对不可改变，但是问题的关键是一个经方一旦发生了这些变化，它就不是原来的方剂了，不但名称发生了变化，其适应证也随之发生了变化。以小柴胡汤为例，柴胡半斤（24g），黄芩三两

（9g），等等，但是大枣却只有一个 12 枚的量。如果按汉代的剂量用药是没有问题的，但是括号内标注的恰恰正是实际用量，这样一来，所有的药味都是取的经方原量的 1/3，唯独大枣的用量为 12 枚，实际上就是大枣比其他药多用了几倍的量。这样整个书中凡用大枣的方剂实际上都已变成了"大枣汤"。关于经方的用药量问题，关键是要全面掌握和理解经方的理论体系。只有这样，才能用好经方，用活经方。

七、相反、相恶有感

略懂中医的人都知道，中医配伍讲究"十八反""十九畏"。中药若相恶、相反配伍，轻则可降低疗效，重则可产生不良反应或毒性，是为配伍禁忌。

药有相反之说始见于《神农本草经》。其云："药有阴阳配合……有单行者，有相须者，有相使者，有相畏者，有相恶者，有相反者，有相杀者，凡此七情，合和视之。"后人据此把单行、相须、相使、相畏、相杀、相恶和相反七个方面称为"七情"。张元素将"十八反""十九畏"编成歌诀，广为流传，并相沿至今。

按常理而论，"相反"应是指配伍后可以产生不良反应，属配伍禁忌；"相畏"即是相制，配伍后可以减轻或消除烈性或毒性；"相恶"是配伍后可以减损药效。然而古人对药物相反、相畏、相恶的理解和认识颇不一致。如《神农本草经》云："若有毒宜制，可用相畏、相反者；不尔，勿合用也。"是言相畏、相反的实质是相制。而《本草经集注》云："相反者，则彼我交仇，必不宜合。"唐·孙思邈《备急千金要方》云："草石相反，使人迷乱，力甚刀剑。"宋·王怀隐认为，相反药同用，"病既不瘳，遂伤患者"。这些都是说相反药物合用，会产生不良反应，甚至是严重的毒性反应。元·朱震亨《本草衍义补遗》云："人参与藜芦相反，若服一两参，入藜芦一钱，其一两参虚废矣。"是说相反药物配伍可丧失药效，与相恶类似。宋·陈无择《三因极一病证方论》大豆散注曰："甘遂反甘草似不当，用之却效，非人情所可测也。"似乎是对某些药物"相反"之说持否定意见。众说纷纭，莫衷一是。而在历代医家的临床运用中，有的也常将药物相恶、相反配伍使用，不但未见明显毒副作用，反而取得了很好的治疗效果。如医圣张仲景的《金匮要略·腹满寒疝宿食病脉证治》中的赤丸（茯苓、细辛、乌头、半夏）是乌头与半夏同用；《金匮要略·痰饮咳嗽病脉证并治》中的甘遂半夏汤（甘遂、半夏、芍药、甘草、蜜）是甘遂、甘草同见一方；药王孙思邈的《备急千金要方》中的风缓汤也是乌头与半夏同用。由此可知，相反、相畏临床应用不是绝对，而是要以辨证论治为最高准则，药物对人体的宜忌不能脱离辨证来评论。

八、心肾不交有异同

中医皆知不寐病的辨证要点为心肾不交，有些医家往往直接选方交泰丸主之。所谓心为阳，属火，居上焦；肾为阴，属水，居下焦，两脏之间有着密切的关系，必须相互交通。《中藏经》说："火来坎户，水到离扃，阴阳相应，方乃和平。"又说："水火通济，上下相寻，人能循此，永不湮沉。"

追溯起源，"心肾相交"理论是从《黄帝内经》阴阳五行、水火升降理论逐渐发展而来的。《难经·七十五难》提出"泻南方火，补北方水"的治法。张仲景黄连阿胶汤为治疗"心肾不交"的常用方剂。《备急千金要方》则明确提出了"水火相济"的观点。明·周慎斋《慎斋遗书》首次正式提出"心肾相交"这一名称。心肾如何相交？历代医家有从阴阳、坎离论者，有从五行、水火论者，还有从经络、气化论者。综诸家所论，可概括为心位居于上，其性属阳，五行配火，八卦为离；肾位居于下，其性属阴，五行配水，八卦为坎。心火下降于肾，以资肾阳，共温肾阴，使肾水不寒；肾水上济于心，以助心阴，共养心阳，使心火不亢。如此阴阳平和，水火相济，坎离上下交通，则为"心肾相交"。因此，对于心肾不交的病证又当进一步分辨其阴阳虚实。

临床辨证论治，可知"心肾不交"之证有"心火旺，肾阴虚"、"心火旺，肾阳虚"、"心气虚，肾阳虚"、"心气虚，肾阴虚"等多种不同类型，分别需"泻心火，滋肾阴"、"泻心火，助肾阳"、"益心气，助肾阳"、"益心气，养肾阴"等不同的交通心肾法加以治疗。可知交泰丸只适用于"心火旺，肾阳虚"所致的"心肾不交"，不能泛治一切"心肾不交"病证。其中"心火旺，肾阳虚"亦可导致"心肾不交"，欲使心肾相交，就必须既清心泻火以使心火下降，又当扶助肾阳以鼓舞肾水上承。只有水火相济，才能心肾相交。正如《慎斋遗书》所说："欲补心者须实肾，使肾得升；欲补肾者须宁心，使心得降……乃交心肾之法也。"

九、呃逆随感

网见一报道：患者陈某，呃逆反复发作，呃声频繁，痛苦不堪，曾服旋覆代赭汤、丁香柿蒂汤，并配合针灸、阿托品、安定片等治疗，但呃逆依然。病后一日夜间呃逆再发，加之醒后饥饿，即服黑芝麻数匙，食后呃逆即止，当夜安静入睡。次日呃逆再发，又服黑芝麻数匙，食后呃逆又止。如此反复多次服用黑芝麻，但见食后呃逆逐停。

呃逆即打嗝，是以气逆上冲、喉间呃声短而频、令人不能自制为主症的疾病。中医学认为，呃逆的产生有以下几种原因。饮食失节，如过食生冷及寒凉之物，寒邪直中，胃气凝滞，气失和降，上逆动膈所致；情志不畅，导致肝气横逆脾胃，侮脾则运化失职，滋生痰浊，侮胃则胃失和降，胃气夹痰上逆动膈而发；久病正虚，损伤胃气，耗损胃阴，胃失和降，气逆冲膈而发；病深及肾，纳气功能失调，气上冲逆，夹胃气动膈导致。

丁香柿蒂汤作为治疗呃逆的重要方剂，以胃寒呃逆为主症，取芳香之品温中降逆之法。又有报告称沉香治疗顽固性呃逆有效，以其芳香降逆、行气止痛、温中止呕之功效。本例患者进食的黑芝麻，功能滋养肝肾，润肠通便。民间验方，将黑芝麻捣碎，加适量白糖，早晚各服 2 ~ 3 匙，可补养肝肾，润肠通便。但未见报道单方黑芝麻治疗呃逆之病。但俗语曰"香能治呃"，黑芝麻香味浓烈，是否有与丁香、沉香相似之性味，为平呃有效之因呢？

十、治汗玉屏风

《丹溪心法》有云，治疗表虚自汗用玉屏风散。这是中医所公认疗效确切的名方。《成方便读》云："大凡表虚不能卫外者，皆当先建立中气，故以白术之补脾建中者为君，以脾旺则四脏之气皆得受荫，表自固而邪不干；而复以黄芪固表益卫，得防风之善行善走者，相畏相使，其功益彰，则黄芪自不虑其固邪，防风亦不虑其散表，此散中寓补，补内兼疏，顾名思义之妙，实后学所不及耳。"

玉屏风散由黄芪、白术、防风组成，功能益气，固表，止汗。其中黄芪益气固表为君；臣以白术健脾，合君药以资气血之源；佐以防风走表而祛风邪，合黄芪、白术以益气散邪。三药合用，托里固表，玄府闭合有度，故能治疗表虚之自汗。

临床发现，白术绝对不可以用苍术代替，因苍术辛燥发汗，阴虚内热，气虚多汗者忌服之，服后反而容易导致汗出更多。药用白术是根据"发在芪防收在术"之意，一走一守，达表"实卫"，且白术用量要大。

临床辨证，玉屏风散方不但能治自汗，一些盗汗属气虚者亦适用。临床若见自汗、盗汗兼阴虚者，选用玉屏风散加生龙骨、生牡蛎各 30g，或加浮小麦、糯稻根各 30g，可收奇效。

玉屏风散不仅能治汗，而且能预防外感，对于体弱表虚易患感冒之人尤为适宜。《名医方论》指出："邪之所凑，其气必虚。故治风者，不患无以驱之，而患无以御之；不畏风之不去，而畏风之复来。何则？发散太过，玄府不闭故也。昧者不知托里固表之法，遍试风药以驱之，去者自去，来者自来，邪气留连，终无解期矣。防风遍行周身，称治风之仙药，上清头面七窍，内除骨节疼痹，外解四肢挛急，为风药中之润剂，治风独取此味，任重功专矣。然卫气者，所以温分肉而充皮肤，肥腠理而司开阖，惟黄芪能补三焦而实卫，为玄府御风之关键，且有汗能止，无汗能发，功同桂枝，故又能除头目风热大风癫疾、肠风下血、妇人子脏风，是补剂中之风药也。所以防风得黄芪，其功愈大耳。白术健脾胃，温分肉，培土即以宁风也。夫以防风之善驱风，得黄芪以固表，则外有所卫，得白术以固里，则内有所据，风邪去而不复来，此欲散风邪者当倚如屏珍如玉也。"

十一、经方也要加减

半夏泻心汤出自《伤寒论》。其云："伤寒五六日，呕而发热者……若心下满而硬痛者，此为结胸也，大陷胸汤主之，但满而不痛者，此为痞，柴胡不中与之也，宜半夏泻心汤。"《金匮要略》记载："呕而肠鸣，心下痞者，半夏泻心汤主之。"本方是治疗脾胃疾病应用相当广泛的经方。盖因脾胃气机升降失常，痞塞于中，会出现脘腹痞满、呕吐恶心、肠鸣腹泻症状，仲景用半夏泻心汤辛开苦降法治疗，这是常法。《伤寒论辨证广注》有云："以黄连为君，苦入心以泄之，黄芩为臣，降阳而升阴也。半夏、干姜之辛温为使，辛能散其结也。人参、甘草、大枣之甘，以缓其中，而益肠胃之不足，使气得平，上下升降，阴阳得和，其邪之留结者，散而已矣。经曰：辛入肺而散气，苦入心以泄热，甘以缓之，三者是矣。"

呕吐是本方证的主要特征，往往患者见饮食物无食欲，或有恶心感，甚至入口即吐，或者进食不久，上腹部作胀，或者消化液反流，饮食不下反而出现上反。所谓痞，表现为上腹部不适，但按压后并不是硬满如石，也不是腹满如覆瓦，相反很软。现在许多上消化道炎症均可表现为"心下痞"。肠鸣多伴有大便次数增加，或不成形等。但临床上，单纯脾胃升降失常的患者少见，多影响肝胆气机疏泄，或由肝气横逆犯胃导致，出现反酸、嗳气，脾气转输津液不利，胃气通降失常而出现大便干。这时单纯用半夏泻心汤可能效果不佳，需加疏肝利胆药物才可取得佳效。余之临床，喜欢酌加香附、柴胡、郁金、茵陈等疏肝利胆，往往效果显著。如果为久治未愈、面色晦暗、舌质淡红的胃病，可以加肉桂。如咽喉疼痛、胸闷明显者，可加山栀、连翘，效果更好。

十二、诊余话公英

蒲公英见于《本草纲目》，其"甘，平，无毒"，主治乳痈红肿、疔疮疔毒，素有"疮家之最"的美称。然临证运用，消化系统疾患用之，效果亦佳。

《本草新编》云："蒲公英，至贱而有大功，惜世人不知用之。阳明之火，每至燎原，用白虎汤以泻火，未免太伤胃气。盖胃中之火盛，由于胃中土衰也，泻火而土愈衰矣。故用白虎汤以泻胃火，乃一时之极宜，而不可恃之为经久也。蒲公英亦泻胃火之药，但其气甚平，既能泻火，又不损土，可以长服久服而无碍。凡系阳明之火起者，俱可大剂服之，火退而胃气自生。但其泻火之力甚微，必须多用，一两，少亦五六钱，始可散邪辅正耳。或问，蒲公英泻火，止泻阳明之火，不识各经之火，亦可尽消之乎？曰，火之最烈者，无过阳明之焰，阳明之火降，而各经余火无不尽消。"蒲公英得初春少阳之气，既清肝去火，又能散气滞，和胃气，条达肝郁。凡急性、慢性肝炎属肝经郁热者均可以蒲公英为主，辅以茵陈、土茯苓、赤芍、泽兰、柴胡、枳壳、白术、茯苓等以疏肝解毒，活血化瘀。胆囊炎初期多为肝胆疏泄失职，郁久化热而克犯脾土，导致湿热内阻，胆腑壅滞，通降失司。蒲公英善利胆之湿热，常伍以金银花、虎杖根、生栀子、大黄、郁金等为主方治疗胆囊炎，功效尚佳。蒲公英具有清胃定痛作用，善疗胃脘热痛，从现代药理讲，蒲公英对幽门螺杆菌有一定的抑制作用，并能改善胃炎、十二指肠溃疡患者的胃黏膜充血、水肿或糜烂，从而增加胃黏膜的屏障作用。

十三、猪肉也入药

猪肉作为饮食，人人皆知，但是说猪肉能起沉疴治大病，听后恐怕使人生疑，难以置信。其实，纵观医史，泛览古今用猪肉治病之例比比皆是。

医圣张仲景就有用猪肤汤治少阴病下利、咽痛、胸满、心烦之说。猪肤就是猪皮。曾见有现代医家采用猪肉施治于胃癌后期，而收到改善临床症状、延长寿命的效果。盖因猪肉能补肾液，充胃汁，滋肝阴，润肌肤，利二便，止消渴，起尪羸。用猪肉煮汤，吹去油饮，治疗液干难产、津枯血夺、火灼燥渴、干咳便秘者。《本草备要》云："猪肉，其味隽永，食之润肠胃，生精液，丰肌体，泽皮肤，固其所也。惟多食则助热生痰，动风作湿，伤风寒及病初愈人为大忌耳。诸家（食忌）之说，稽之于古则无征，试之于人则不验，徒令食忌不足取信于后世。伤寒忌之者，以其补肌固表，油腻缠黏，风邪不能解散也。病初愈忌之者，以肠胃久枯，难受肥浓厚味也。又按猪肉生痰，惟风痰、湿痰、寒痰忌之。如老人燥痰干咳，更须肥浓以滋润之，不可执泥于猪肉生痰之说也。"《医林纂要》云："猪，甘咸寒，滋润肌肤，和柔筋骨，通利脏腑，渗达津液，水畜也。日用奉养耆老皆不可缺，老人肥泽枯涩，尤赖滋润以为养，诸家本草皆甚言其无益有损，是犹平时吃饭不见饭之益，及饱食伤胃，乃谓饭为伤人，其通论哉！贫贱经月无肉，及偶获肉食，则筋力顿强，精神顿强，精神顿倍，孰谓无补哉？惟动风发疾则有之，盖过于肥腻反易滞。多食肉以至生痰动风发痼疾亦犹是也。若伤寒初起及大病新愈，则忌油腻，又不独此也。"

十四、风药能止泻

中医久泻包含西医学的肠易激综合征、慢性腹泻等疾病，主要病变在脾、胃与大肠，脾虚湿盛是其发病的重要因素。

久泻者脾必虚，脾气虚弱，运化水湿的功能失常，肠胃正常的水液成为湿浊，湿从下泄而出现诸症。治疗久泻脾虚湿盛之证，除了应用健脾益气之品，配伍祛风升阳药尤为重要。盖东垣有云"诸风药皆是风能胜湿"，又有"如飧泄及泄不止，以风药升阳"之理论。

风药的命名出自张元素《医学启源》提出的"药有气味厚薄，升降浮沉，补泻主治之法，各个不同"。此后，李杲继承他的观点，明确提出"风药"这一名称，并用以治疗内伤和脾胃疾病。"风药"这个词逐渐被后世医家所用，药味也不断增加，但并没有明确界定它的概念。直到清代徐大椿提出："凡药之质轻而气盛者，皆属风药。"《医学启源》以"风升生"归类，风具有生长、升发、条达、舒畅等特征。中医学认为，气的升降出入能够遵循固有规律，是人体生命活动能够正常运行而不产生疾病的主要原因之一，正所谓"人身不过气血""百病皆生于气"。脾胃处于人体中焦，不仅是气血生化之源，也是气机升降的枢纽，人体气机的正常升降出入必须经过脾胃这个枢纽。临床上风药具有升、散等特性，不仅能够宣畅气机，还能够调节气血运行，助中焦脾胃健运。如李杲在补中益气汤中用升麻、柴胡助脾之升，用木香、陈皮助胃之降。常见脾胃气虚，气滞中焦，而致脘腹胀满兼有大便溏薄者，用枳壳、木香助胃气降浊，从而下气除胀；用葛根、炙升麻、荷叶助脾气升清，从而升清止泻。另据现代药理研究证实，多数驱风药具有抗炎、抗菌及兴奋迷走神经作用，可调节肠管的蠕动与分泌。因此，两法相合，效果甚优。

十五、口疮当分虚实

口疮，西医称为口腔溃疡，今人多谓之"上火"所致。隋代巢元方《诸病源候论·口舌疮候》云"心气通于舌，脾气通于口，热乘心脾，气冲于口与舌，故令口舌生疮也"，似乎印证了"上火"言论。然而中医讲求辨证思维，证之临床，既有外感邪热所致；亦有内伤七情，忧思恼怒过度，或嗜好烟酒、过食肥甘，使心脾、肺胃、肝胆郁热发为口疮实证；亦有劳倦内伤，损伤脾胃；肾水亏耗，虚火上炎；命门火衰，虚阳上浮发为口疮虚证；更有虚中有实、实中有虚、虚实兼杂之证，所以口疮一病，绝非一方一药可以统治。宋代《圣济总录》说："又有胃气弱，谷气少，虚阳上发而为口疮者，不可执一而论，当求其所受之本也。"《疡科心得集》对本病讲述得较为全面："夫口疮与口糜者，乃心脾气滞，更外感风热所致。初起不可便用凉药敷掺，恐寒凝不散，内溃奔走，久而难愈。必先用辛轻升散，而后清凉，使郁火达外，再视其所因而治之。若脉实口干，满口色红，而烂斑甚者，此实火也，以凉膈散主之。若脉虚不渴，口内色淡，而白斑细点，此因思烦太甚，多醒少睡，虚火上攻，宜以知柏四物汤加丹皮、肉桂治之；更有脾元衰弱，中气不足，不能按纳下焦阴火，是以上乘而为口疮糜烂者，丹溪所谓劳役过度，虚火上炎，游行无制，舌破口疮者，又当从理中汤加附子治之。若作实热，误投凉药，则必致害矣……又小儿生此证者，以阴气未生，阳气偏盛；又因将养过温，心脾积热，熏蒸于上而发。治宜泻心化毒清凉为主。若月内诸病，而口无涎沫者，凶。"

需要注意：①复发性口腔溃疡发生原因不明，通常归咎于自体免疫反应，所以情绪压力和生活作息的调理就相当重要。②工作劳累、精神紧张、熬夜失眠、烟酒、辛辣食物这些都是导致口腔溃疡的成因，都是形成体质因素的原因。③中医细分为气分和营分两种，辨别方法是口渴时喝不喝水，如果口渴但不想喝水，这是较严重的营分阶段，需要清除血分的热象，单单吃清热的黄连丸是难以改善的。④口腔溃疡如果合并其他多处黏膜溃疡，就要详细检查，排除癌症的可能。红斑性狼疮也有无痛性口腔溃疡，也是要注意的。⑤恶性溃疡摸起来不大会疼痛，而且触感较硬，观察溃疡面是凹陷的，颜色较为暗红，这是简单的自我检查方法。

十六、口臭也有虚证

所谓口臭（也有称"口气"的），指口中散发出来的令他人厌烦、自己尴尬的难闻的口气，是某些口腔疾病（如口疮、口糜、龋齿）、鼻咽喉疾病（如鼻渊、乳蛾）和其他疾病（如肺痈、胃火、食滞）所致的一个症状。口臭为临床常见疾病，给患者的交际带来了很大的苦恼。以前，患者多到口腔科、鼻咽喉科就诊，采用清洁口腔治疗，然效果不显。今人对本病认识加深，才转至脾胃病科就诊。

盖因齿为骨之余，属于肾，足阳明经络于上龈，手阳明经络于下龈，故脏腑病变可通过经络而出现口臭。胃为水谷之海，专司受纳腐熟食物，若饮食有节，保持胃肠间有规律的虚实更替，则食物残留亦随胃气之降而下降小肠，于是脾能升清，胃能降浊。胃之降浊与脾主升清的功能有相反相成的配合作用，故胃中腐物残留亦如走水不腐之理而能推陈致新，少生胃病。若脾升胃降的规律紊乱，就会发生消化系统，即脾胃的病变，而未降之浊腐气就会上腾于口，而发生口臭之症。

口臭一症，世医多认为乃脾胃积热所致，正如《医学入门》所言："脾热则口甘或臭……口臭者，胃热也。"然正如《景岳全书·口舌》所谓："口臭虽由胃火，而亦有非火之异……若无火脉、火证，而臭如馊腐，或如酸蚀，及胃口吞酸、饮食嗳滞等证，亦犹阴湿留垢之臭，自与热臭者不同，是必思虑不遂及脾弱不能化食者多有之。"中焦阳虚所致口臭不在少数，因阳气不振、清阳不升、浊阴不降之故。标为口臭，本为脾虚，故标本兼顾，治用健脾益气、升清降浊、化滞和胃之法。脾气健、清阳升则浊气自降，口臭自除矣。

清代《杂病源流犀烛》中说："虚火郁热，蕴于胸胃之间则口臭，或劳心味厚之人亦口臭，或肺为火灼口臭。"即胸腹不畅，浊气上逆，胃阴耗伤，虚热内生，胃阴受损，津液不足，虚火上蒸；肺阴受损则气逆上冲；精、气、血受损则虚火郁热内结，阴虚津亏，胃肠肝胆虚火郁热上蒸，肝火犯胃，火气上炎，脾虚气滞，寒热互结，升降失司而致口臭。

十七、说运脾

脾吸收精微，分布精微，身体脏器所需的营养物质需要脾的吸收和供给，古时就有"脾土居中"、脾为后天之本之说。今人多有云"脾健不在补，贵在运"。运脾的含义较为混乱，如《中医名词术语选释》（中国中医研究院、广州中医学院合编，人民卫生出版社 1973 年出版）解释为："是治疗湿重困脾的方法。湿重的表现为胃部饱胀，饮食无味，恶心欲吐，口中淡而黏，头昏身倦，大便泄泻，或腹胀，四肢浮肿，小便少，舌苔白腻，脉濡。用苍术、厚朴、陈皮、藿香、佩兰、白蔻仁、茯苓、泽泻等药芳香祛湿以运脾。"新世纪全国高等中医药院校规划教材《中医内科学》（周仲瑛主编，中国中医药出版社 2007 年出版）中的观点是："运脾者，燥湿之谓，即芳香化湿、燥能胜湿之意，药如苍术、厚朴、白豆蔻者是也。"老师认为，运脾是一种基于脾的生理功能与特性所制定的治法。脾胃同居中州，两者阴阳相合，燥湿相济，升降相因，纳化相助，共同完成饮食物的消化、吸收与精微转输，并且作为机体气机升降的枢纽而可上行下达，斡旋四旁。显而易见，脾胃要完成上述功能活动，就必须保持一个"动"的状态，即叶天士所云"脾宜升则健，胃宜降则和"；"脾为柔脏，惟刚药可以宣阳驱浊"。《小儿药证直诀》中的益黄散，虽名益黄，却不取补脾益气的通套之品，而是以陈皮、丁香、青皮舒展脾气，恢复脾运。本书中的另一方剂异功散也只是在四君子汤中加用一味陈皮，却体现了补而不滞的运脾之妙。其他如《医学正传》的六君子汤、《医方集解》的香砂六君子汤、《证治准绳》的补气运脾汤也都反映出补虚与助运并用之义。清代《本草崇原》言："凡欲补脾，则用白术；凡欲运脾，则用苍术；欲补运相兼，则相兼而用。"在运脾的治疗中，首重苍术。苍术味微苦，气味芳香而性温燥，功能醒脾助运，开郁宽中，疏化水湿，正合脾之习性。然而苍术辛烈刚燥，恐有劫阴之忧。因此运脾之时，需注意患者有无阴伤之象。

十八、谈便秘

临床上便秘是常见病证，尤以老人为多。很多人自行服用肠清茶、麻仁丸、番泻叶等。实热证还好，没有什么大的副作用。虚证开始还不错，但是越用越不管用，而且人越用越虚。

便秘之症首见于《黄帝内经》，其称便秘为"后不利""大便难"。如《素问·厥论》云"太阴之厥，则腹胀后不利"，《素问·至真要大论》云"太阴司天，湿淫所胜……大便难"。汉代张仲景在《伤寒论》中谓便秘为"阳结""阴结""闭""脾约""不大便"及"燥屎"等。如"趺阳脉浮而涩，浮则胃气强，涩则小便数，浮数相搏，大便则鞭，其脾为约"。又如宋治平本《伤寒论·辨脉法第一》云"问：脉有阴结、阳结者，何以别之？答曰：其脉浮而数，能食不大便者，此为实，名曰阳结也，期十七日当剧。其脉沉而迟，不能食，身体重，大便反鞭，名曰阴结也，期十四日当剧。"《丹溪心法》还有"大便燥结"之述。明代张景岳所论，理法较为简明，如《景岳全书·秘结》认为："秘结一证，在古方书有虚秘、风秘、热秘、寒秘、湿秘等说，而东垣又有热燥、风燥、阳结、阴结之说，此其立名太烦，又无确据，不得其要而徒滋疑惑，不无为临证之害也，不知此证之当辨者惟二，则曰阴结、阳结而尽之矣。"其中老年便秘多属虚证，因虚致实者尤为常见，但有气、血、阴、阳之不同，故治疗亦不能一概而论，当辨证论治。有因中气不足、运化失司、浊气不降而致便秘者，治宜益气健脾；有因肺脾气虚、运传呆滞、大便不下者，治当补中益气；有血虚阴伤、大便失润者，治宜养血益阴；有燥气过盛、津伤便结者。老人阴分渐亏，多为内燥，余喜配伍大剂量白芍，煎汤频饮，多有显效。另外，老年命火渐衰，根基不固，也可见温煦传送无力之便秘，其常伴小便失禁，脉沉微若无，舌淡嫩苔薄，治以温补命门之火。《景岳全书·秘结》："秘结证，凡属老人、虚人、阴脏人及产后、病后、多汗后，或小水过多，或亡血失血、大吐大下之后，多有病为燥结者，盖此非气血之亏，即津液之耗。凡此之类，皆须详察虚实，不可轻用芒硝、大黄、巴豆、牵牛、芫花、大戟等药，及承气、神芎等剂。虽今日暂得痛快，而重虚其虚，以致根本日竭，则明日之结，必将更甚，愈无可用之药矣。"

十九、舌脉诊病指导用药

中医诊病的一大特色就是把脉、望舌，既简单又方便，脉看虚实，舌看寒热。

舌以津血养，苔由胃气生。章虚谷云："舌苔由胃中生气所现……故无病之人常有薄苔，是胃中之生气，如地上之微草也。"吴坤安说："舌之苔，胃蒸脾湿上潮而生。"故察苔可知中焦运化之强弱、胃气之盛衰；察舌可知中焦生化之强弱、脾气之盛衰。舌质红即可断为热或偏热，用寒凉药就无大错；舌质淡白即可断为寒或偏寒，用温热就无大碍；苔腻偏湿、苔干偏燥亦是明见。大旨为此，然临床运用，亦有考究。如苔黄为热，当清，此为常法。然舌苔黄或黄厚，主要是胃中积滞所致，应以消法为主，或在主方中加神曲、麦芽、莱菔子，或配伍保和丸，效果明显。不可过用苦寒清热，因"脾胃喜温而恶寒"（孙一奎《赤水玄珠》）。在杂病处方中可常规配伍谷麦芽"快脾开胃"（李时珍《本草纲目》），以鼓舞胃气，助消化也可去苔黄。总之,舌苔应胃,舌体候脾。舌苔厚腻者,为痰、饮、水、湿、食等病理产物停聚,阻遏胃气。若兼舌体胖嫩、齿痕者,为脾虚不运,病邪停留。苔黄者热,苔白者寒,多津者湿,少津者气不化津,津不上承。舌淡红或深红、少苔或苔花剥,舌瘦薄、裂纹、痿软、短缩、少津,为脾胃阳虚阴弱,生化乏源,气血津液不足,不能上荣于舌。

关于脉,《脾胃论》曰:"胃病其脉缓,脾病其脉迟。"《沈绍九医话》曰:"金匮:'夫男子平人脉大为劳,极虚亦为劳。'同一劳证,脉大为烦劳伤气,极虚乃内损精血。一重在益气扶脾,一重在补肾填精。总之观形不足者,温之以气,精不足者,补之以味。《内经》'劳者温之',温指温养,非用辛热之剂。"诊脉须分左、右手。左手脉候心、肝、肾,主火[心(君火)、肝(相火)、肾(命火)],主血,为阳脉(火为阳中之阳,血为阴中之阳),病多阴损;右手脉候肺、脾、肾,主水(肺为水之上源,脾主制水,肾为水之根),主气,为阴脉(水为阴中之阴,气为阳中之阴),病多阳损。所谓气升水布,火降血下,气血者水火,水火者阴阳,此之谓也。脾胃内伤,缓为正脉。脉迟者,脾阳胃阳不足;脉沉者,中气下陷,清阳不升,右手寸脉短涩者亦同。脉浮者,脾胃气虚,虚阳外浮,右寸脉弱,左寸脉洪,脾胃气虚,心火来乘土位(内伤热中证)。

二十、附子用法

附子被历代医家视为补火要药,明·张景岳将附子与人参、熟地黄、大黄列为"药中四维"。曾几何时,中医药界掀起了一股"火神热",一些人大力推崇温阳要药——附子。无病不用附子,且量小非君子,动辄五十上百克不在话下,俨然附子是一味起死回生、延年益寿的灵丹妙药。

仲景为善用附子第一人,《伤寒论》中用附子者有 20 方,3 条;《金匮要略》中用附子有 11 方,16 条。其用附子的指征主要是"少阴病，脉微细，但欲寐"，强调了脉、神两点，此为附子应用纲领，后世演绎出的一切用药指征概未离此。而张仲景用附子，生者用于回阳救逆，炮者用于温经扶阳，散寒除湿。考仲景附子用量，一般用 1 枚，中等量两枚，最多则用 3 枚。按 1 枚 20～25g 计算，也不过 80g 左右。余在临床多年，亦见过大量附子治疗虚阳上越之证，确有疗效。然患者服药后出现头晕、胸闷、心慌、气短之药量太过之象（西医谓之乌头碱中毒）亦在不少见。在此，我没有否定附子作用的意思，只是对大量无限制地使用，认为还是要慎重、对证。我们还是应坚持小量起步，逐渐递增。实践证明，这是安全可靠的。余查阅资料见，潘青海先生提出使用附子要"五禁"和药后"三问"，以便准确掌握附子的使用。"五禁"乃面赤、舌红苔黄燥、谵狂心烦乱、尿短赤、脉数实。这 5 种临床表现为阳热实证，绝对不能用附子。但临证要与假热证区别，如面红如妆、语言重复而低微、脉浮大无根等。这些是虚阳上越证，亦称戴阳证，可以用附子引火归原。"三问"是服后睡眠、小便、动静三方面的变化，如三症亢进，则附子减量或停用。患者服用附子后，睡眠安然，尿量增多，活动自如而无躁动不安状，为正常反应。反之，则应考虑为附子的禁用病证。这"五禁"和药后"三问"确实具有指导价值。

附录一

临床研究

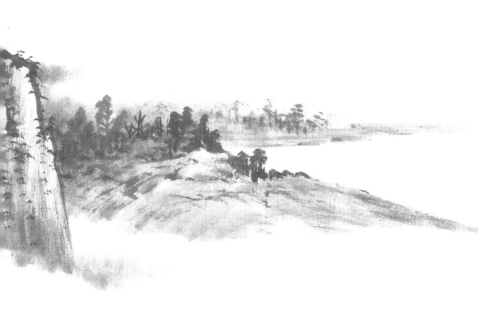

本部分内容为有关黄福斌教授部分研究论文摘要。

"管炎灵"治疗反流性食管炎的临床观察

一、治疗方法

治疗组使用"管炎灵"冲剂，由陈皮、厚朴、枳壳、旋覆花、紫苏叶、制半夏、金银花、黄连、蒲公英、麦冬、白花蛇舌草、白及、煅牡蛎、浙贝母、海螵蛸、延胡索、甘草等经一定工艺制成，每包 15g，于饭前 1 小时左右用白开水冲服，每日 3 次，每次 1 包，4 周为 1 个疗程。

对照组口服吗丁啉 10mg，每日 3 次；雷尼替丁 150mg，每日 2 次。4 周为 1 个疗程。

除按规定服药外，均要求两组患者低脂饮食，少食多餐。睡前两小时不进食，尽量避免弯腰、负重物，戒除烟酒。

二、讨论

反流性食管炎属食管良性疾病，与食管腺癌的关系密切，被认为是一种癌前病变。自从纤维胃镜开展以来，反流性食管炎的检出率逐年增加。特别是我国为食管癌高发国家，在高发地区食管炎更为常见，因此开展对本病的防治有着极为重要的意义。

本病根据其主要临床表现，一般可归于中医学"胃脘痛""嘈杂""泛酸""噎膈"等范畴。从临床观察看，本病的发生主要与情志失调和饮食不节有关。由于肝郁气滞、横逆犯胃，或久食辛辣，胃热内生，致胃腑受纳无权，通降失职，气机上逆，冲和失司，使胃系柔空失常而成。因此，气滞、胃热为本病的主要病理环节，病久则生痰致瘀。

"管炎灵"冲剂中陈皮、厚朴、枳壳、旋覆花、紫苏叶、制半夏理气消胀，和胃降逆；金银花、黄连、蒲公英、麦冬、白花蛇舌草清热和中，苦寒健胃，消炎护膜；白及、牡蛎、浙贝母、海螵蛸清热制酸；延胡索活血止痛；甘草调和诸药。全方具有理气降逆、清热和中的作用。

临床观察结果显示，"管炎灵"冲剂治疗反流性食管炎的效果明显优于吗丁啉、雷尼替丁对照组，无论在临床症状还是内镜检查方面的改善均快于对照组，值得进一步研究。

（本文发表于《江苏中医》1997 年 6 月第 18 卷第 6 期）

"复方胃康"治疗消化性溃疡中虚气滞型

消化性溃疡是临床常见的慢性反复发作性消化系统疾病，20 世纪自 80 年代 H_2 受体阻滞剂广泛使用以来，消化性溃疡的近期治愈率大大提高，但停药后复发的可能性较大，因此，要彻底治愈消化性溃疡病尚较困难。我们根据长期的临床观察发现，消化性溃疡中以中虚气滞型占绝大多数。自 1995 年以来，我们应用中西药制剂"复方胃康"治疗消化性溃疡中虚气滞型 106 例，并与单用西药组进行了对照。

一、治疗方法

治疗组使用"复方胃康"，1 次 5 片，1 日 2 次，内服。"复方胃康"主要含党参、白术、茯苓、陈皮、白芍、木香、甘草及雷尼替丁，经审批，由我院制剂室生产，每片含生药 0.5g，雷尼替丁 30mg，疗程 4 ~ 8 周。

对照组雷尼替丁口服，每次 150mg，1 日 2 次，疗程亦为 4 ~ 8 周。

两组治疗期间停服其他药物。治疗过程中随时观察患者的症状变化，治疗 4 周后复查胃镜 1 次，如溃疡未愈合者再治疗 4 周复查。

二、讨论

消化性溃疡属中医学"胃痛"等范畴，中虚气滞为最常见的证型。我们在"复方胃康"中选用中药党参、白术、茯苓健脾益气，助脾胃运化；配陈皮、木香理气疏肝，既能改善患者疼痛胀满之症，又可防止"土虚木贼"，肝木乘克之虞；白芍、甘草有明显的缓急止痛作用。诸药合用，能较快缓解患者病情。

西医学对消化性溃疡的病因学研究证实，溃疡病的发病是由于人体损害因素（胃酸、胃蛋白酶等）与保护因素（胃、十二指肠黏膜的自身防护作用）之间的动态平衡失调所致。"复方胃康"加雷尼替丁用于消化性溃疡治疗，能有效改善人体的损害因素与保护因素失衡，既治标又治本，在抑制攻击因素、增强防御能力、改善患者胃的内环境方面起到良好的协调作用。

（本文发表于《南京中医药大学学报》1999 年 1 月第 15 卷第 1 期）

辨证分型治疗糖尿病性胃轻瘫

一、治疗方法

临床辨证分为 5 型治疗。①肝胃不和型，治用疏肝和胃法，药用柴胡、枳壳、紫苏叶、木香、青皮、佛手、茯苓、白芍各 10g，焦三仙各 15g，砂仁、甘草各 3g。②痰湿中阻型，治用化痰和中法，药用苍术、白术、厚朴、陈皮、半夏、藿香、佩兰、茯苓、竹茹各 10g，莱菔子 15g，砂仁 3g。③胃中积热型，治用清热通腑法，药用黄连 5g，大黄、枳实、槟榔、石膏、知母、玄参各 10g，生地黄、鸡内金各 15g。④胃阴不足型，治用养阴益胃法，药用北沙参、麦冬、生地黄、山药各 15g，天花粉、石斛、葛根、鸡内金、山楂、白芍、佛手各 10g，绿萼梅、甘草各 5g。⑤脾胃气虚型，治用健脾和胃法，药用党参、茯苓、白术、山药、黄芪、木香、陈皮、佛手各 10g，焦麦芽、焦山楂、焦六曲、鸡内金各 15g，砂仁、甘草各 3g。以上中药，每日 1 剂，水煎，饭前半小时温服，日服 2 次。

二、体会

据文献报道，至少有 50% 以上的糖尿病患者伴有胃轻瘫。一般认为，本病多与胃肠道自主神经功能障碍有关。其临床表现为以胃排空延缓为特征的证候群，属中医学"痞满""呕吐"等范畴。本文治疗组 42 例，根据辨证分为 5 型，其中以脾胃气虚型和痰湿中阻型为多，共 23 例，占 54.76%，说明脾虚痰湿为本病的主要病机。故治疗应以健脾和胃、理气化痰为主，同时根据不同情况辨证加减。本研究结果显示，中医辨证分型治疗和西药促胃动力治疗本病均有较好疗效，总有效率分别为 95.24% 和 80.00%，但以治疗组效果更好，且有统计学意义（$P < 0.01$）。同时治疗组治疗前后空腹血糖水平改善也明显优于对照组，凸显了辨证论治的优势。

（本文发表于《浙江中医杂志》2001 年 4 月第 36 卷第 4 期）

"复元舒胃汤"治疗胃大部切除术后排空障碍

一、治疗方法

治疗组采用自拟"复元舒胃汤"治疗。党参、生白术、陈皮、枳实、厚朴、半夏、大腹子、制大黄、桃仁、降香各 10g，炙黄芪、炒莱菔子各 20g。每日 1 剂，水煎两次，取汁 400mL，少量多次频服。

对照组以西沙必利口服，每次 5mg，每日 3 次。

二、讨论

胃大部切除术后，因各种原因造成残胃不能正常排空或排空时间延长，称为胃排空障碍。正常情况下，人进一般饮食时，胃的排空时间为 3.5 ~ 5 小时，但行胃部手术后常常会出现不同程度的胃排空障碍，一般术后第 3 天可恢复正常。如果超过 1 周仍不能恢复正常排空时间，即应考虑为术后胃排空障碍。

本病属中医学"胃痛""呕吐""痞满""胃缓"等病范畴。由于患者接受胃部手术前均有或长或短的胃病史，脾胃本已不足，加之手术创伤，使脾胃功能进一步受损。因此，本病患者以脾胃虚弱为本，而脾主升、胃主降，脾主运化、胃主受纳，脾胃不足，运化通降无权，则见中满气逆之标象，故本虚标实是本病的主要病理特点。治用"复元舒胃汤"。方中党参、黄芪、白术益气健脾，扶正复元；陈皮、半夏、枳实、厚朴、降香降逆和胃，下气消痞；大黄、桃仁通里攻下，活血化瘀；大腹子、莱菔子消食化积，行气开胃。诸药合用，补而不滞，攻不伐正，标本兼治，能较快恢复脾胃的运化通降功能。临床观察表明，采用"复元舒胃汤"治疗，较单纯使用胃肠动力药对胃大部切除后胃排空障碍有较明显的优势。

（本文发表于《四川中医》2001 年 8 月第 19 卷第 8 期）

"健力怡神膏"治疗慢性疲劳综合征的临床研究

一、治疗方法

治疗组以"健力怡神膏"（盐城市中医院制剂室制，每瓶 300g，含原药材 205g）口服，每日两次，每次 25g，饭后温开水调服。

对照组以黄芪精口服液（扬子江药业集团生产，批号 04040801）口服，每日 3 次，每次 10mL。

两组均以 1 个月为 1 个疗程，连续服用 3 个疗程。

二、讨论

目前，西医对慢性疲劳综合征（chronic fatigue syndrome，CFS）的病因及发病机制尚无定论。根据国内外研究报道，

CFS 的发病原因与发病机制涉及多种因素，多数人认为，本病的发生可能是病毒感染、应激（尤其是精神应激）、环境等多因素导致神经－内分泌－免疫功能紊乱的结果。

中医虽无慢性疲劳综合征的病名，但对该病病证早有认识。疲劳作为中医临床常见症状，在中医古籍中常被描述为"懈怠""懈惰""四肢劳倦""四肢不举""四肢瘫软""四肢不用""四肢沉重"等，并记载有治疗疲劳的"增力""倍力""益气力""解疲乏"等方法。汉代张仲景在《金匮要略》中所论的百合病、脏躁病，李东垣在《脾胃论》中所论的脾胃内伤病，《景岳全书》中所述的眩晕、郁症等，其病因病机、症状乃至治疗都与 CFS 有某些相似之处。

根据本病的临床表现及过程，总结和吸收前人经验，我们认为，脾虚湿滞在 CFS 的发病过程中具有重要的病因病机学意义，是发病的主要病理因素，同时，肝郁气滞也是其发病的重要环节。病变性质为本虚标实，虚实夹杂。据此，我们确立了标本兼治、补虚泻实的治疗原则，提出以健脾升阳药与调肝药配伍为主治疗 CFS 的用药观点，并逐渐形成了治疗 CFS 的协定方"健力怡神膏"。

"健力怡神膏"由四部分组成：①以人参、黄芪、白术、茯苓、陈皮、半夏、炙甘草、柴胡、防风、羌活、独活等为主体，健脾与升阳并行。②以当归、白芍、郁金为辅，养血疏肝，针对肝郁血虚的病机。③佐以黄芩，乃辛甘温之剂中合以苦寒，有药性相制之意，同时也为脾虚肝郁而易生内热所设。④仙鹤草，又名脱力草，江浙民间习用本品治疗劳力过度所致的脱力劳伤，有补虚强壮之功。本方肝脾同治，以脾为主；标本兼顾，以本为先；补散结合，以补为重。诸药配伍，相得益彰，能协同增效而裕生化源。俾脾旺气足，血气流通，则精微四布而五脏受荫，疲劳虚弱之候因而得解。

（本文发表于《中国中医药信息杂志》2007 年 3 月第 14 卷第 3 期）

"整肠宁"治疗肠易激综合征的临床研究

一、治疗方法

治疗组服用"整肠宁"，每次 5g，每日 3 次，温开水送服，半个月为 1 个疗程。"整肠宁"由红参、苍白术、茯苓、柴胡、木香、丹参、当归、延胡索、白芍、乌药、乌梅、煅牡蛎、草果、补骨脂、益智仁、诃子、黄连、车前子、赤石脂、防风、干姜、甘草组成，为水泛丸，每丸如梧桐子大，由我院制剂室生产，每瓶装 60g。

对照组服用补脾益肠丸，每次 6g，每日两次，温开水送服，半个月为 1 个疗程。

两组均以两个疗程后评定疗效。

治疗期间，所有患者避免食用桃、梨及刺激性食物和饮料，保持情绪稳定、乐观，注意劳逸结合，生活起居有规律，停用抗生素等其他药物。

二、讨论

肠易激综合征是胃肠道常见的功能性疾病，临床表现以腹泻、腹痛、腹胀、肠鸣、失眠等自主神经功能紊乱症状为主，精神因素、饮食刺激等是主要的致病因素，内脏感觉过敏、肠道动力学改变、结肠分泌与吸收改变、胃肠道激素的变化、免疫功能变化与发病有直接关系。本病属中医学"泄泻""腹痛"范畴，临床观察发现，本病的发病机理以肝脾不和、气机阻滞、升降失常、寒热错杂、运化无权为主。"整肠宁"以红参、苍白术、茯苓、草果、车前子、防风健脾补气，化湿助运；以柴胡、木香、当归、白芍、丹参、延胡索理气疏肝，抑肝扶中，并有缓急止痛之效，两者配合，能使气机内外通达，升降缓急有序；以乌梅、煅牡蛎、补骨脂、益智仁、诃子、赤石脂涩肠止泻；以黄连、甘草反佐调和。现代研究证实，柴胡、茯苓、木香、白芍、白术等具有镇静止痛、解痉、松弛肠道平滑肌的作用，丹参、当归、白芍、延胡索能改善肠道微循环，减轻肠道过敏。诸药合用，共奏健脾抑肝、理气止痛、寒温并调、标本兼治、涩肠止泻之功，对肠易激综合征有较好疗效。结果显示，"整肠宁"在改善肠易激综合征症状和疗效方面均优于对照组，且未发现不良反应。

（本文发表于《中医药研究》2001年12月第17卷第6期）

辨证治疗胆汁反流性胃炎的临床观察

一、分型治疗

1. 肝气犯胃

症见胃脘胀闷，攻撑作痛，脘痛连胁，嗳气频繁，常因情志因素而发作，苔薄白，脉沉弦。治宜疏肝理气，和胃降逆。方选柴胡疏肝散合旋覆代赭汤加减。药用柴胡、旋覆花、枳壳、陈皮、香附、木香、郁金各10g，代赭石、蒲公英各30g，白芍12g，绿萼梅5g。

2. 肝胃郁热

症见胃脘灼痛，痛势急迫，腹胀便结或便溏，泛酸嘈杂，口苦口干，舌红苔黄。治宜清肝泄热，降逆和中。方选黄连温胆汤合左金丸加减。药用川黄连6g，黄芩、半夏、八月札、枳壳、姜竹茹、茯苓各10g，吴茱萸2g，蒲公英15g，红藤20g，佛手5g。

3. 寒热互结

症见胃脘痞胀，嗳气时作，呕吐酸腐，食冷尤甚，咽干口苦，肠鸣泄泻，四肢厥冷，舌淡红，苔浊腻，脉濡细。治宜清热温中降逆。方选半夏泻心汤合旋覆代赭汤加减。药用半夏、陈皮、党参、白术、旋覆花、茯苓各10g，代赭石20g，炮姜5g，黄连、吴茱萸、白蔻仁各3g。

4. 气滞血瘀

症见胃脘疼痛，痛有定处而拒按，甚或痛如针刺、食后痛甚，或见黑便，舌质紫黯，脉涩。治宜活血化瘀，行气止痛。方选膈下逐瘀汤加减。药用当归、香附、枳壳、川芎、桃仁、红花、丹参、牡丹皮、赤芍各10g，延胡索、甘草各6g，海螵蛸12g。

5. 脾胃虚寒

症见胃痛隐隐，喜温喜按，空腹痛甚、得食痛减，泛吐清水，纳差，大便溏薄，舌淡苔白，脉细弱。治宜健脾益气，温中降逆。方选理中汤加减。药用党参、白术、黄芪、陈皮、半夏、茯苓、苏梗各10g，制附片、炙甘草各5g，干姜3g。

6. 胃阴不足

症见胃痛隐隐，口燥咽干，大便干结，心烦口渴，五心烦热，舌红少津，脉细数。治宜养阴生津，降逆和胃。方选益胃汤加减。药用北沙参、生地黄、麦冬、石斛、玉竹、竹茹各10g，川楝子、佛手各6g，代赭石20g，白芍12g，甘草5g。

以上各方水煎取汁，早晚分服。日1剂，两周为1个疗程，根据病情用1~3个疗程。

二、讨论

胆汁反流性胃炎为西医病名，发病机理为胆汁、胆盐、溶血性卵磷脂、胰酶等十二指肠内容物反流至胃所致。因情志失畅，以致肝气郁结，久郁化热，移热于胆；或肝胆兼夹外邪，湿热内蕴，胆腑气血壅滞，疏泄失常，胆液不循常道；或肝气郁结，横逆犯胃，脾胃升降功能失常，胆液不循胃气下降肠腑，而随胃气上逆；或年老体弱，脾胃虚寒，气机升降失调，胃失和降，胆汁上逆；或病邪乘虚内陷，寒热互结，中焦痞阻，升降失常，致胆汁上逆，发为本病。

本病初期以实证居多，临床主要表现为肝气犯胃、肝胃郁热两型；中期以寒热互结、气滞血瘀两型多见；后期常见虚证，以脾胃虚寒、胃阴不足两型为主；同时个体差异明显。因此在治疗过程中，必须灵活运用中医辨证施治原则，因人而异，分型辨治，随症加减。

（本文发表于《河南中医》2002 年 1 月第 22 卷第 1 期）

"舒胃丸"治疗功能性消化不良的临床研究

一、治疗方法

治疗组口服"舒胃丸"（苍术、白术、青皮、陈皮、党参、茯苓、木香、枳实、厚朴、砂仁、延胡索、制半夏、当归、白芍、乳香、没药、焦山楂、牡蛎、黄连、大黄、甘草）。诸药粉碎、过筛，用水泛丸，干燥即得。本制剂为棕黄色，味微苦，瓶装，每瓶 60g。由本院制剂室生产，批准编号盐制剂（92）62 - 053，每次 5g，每日 3 次，饭前温开水送服。

对照组口服吗丁啉 10mg，每日 3 次；雷尼替丁 150mg，每日 2 次。

两组均以 4 周为 1 个疗程，疗程结束后统计疗效。治疗期间注意休息，保持乐观情绪，停服其他药物，禁食酸、辣等刺激性食物。

二、讨论

功能性消化不良（functional dyspesia，FD）是消化系统最常见的疾病之一，发病率高，病程较长，易反复发作，迁延难愈，目前尚缺乏特效的治疗方法。FD 病因复杂，发病机理不很明确，一般认为以胃动力障碍为主，尚与内脏敏感性异常、胃肠激素分泌紊乱等有关，且精神、心理因素在发病中也起着重要作用。近年研究发现，胃肠道活动有赖于肌肉、黏膜上皮及血管功能的协调，其活动受肠道神经系统的调控，通过兴奋和抑制神经元，可协调消化道肌肉、黏膜和血管的活动。如果单用促进胃平滑肌收缩药物如吗丁啉等，疗效往往不够理想。有研究证实，中药具有整体和双向调节作用，能够抑制亢进、振奋不足，使功能失调恢复到正常水平。胃动素由肠嗜铬细胞分泌的多肽类胃肠激素，通过作用于胃肠道平滑肌细胞特异性受体，可引起平滑肌收缩，加强胃窦及上消化道消化间期互相活动，从而促进胃排空、小肠分节运动及结肠蠕动。临床研究显示，"舒胃丸"能有效调节胃肠运动，提高血浆胃动素水平，加强胃排空，明显改善 FD 症状，治愈率和总有效率均优于对照组。

FD 属中医学"痞满""胃脘痛""嘈杂""胃缓"等范畴，病位在胃，涉及肝、脾两脏。脾主运化、升清，胃主受纳、降浊，脾胃互为表里，为脏腑气机升降之枢纽。肝主疏泄，脾胃的纳运、升降有赖于肝气的疏泄条达。本病多因饥饱无常、饮食内伤、邪气外感、七情过度、劳倦体虚等导致脾胃损伤、肝郁气滞，以致纳运无权、枢机不利，乃中虚为本，气滞为标，本虚标实证，病久则见热郁、湿阻、血瘀。"舒胃丸"融寒热、补泻、升降于一体，寒温并调，攻补兼施，具有难病杂治、杂中有法的特点。方中党参、茯苓、苍术、白术、甘草补益脾胃，健运中焦；青皮、陈皮、木香、枳实理气消痞；厚朴、砂仁、山楂下气除满，醒脾开胃；半夏、黄连、牡蛎、大黄合用，既取苦寒健胃之意，又有苦辛通降、制酸导滞之功；当归、白芍、延胡索、乳没活血通络，缓急止痛。诸药合用，调节胃肠运动，促进消化吸收，共奏健脾理气、除满安中、活血化瘀、缓急止痛之功。现代研究证实，健脾理气中药对十二指肠运动有明显的双向调节作用，能改善不良心理情绪；活血止痛药能改善胃肠黏膜血流和微循环等，结论"舒胃丸"对 FD 具有良好的治疗作用。

（本文发表于《中国中医药信息杂志》2003 年 12 月第 10 卷第 12 期）

"胆胃片"治疗胆汁反流性胃炎的疗效观察

一、治疗方法

治疗组给予"胆胃片"（本院制剂室生产）治疗，每次6g，每日3次，共8周。

对照组给予雷尼替丁（江苏黄河药业股份有限公司生产），每次0.15g，每日2次，共8周；吗丁啉（西安杨森制药有限公司生产），每次10mg，每日3次，共8周。

两组治疗前均给予饮食指导，疗程结束后随访4个月。

二、讨论

胆汁反流性胃炎又称碱性反流性胃炎，系指因胆汁流入胃引起上腹痛、呕吐胆汁、腹胀、体重减轻等一系列表现的综合征。由于多种因素影响神经系统稳定性，使胃肠功能及肠道分泌激素如胰泌素、胆囊收缩素、胃泌素等发生紊乱，从而导致幽门正常动力失衡，幽门张力减低，而发生胆汁反流。

本病属中医学"胃痛""呕吐"等范畴。《灵枢·四时气》云："善呕，呕有苦邪在胆，逆在胃，胆液泄则口苦，胃气逆则呕苦。"其与西医学的研究结果相吻合，提示本病因肝、胆、脾、胃病变所致。本病的主要病机为本虚标实，虚实夹杂。本虚为脾胃亏虚、升降失常，标实为郁热上逆、湿热内蕴、胃络瘀阻。情志失畅，致肝气郁结，久郁化热，移热于胆；或肝胆兼夹外邪，湿热内蕴，胆腑气血壅滞，疏泄失常，胆液不循常道；或肝气郁结，横逆犯胃，脾胃升降功能失常，胆液不循胃气下降肠腑，反随胃气上逆；或年老体弱，脾胃虚寒，气机升降失调，胃失和降，胆汁上逆；若病邪乘虚内陷，寒热互结中焦，中焦痞阻，升降失常，亦可致胆汁上逆，发为本病。

"胆胃片"由黄芩、郁金、柴胡、白术、白芍、香橼皮、枳壳、姜半夏、茯苓、延胡索、大黄、甘草组成。方中黄芩、郁金、柴胡、香橼皮、枳壳疏肝利胆，兼泻肝火；白术、茯苓、姜半夏、白芍健脾和胃降逆；延胡索配合香橼皮、白芍行气止痛；柴胡、姜半夏相配，升降气机；大黄祛瘀健胃。诸药合用，胆胃同治，疏肝和胃，升降气机，能够加速胃排空，抑制胆汁反流，减少胆汁反流对胃黏膜的损伤，从而促进胃黏膜的修复，达到治疗目的。

研究结果显示，治疗组的临床疗效明显优于对照组，且治疗后 6 个月的复发率明显低于对照组，且未发现不良反应。结论"胆胃片"安全有效，服用方便，价格低廉，具有较好的应用前景。

（本文发表于《中国中医药信息杂志》2005 年 9 月第 12 卷第 9 期）

健脾活血法治疗中老年
非甾体消炎药相关性溃疡的临床研究

近年来，随着非甾体消炎药（NSAIDs）抗炎、镇痛、抗血栓、抗肿瘤作用的开发和临床应用的越来越广泛，NSAIDs相关性溃疡的发病率不断升高，且中老年患者发病尤为突出。

一、病例选择

经胃镜检查与活检，结合就诊前均有长期（≥4 周）服用NSAIDs 史，确诊为 NSAIDs 相关性溃疡，并符合下列条件：①年龄≥50 岁。②未服用除 NSAIDs 以外可致溃疡药物。③溃疡直径≥5mm，处于活动期。④临床表现为胃脘隐痛、刺痛、胀痛，不思饮食或饥不欲食，恶心，呕吐，嗳气，泛酸，四肢倦怠，少气懒言，大便偏溏，或有呕血、黑便，舌淡或有紫色，脉细涩等脾胃虚弱、气血瘀滞证。⑤14C 尿素酶呼气试验幽门螺杆菌阴性。⑥无穿孔、幽门梗阻或上消化道大出血。⑦无上消化道手术史。⑧无严重肝、肾疾病。

二、治疗方法

所有病例一经确诊，立即停服 NSAIDs。

治疗组采用健脾活血法治疗。药用党参 10g，白术 10g，茯苓 10g，陈皮 6g，制半夏 10g，木香 6g，砂仁 5g（后下），川芎 10g，炒白芍 10g，参三七 10g，白及粉 10g，甘草 5g。每日 1 剂，水煎分两次服，两周为 1 个疗程。

对照组奥美拉唑 20mg，每日 1 次，两周为 1 个疗程。第 1 个疗程结束后 3 天内行胃镜检查，痊愈者结束治疗，否则继续第 2 个疗程，用药同前 1 个疗程。

三、观察项目

①详细记录治疗前后临床症状变化。②治疗前及每个疗程结束后 3 天内由同一位医生进行胃镜检查，记录溃疡部位、数目、大小、愈合和周围炎症等情况。③治疗后溃疡愈合者，6 个月后随访复查胃镜 1 次。

四、疗效评定标准

痊愈：临床症状消失，溃疡愈合或瘢痕形成，周围炎症消失。显效：临床症状基本消失，溃疡愈合或瘢痕形成，但周围炎症存在。有效：临床症状明显好转，溃疡直径缩小 ≥50%。无效：临床症状无改善，溃疡直径缩小 <50% 或反而增大。

五、讨论

NSAIDs 相关性溃疡形成，一方面因 NSAIDs 抑制前列腺素合成酶 - 还氧合酶，使内源性前列腺素合成减少，胃肠黏膜失去前列腺素这一重要防御因子保护。另外，中老年患者随着年龄的增长，胃黏膜的防御功能也发生变化，如自身前列腺素合成下降，黏膜血流量减少，黏液及碳酸氢盐的合成及分泌下降等，其结果是遭到攻击因子（如 NSAIDs）刺激时，黏膜屏障功能削弱，致 H⁺ 逆向弥散增加，黏膜损伤明显加重。其防御因子减弱在 NSAIDs 相关性溃疡发病中占主导地位。质子泵抑制剂奥美拉唑可阻断胃酸分泌，以减弱攻击因子为主，治疗 NSAIDs 相关性溃疡虽然有效，但不甚理想。笔者运用健脾活血法，以香砂六君补脾益气，理气止痛；三七、川芎活血化瘀；白及收敛止血；白芍、甘草缓急止痛。诸药合用，标本同治，能改善人体内环境，增强胃黏膜的防御功能，促进溃疡的愈合。临床观察表明，两周时，溃疡愈合质量、症状缓解速度治疗组均高于对照组；4 周时痊愈率、溃疡愈合率和总有效率也略高于对照组，但两者均无统计学意义。值得一提的是，6 个月后，溃疡愈合病例胃镜复发率治疗组明显低于对照组（$P < 0.05$），显示治疗组在防止溃疡复发方面作用明显。

（本文发表于《中国中医药信息杂志》2006 年 2 月第 13 卷第 2 期）

"正脾颗粒" 治疗糖尿病腹泻的疗效观察

糖尿病腹泻临床多表现为顽固性间歇性腹泻，棕黄色水样便、量较多，可伴脂肪泻，可发生在任何时候，但夜间发作居多。糖尿病腹泻严重影响糖尿病患者的生活质量，影响血糖水平的控制，并可出现一系列并发症尤其是代谢紊乱。

一、诊断与纳入标准

1. 西医诊断标准

糖尿病的诊断采用 1999 年 WHO 专家咨询报告中提出的糖尿病诊断标准：① 有糖尿病症状，并且任意血糖 ≥ 11.1mmol/L，或空腹血糖（FPG）≥7.0mmol/L，口服葡萄糖耐量试验（OGTT）2h 血糖（2HPBG）≥11.1mmol/L。OGTT 按世界卫生组织的要求进行。符合上述标准之一的患者，在另一天重复上述检查，若仍符合 3 条标准之一者即诊断为糖尿病。② GTT、2HPBG 高于或等于 7.8mmol/L，但又低于

11. 1mmol/L，诊断为糖耐量受损（IGT）；FPG 高于 6. 1mmol/L，但又低于 7. 0mmol/L 诊断为空腹血糖受损（IFG）。

肠功能紊乱：①经常腹泻（有的在黎明前腹泻），且因反复泄泻，患者可出现类似恶病质表现，极为消瘦虚弱。②腹泻频繁可导致水电解质平衡失调，出现低钾、低钠、低蛋白血症等，有些患者易出现低血糖症，甚至可诱发糖尿病酮症酸中毒等急症。

2. 中医诊断标准

除见口渴多饮、消谷易饥、尿多而甜、形体渐渐消瘦等表现外，并有脾肾两虚、湿浊内蕴证候，如口燥咽干，不欲饮食，脘腹胀满，时有干呕或恶心，大便溏薄，神疲气短，面色无华，舌质淡红或隐紫，苔薄白或腻，脉细数。纳入观察病例均对本次研究知情同意。愿意合作，配合检查治疗。

3. 排除标准

①患者在用新药前虽然血糖高于正常，但通过饮食控制，增加活动量等，FPG < 7. 0mol/2HPG < 11. 1mol/L。②年龄在 18 岁以下 65 岁以上、妊娠或哺乳期妇女、对本药过敏者。③不能配合饮食控制或不按规定服药而影响疗效者。④有严重的心、肝、肾等并发症或合并有其他严重原发性疾病、精神病患者。⑤近 1 个月内有糖尿病酮症、酮症酸中毒及感染者。⑥排除其他原因引起的腹泻。⑦未满规定观察期而中断治疗，无法判断疗效或资料不全者。

二、治疗方法

治疗组服用"正脾颗粒"（由黄芪、山药、白术、佩兰等组成，南京中医药大学指纹图谱中心提供），每次 6g，每日 3 次，饭前冲服，1 个月为 1 个疗程。

对照组口服参芪降糖颗粒（山东鲁南制药股份有限公司生产，批号 0404531)），每次 6g，每日 3 次；复方地芬诺酯片（常州康普药业有限公司生产，批号 0406017），每次 2. 5mg，每日 3 次，口服。1 个月为 1 个疗程。

三、观察指标与疗效标准

1. 观察指标

①主要症状（多饮、多食、多尿、腹泻）改善情况。②治疗前后 FPG、2HPBG、总胆固醇（TC）、三酰甘油（TG）、糖化血红蛋白（HbAIc）变化情况。

2. 疗效标准

参照《中医病证诊断疗效标准》有关标准。①显效：治疗后症状基本消失。FPG < 7.0mol/L，2HPBG < 7.8mol/L，24h 尿糖定量较治疗前下降 30% 以上，胃肠钡透检查恢复正常。②有效：治疗后症状明显改善，FPG < 8.3mol/L，2HPBG < 11.1mmol/L，24h 尿糖量测定较治疗前下降 10% 以上，胃肠钡透检查基本正常。③无效：治疗后症状无明显改善，血糖、尿糖下降未达上述标准，胃肠钡透检查用药前后无明显改变。治疗后消失数为服药治疗 1 个月后腹泻症状消失例数；治疗后改善数为服药治疗 1 个月后症状、体征减轻或好转的例数；治疗有效数为症状消失例数及改善例数的总和。

四、讨论

糖尿病腹泻属中医学"泄泻""消渴"范畴。从临床看，糖尿病后期出现胃肠道并发症者，内热（虚热、湿热）壅盛的病机往往退居其次，而以气阴虚弱（甚者伴阳虚）、水湿内生为主。病理性质属本虚标实，气阴两虚为本，湿浊为标，互为因果，从而使病情更加顽固，病变主要涉及脾、胃、肾。故笔者提出"津亏气虚，间夹湿浊"的见解，认为消渴初发的阴虚燥热是导致脾胃气虚、湿浊内生的基础，而气虚是糖尿病自主神经并发症共有的病理特点，在此基础上甚见阳虚，严重者脾阳损及肾阳，导致津不归正，湿浊泛滥。为此，确立了补脾益肾、化浊利湿法，采用"正脾颗粒"治疗。

"正脾颗粒"由炙黄芪、菟丝子、五味子、白芍、炒白术、佩兰、鬼箭羽、丹参、莲子肉、山药、甘草组成。方中黄芪补脾益气，又能升清阳、化浊气；菟丝子平补阴阳，脾肾双补，合用健脾补肾益气，共为君药。山药、莲子肉补脾肾，固精气；五味子、白芍酸甘敛阴化津，津升则气化，合为臣药。佐以白术健脾燥湿；佩兰芳香化湿；鬼箭羽、丹参活血化瘀，血行有助气畅，使津液输布正常；甘草调和诸药。全方配伍，使正气得复，津生气旺，浊除胃和，不仅适用于胃肠之症，又能治疗原发病，标本兼治。

（本文发表于《中国中医药信息杂志》2009 年 4 月第 16 卷第 4 期）

"升阳益胃汤"加减治疗慢性 疲劳综合征的临床研究

一、治疗方法

本组均以"升阳益胃汤"加减治疗。药物组成为人参 10g，炙黄芪 30g，白术 10g，茯苓 10g，仙鹤草 30g，陈皮 10g，法半夏 10g，羌活 10g，独活 10g，防风 10g，柴胡 10g，黄芩 10g，郁金 10g，桔梗 6g，当归 10g，白芍 10g，甘草 5g。每日 1 剂，水煎 2 次（人参另煎），共煎取药液约 400mL，分早晚 2 次口服。15 日为 1 个疗程，连服两个疗程后统计治疗结果。

二、讨论

随着社会的发展，人们生活节奏加快，工作压力提高，劳动强度和精神负荷亦越来越大，许多人出现神经内分泌功能紊乱、免疫功能下降症状，慢性疲劳综合征的发病率也明显上升。本病在中医文献中没有与其相对应的疾病记载，但疲劳作为中医临床中常见的症状，在中医古籍中常被描述为"怠""懈惰""四肢劳倦""四肢不举""四肢瘫软""四肢不用"

"四肢沉重"等，而现代中医临床中多用"周身乏力""四肢倦怠""神疲乏力"来描述。笔者根据中医基本理论，结合自己多年的临床实践，认为慢性疲劳综合征乃劳累过度、饮食不节、情志失调、感受外邪等多种因素使脾胃功能严重失调所致。中医学认为，肢体乏力及易疲劳与脾脏的关系最为密切。脾为后天之本，气血生化之源，主肌肉四肢，主运化水谷精微及水湿，若脾胃功能受损，脾失健运，可致气血生化乏源，清阳不升，浊阴不降，四肢肌肉失养而产生疲劳。正如《素问》云："四肢懈惰，此脾精不运也。""今脾病不能为胃行其津液，四肢不得禀水谷气，气日以衰，脉道不利，筋骨肌肉，皆无气以生，故不用焉。"有人通过发病学、病理学、诊断学、治疗学等方面对脾胃内伤病与慢性疲劳综合征做出比较，发现两大疾病具有相似之处。李东垣在《脾胃论》中着重论述的"少气，不足以息，倦怠无力，默默不语，寝不寐，食不知味，恶热，动则烦忧……"就是用其独特的中医学理论对慢性疲劳综合征的高度概括，故可以借鉴中医辨治脾胃内伤病的方法治疗慢性疲劳综合征。基于此，笔者运用升阳益胃汤加减治疗慢性疲劳综合征取得了较好的疗效。方中人参、黄芪、白术、茯苓、甘草健脾益气以扶正；羌活、独活祛风胜湿，散寒止痛；黄芩、桔梗清肺利咽以祛邪；陈皮、半夏健脾和胃，理气宽中；柴胡、郁金行气解郁；当归、白芍养血柔肝；仙鹤草又名脱力草，有补虚消除疲劳之功。诸药合用，共达健脾益气、扶正祛邪之效。

目前西医对该病的病因及发病机制尚无确切定论，根据国内外有关研究报道，CFS 的发病原因与发病机制涉及多种因素，多数人认为，本病的发生可能是病毒感染、应激（尤其是精神应激）等多因素导致神经—内分泌—免疫网络紊乱的结果。现代药理研究也证实：人参、黄芪对提高小鼠的抗疲劳、耐缺氧、抗应激及升高血色素等方面都有明显作用，可增强体液及细胞免疫功能；仙鹤草有收缩内脏血管、升高血压、强心、兴奋呼吸、促进血液凝固、使已疲劳的骨骼肌兴奋等作用；四君子汤对解除骨骼肌的高度疲劳、增强体质具有非常重要的作用。另外，柴胡、黄芩、防风、桔梗、羌活等具有较好的抗菌、抗病毒作用。因此笔者认为，调整 CFS 患者的免疫功能，提高抵抗力，增强体质，杀灭细菌及病毒，进而改善其临床症状，则是升阳益胃汤加减方治疗 CFS 的主要作用机理。

（本文发表于《湖南中医杂志》2002 年 1 月第 18 卷第 1 期）

"温阳止泻贴"治疗虚寒性泄泻的疗效观察

一、治疗方法

治疗组采用"温阳止泻贴"药粉 20g，生姜汁调敷于协定穴位，胶布固定，4～8 小时，皮肤发红或发泡去之，3 天 1 次。

对照组采用单纯口服盐酸洛哌丁胺胶囊（西安杨森制药有限公司，国药准字 H10910085，产品批号 101014998），1 次 2mg，1 天 3 次。

两组均以 30 天为 1 个疗程，治疗 1 个疗程后停药，并随访 4 周。治疗期间两组均停用其他相关治疗药物。

二、讨论

"温阳止泻贴"是由 9 味中药精心配伍，优选药材，采用现代先进技术制成的质量稳定的中药贴剂。方中白芥子辛温走散，利气机，通经络；附子补火助阳，散寒止痛；苍术辛温，健脾燥湿；吴茱萸辛热，散寒止痛，温中止呕，助阳止泻；肉桂辛热，补火助阳，散寒止痛，温经通脉；川椒辛温，温中散寒止痛；肉豆蔻辛温，涩肠止泻，温中行气；五味子味酸、甘，性温，敛肺滋肾，涩肠止泻；生姜汁辛温，乃引经药，可引诸药直达病所。所选穴位脾俞、胃俞均属足太阳膀胱经背俞穴，均有主治腹胀、腹泻、腹痛等功能；中脘属任脉经穴，为胃之募穴，主治泄泻、腹胀、胃痛；神阙属任脉经穴，主治泄泻、腹痛、脱肛；下脘属任脉经穴，主治泄泻、腹胀、腹痛、食谷不化；足三里为足阳明胃经合穴，本穴有强壮作用，为保健要穴，主治泄泻、腹胀、痢疾、胃痛等。中药敷贴上述主穴，可使皮肤发红或发疱，起到温肾健脾、化湿止泻的作用，从而改善虚寒性泄泻症状。

关于中药敷贴疗法，清代吴师机《理瀹骈文》载："外治之理，即为内治之理；外治之药，亦即为内治之药，所异者，法耳！且治在外则无禁制、无窒碍、无牵制、无黏滞。""虽治在外，无殊治在内也。"外治法直接作用于病所，对于久病体虚或脾胃运化功能障碍，难受攻补之人均无过多禁忌，而可随意使用，克服了口服给药在吸收过程中受到酶类和化学物质的分解破坏作用。笔者采用中药敷贴治疗虚寒性泄泻，正是针对本病的病理特点，选择中药外用，辨证论治，科学合理用药。同时需指出，脾肾阳虚型泄泻的治疗，并非要拘泥于一方一药一穴，关键是把握病机，明确治则，取"温补脾肾"之法方能收效。

当前冬病夏治方兴未艾，三伏天是治疗虚寒性泄泻的最佳时节。但虚寒性泄泻患者多常年发病，中药敷贴法四季均可应用，经临床试用，各季治疗均有疗效。另外，"温阳止泻贴"为虚寒性泄泻而设，对湿热蕴结之泄泻者切不可使用。

（本文发表于《长春中医药大学学报》2013 年 10 月第 29 卷第 5 期）

"便秘通膏" 治疗慢传输型便秘的临床观察

一、纳入标准与排除标准

1. 纳入标准

①符合 2007 年中国慢性便秘诊治指南中对慢传输型便秘（slow transit constipation，STC）的诊断标准。②中医辨证分型参考中国中医药出版社出版的《中医内科学》（第 7 版），证

属气阴两虚者。③年龄 20 ~ 70 岁。④试验前 7 天内停用影响本试验的抗胆碱药物、解痉药和其他胃肠促动力药，以及刺激性泻剂（番泻叶等）。⑤患者知情同意。

2. 排除标准

①有肠易激综合征症状。②伴严重的心、肝、肾功能不全。③不能表达主观不适症状者。④合并某些疾病不能停用抗胆碱药、解痉药物者。⑤肿瘤、梗阻等器质性疾病。⑥合并精神疾病或严重神经官能症患者。⑦妊娠或哺乳期妇女。⑧对试验药物过敏者。⑨依从性差者。

二、治疗方法

治疗组采用"便秘通膏"（由炙黄芪、熟地黄、党参、麦冬等组成，南京中医药大学盐城附属医院制剂室生产），1 次 30g，1 天 2 次，饭前开水冲服。

对照组采用聚乙二醇 4000 散剂（批号 080701），1 次 10g，1 天 2 次，饭前开水冲服。

两组均以 4 周为 1 个疗程，共治疗两个疗程。治疗期间两组均停用其他相关药物。

三、疗效评价与疗效标准

1. 疗效评价

患者用药前后结肠转运时间（CTT）；安全性指标；血、尿、粪常规、心电图等相关检查的结果。记录用药后出现的不良反应。

2. 疗效标准

参照国家中医药管理局发布的《中医病证诊断疗效标准》。①显效：两天以内排便 1 次，便质转润，解时通畅，短期无复发，CTT 时间在正常范围。②有效：3 天排便 1 次，便质转润，排便欠畅，CTT 时间缩短≥50%。③无效：症状无改善，CTT 时间缩短＜50%。

四、讨论

随着人们生活水平的不断提高，饮食结构发生了改变，过食甘肥、嗜好烟酒、体质指数（BMI）增加、社会老龄化、竞争激烈等多方面因素导致功能性便秘患者越来越多。STC 作为功能性便秘的一种，是消化系统的常见疾病，约占普通人群的 20%，在老年人中更多见。

膏剂又称"煎膏""膏滋"，是最古老的 8 种方剂（丸、散、膏、丹、汤、酒、露、锭）剂型之一，具有滋补去疾之效。"便秘通膏"精选中药，方中有益气健脾补肺的炙黄芪、党参、生白术，有滋阴生津的玄参、生地黄、麦冬，有养血补肝肾的熟地黄、当归、桑椹子、何首乌、阿胶、黑芝麻，有润肠通便的火麻仁、蜂蜜、郁李仁、元明粉、决明子，还有行气和胃的陈皮、枳壳。全方共 19 味，通过浸泡、煎煮、浓缩、收膏等步骤制成质量稳定的膏剂，为应用中医药治疗 STC 提供了独特的剂型。与西药相比，其具有病因病证兼顾、疗效突出的特点。研究结果显示，治疗组的综合疗效为 88.0%，明显高于对照组的 66.0%（$P < 0.05$）。在缩短 CTT 方面，治疗组亦有优势（$P < 0.05$）。与汤剂相比，膏剂口感好，服用方便，提高了中药使用的顺应性。本组病例无 1 例退出，均顺利完成治疗。一般益气滋阴膏方均滋腻难化，但"便秘通膏"方中，配伍党参、白术、枳壳、陈皮等健脾助运、行气和胃之品，并未见不良反应。"便秘通膏"为气阴亏虚、传导失司之 STC 而设，对肺脾气虚、津亏血少、肝肾不足诸症亦可选用，但便秘实证及阳虚便秘者则不宜。

中医学强调冬令进补。冬天是服用膏方的最佳时节，但 STC 发病无明显季节性，春夏高温季节膏方亦可服用。建议患者将"便秘通膏"存放于冰箱冷藏，以防变质，经临床试用，并不影响疗效。

（本文发表于《陕西中医》2011 年 9 月第 32 卷第 9 期）

健脾消痞Ⅰ号方配合耳穴贴压治疗
功能性消化不良的临床研究

功能性消化不良（functionaldyspepsia, FD）是指持续或反复发作，具有上腹痛、上腹胀、早饱、嗳气、食欲不振、恶心、呕吐等症状。西医学将其分为溃疡型、运动障碍型和非特异型三型。运动障碍型功能性消化不良以上腹部不适为主要症状，表现为胀满、早饱、恶心等，通常存在胃排空延迟和胃运动节律紊乱。FD 是常见的临床综合征，国内发病率为 18% ~ 45%，占消化门诊的 20% ~ 40%。

一、诊断标准与排除标准

1. 诊断标准

所有病例均符合 RomeⅡ诊断标准：①以上腹痛或不适、腹胀、早饱、嗳气、恶心、厌食等上消化道症状为主，在过去 12 个月内症状持续或反复发作累计超过 12 周。②经实验室、X 射线、内镜、B 超检查排除可解释症状的器质性疾病。

2. 排除标准

①妊娠及哺乳期妇女。②甲亢、糖尿病、结缔组织病及精神病者。③有严重心、肺、肝、肾等器质性疾病者。④有腹部手术史。⑤内镜检查发现食管炎、胃及十二指肠溃疡、糜烂、肿瘤等疾病。⑥相关检查虽未见明显器质性病变，但以餐前疼痛、烧心、泛酸为主要症状者。⑦患者依从性差，各种原因未能坚持完成治疗疗程者。

二、治疗方法

治疗组以健脾消痞Ⅰ号方为基本方。苍术 10g，厚朴 10g，白术 15g，茯苓 15g，山药 15g，枳壳 10g，陈皮 10g，槟榔 10g，半夏 9g，柴胡 15g，砂仁 5g，白芍 12g，谷麦芽各 10g，甘草 6g。胀痛明显者，加延胡索 10g；大便偏干者，加火麻仁 10g，生大黄 6g；大便稀溏者，去枳壳、槟榔，加炒薏苡仁 15g。每日 1 剂，水煎服，早晚分服，4 周为 1 个疗程。同时耳郭常规消毒，将王不留行籽贴在小方块胶布中央，取穴神门、脾、胃、肝，贴压耳穴，每次贴一侧，每天饭后自行按压 3 次，每次每穴按压 1 分钟，每 4 天两耳交替，4 周为 1 个疗程。

对照组予莫沙比利 5mg，每日 3 次，餐前口服；法莫替丁 20mg，每日两次，餐前口服，4 周为 1 个疗程。

三、症状分级与疗效评定

1. 症状分级

参照 2001 年中华中医药学会脾胃病专业委员会第 13 次会议通过的《功能性消化不良中医诊治规范（草案）》疗效评定标准。采用记分法，所有症状分为轻（＋）、中（＋＋）、重（＋＋＋）三级，分别记 2 分、4 分、6 分。轻：症状轻微，不影响工作、生活，可以忍受；中：症状较重，已影响工作、生活，尚能忍受；重：症状严重，妨碍工作、生活，难以忍受。

2. 疗效评定

根据治疗前后主要症状积分计算疗效指数。疗效指数 =（治疗前症状积分 - 治疗后症状积分）/治疗前症状积分 × 100%。通过疗效指数判定疗效。痊愈：主要症状基本消失，疗效指数 ≥90%。显效：主要症状明显减轻，疗效指数 ≥60%。有效：主要症状减轻，疗效指数 ≥30%。无效：主要症状无减轻，疗效指数 <30%。总有效率（%）=（治愈 + 显效 + 有效）/总例数 × 100%。

四、讨论

FD 的病因与发病机制至今尚未完全阐明，可能与以下因素有关：①胃肠运动障碍：胃肠道动力障碍和感觉异常是 FD 的主要病理生理基础。研究显示，30%～80% 的 FD 患者存在消化道运动障碍。②内脏敏感性增高：消化道的内脏高敏表现为对生理性刺激出现不适感，对伤害性刺激呈现强烈反应。③幽门螺杆菌（Hp）感染：目前认为 Hp 感染所致的胃黏膜炎症可导致胃感觉和运动异常。④胃肠激素的改变：胃肠激素水平紊乱在功能性消化不良发病机制中起一定作用。⑤社会心理因素：胃肠道是机体内唯一由中枢神经、肠神经、自主神经系统共同支配的器官，既有感觉功能，也有运动功能，有人称之为"情绪的反应器"。

功能性消化不良属中医学"胃脘痛""痞满""嘈杂"等范畴。中医学虽无"胃肠动力"的概念，但已有不少方剂被用于治疗胃肠动力障碍的各种症状。随着中药对胃肠运动影响研究的深入，研究发现，一些中药具有增加胃肠道分泌、加强胃肠道蠕动、促进排空等作用。针灸对 FD 亦具有良好疗效。针灸特定穴位对胃肠功能有调整和保护作用，是目前公认的一种非药物治疗胃肠道疾病的有效治疗手段，特别在胃肠动力改善和精神心理调节上，疗效确切。耳穴是在针灸学理论指导下逐步发展起来的，耳穴贴压具有与针灸一样的原理和治疗效果，而且取穴方便，作用时间长，能够弥补针刺刺激时间短、次数多等不利因素。

我们认为，脾胃位居中焦，为气机升降之枢纽，气机升降失常，运化功能减退，中焦痞塞不通而致本病。本病病位在胃，不仅与脾胃功能直接有关，与肝的关系也很密切，属于虚实夹杂证。运动障碍型功能性消化不良主要以腹部胀痛、早饱、嗳气、厌食、恶心等症状为主。基于以上认识，我们采用健脾消痞 I 号方内服并合用耳穴局部贴压治疗运动障碍型功能性消化不良。方中苍术、厚朴、白术、茯苓健脾和胃；陈皮、枳实理气消痞；砂仁、半夏燥湿健脾；槟榔、谷麦芽行气消食导滞；兼以柴胡疏肝解郁，白芍柔肝止痛。配合进食后对神门、脾、胃、肝等耳穴的刺激，更能收到健脾益气、升清降浊之效。诸药合用，使脾升而健，胃和而降，恢复中焦"中焦如衡，非平不安"之状况，共奏健脾和胃、理气消痞之功。本研究结果表明，"健脾消痞Ⅰ号方内服并合用耳穴局部贴压"治疗运动障碍型功能性消化不良，能够有效改善患者的上腹痛、腹胀、嗳气、早饱、恶心、厌食等症状，治疗组改善的效果明显优于对照组（$P < 0.05$）；治疗组的总有效率亦明显优于对照组（$P < 0.05$）。

随着现代社会的发展、饮食结构的改变和生活节奏的加快，我国 FD 患者的数量在逐年增加。由于目前 FD 的病因尚未完全清楚，加之本病具有缓慢性、复发性的特点，西医学多采取对症治疗，如使用促胃动力剂、抑酸剂和抗抑郁药等。由于不论虚实，也没有辨证论治，故疗效时好时差，停药后易复发。而且西药带来的毒副反应亦越来越受到临床医生的重视，如三代全胃肠促动力药西沙比利因可引起严重的心律失常在美国临床已限制使用。中药内服并用局部耳穴贴压治疗运动障碍型功能性消化不良，既体现了整体治疗的理念，又强调辨证施治；既治标，又治本，标本兼治，疗效可靠，副反应小，价格低廉，故受到广大患者的认可，具有广泛的推广应用前景。

（本文发表于《四川中医》2012 年 3 月第 30 卷第 3 期）

胃食管反流病的中医药治疗方案与疗效观察

胃食管反流病（gastroesophageal reflux disease，GERD）是指胃内容物反流入食管引起不适症状和（或）并发症的一种疾病。一般将 GERD 分为非糜烂性反流病（NERD）、糜烂性食管炎（EE）和 Barrett 食管（BE）三种类型。质子泵抑制剂（PPI）是目前为止治疗 GERD 的主要药物，但疗程较长，副作用大，停药后复发率较高，因而一直困扰着临床工作者。本研究以中医药理论为指导，运用辨证论治方法，精选中药制剂治疗 GERD, 疗效满意。

一、诊断标准与排除标准

1. 西医诊断标准

参照 2006 年《中国胃食管反流病共识意见》中对 GERD 的诊断标准制定。上消化道内镜检查可明确 NERD、EE、BE, 胃镜检查食管炎症按我国反流性食管炎诊断及治疗指南 (2003 年, 中华医学会消化内镜学分会) 标准进行分级, BE 诊断需经病变部位黏膜活检、病理学改变证实。

所有患者均填写症状调查问卷 (GerdQ), 记录过去 4 周中烧心感、反流感、胸痛、口中酸/苦味 4 种症状出现的频率和程度, 并进行评分 (5 级计分制)。症状频率最高 40 分。凡 GerdQ 症状 A + B + C 积分 ≥8 分, 胃镜下见 EE、BE、PPI 试验阳性, 食管 pH 监测显示酸暴露异常, 其中有一项阳性者即可诊断为 GERD。

2. 中医辨证分型

参照文献资料, 结合多年临床实践, 我们将 GERD 分为肝胃不和、胃热气滞、脾虚气逆和胃阴不足 4 个基本证型进行辨证论治。①肝胃不和证: 胃脘痛连及两胁, 嗳气泛酸, 每因情志因素而发, 胸闷不舒, 喜长叹息, 大便不畅, 舌淡苔薄, 脉弦。②胃热气逆证: 胃脘灼痛, 嘈杂吞酸, 口干口苦, 小便短赤, 大便秘结, 舌红苔黄, 脉弦数。③脾虚气逆证: 胃脘绵绵隐痛, 嘈杂似饥, 按之则舒, 劳累加重, 神疲纳呆, 四肢倦怠, 大便溏薄, 舌淡苔白, 脉虚弱。④胃阴不足证: 胃脘隐隐灼痛, 嘈杂似饥而不欲食, 口燥咽干, 五心烦热, 形体偏瘦, 舌红苔少, 脉细数。

3. 排除标准

①就诊前 1 年内有上消化道出血或手术史、食管狭窄、食管或胃底静脉曲张、消化性溃疡、食管及胃肿瘤等器质性病变史者。②就诊前两周内曾服用任何 PPI 制剂者。③就诊前 4 周

内曾服用任何剂量的非甾体抗炎药。④不能接受胃镜检查者。⑤有任何报警症状者。⑥怀孕或哺乳期妇女。⑦酗酒或吸毒史者。⑧正在接受苯妥英钠、华法林、酮康唑、伊曲康唑或莫沙比利治疗者。⑨有其他系统严重疾病者。

二、治疗方法

中医治疗组进行分型治疗。①肝胃不和证：采用柴胡疏肝散加减，基础用药如柴胡、枳壳、青皮、陈皮、厚朴、香附、佛手、浙贝母、海螵蛸、白芍、甘草。若久病入络，痛如针刺，舌紫或有瘀斑，脉涩，属兼血瘀者，加延胡索、三七、丹参。②胃热气逆证：采用黄连温胆汤加减，基本用药如黄连、半夏、陈皮、竹茹、枳实、黄芩、蒲公英、浙贝母、海螵蛸、茯苓、甘草。若兼脘痞纳呆，苔黄腻，脉滑数，属湿热者，加苍术、厚朴、砂仁。③脾虚气逆证：采用香砂六君子汤加减，基本用药如木香、砂仁、陈皮、半夏、党参、茯苓、白术、海螵蛸、瓦楞子、炙甘草。若受凉易发，手足不温，喜温喜按，苔白，脉迟，属虚寒者，加炙黄芪、桂枝。④胃阴不足证：采用益胃汤加减，基本用药如北沙参、麦冬、生地黄、玉竹、金银花、知母、石斛、煅牡蛎、海螵蛸、旋覆花、白芍、甘草。若胃镜病理示 BE 者，加白花蛇舌草、半枝莲、生薏苡仁。中药汤剂（盐城市中医院制剂室生产），每次 1 袋，200mL，每日两次。

西药组予以奥美拉唑胶囊（江苏联环药业股份有限公司生产，国药准字 H10980267）口服，每次 20mg，每日两次。

两组均以 8 周为 1 个疗程，治疗期间两组患者均停用其他相关治疗药物。

三、讨论

GERD 是近年来消化领域研究的热点之一，专家一致认为，有典型的烧心和反流症状引起的不适，就可诊断为

GERD，无须依赖其他检查手段。近期的共识认为，GERD 是一种慢性疾病，停药后半年的食管炎与症状复发率分别为80% 和 90%。由此可见，无论是手术，还是 PPI，治疗 GERD 的长期疗效均不显著。因此探索新的、切实有效的治疗方法是当务之急。

由于人们生活水平的不断提高和饮食结构的改变，过食甘肥、嗜好烟酒、体质指数（BMI）增加、社会老龄化及竞争激烈，导致 GERD 的发病增多。本病常见烧心、反流、胸痛、上腹痛等症状，属中医学"吐酸"范畴。《医学正传·胃脘痛》云："致病之由，多由纵恣口腹，喜好辛酸，恣饮热酒……复餐寒凉生冷，朝伤暮损，日积月深……故胃脘疼痛。"《沈氏尊生书·胃痛》云："胃痛，邪干胃脘病也……唯肝气相乘为尤甚，以木性暴，且正克也。"《寿世保元·吞酸》云："夫酸者肝木之味也，由火盛制金，不能平木，则肝木自甚，故为酸也。"指出肝气郁滞是发病的关键因素。《素问·至真要大论》指出："少阳之胜，热客于胃，烦心心痛，目赤欲呕，呕酸善饥。"又云"诸逆冲上，皆属于火"；"诸呕吐酸，暴注下迫，皆属于热"。刘完素《素问玄机原病式》云："气逆冲上，火气炎上故也。"提出吐酸属于火、热的主要病机。参考前人论述，结合当今临床，我们总结出 GERD 总的发病机理为胃气上逆，柔空失常。临床可分为虚实两类，实证因肝气郁结，胃热气滞以致胃失冲和，升降失调；虚证为脾气虚弱，胃阴不足，运化失常，胃失和降。一般初病多实，久病可由实转虚，或出现虚实夹杂之证。病位主要在胃、食管，涉及肝、脾。"胃主降，以通为用"，因此，和胃降逆为本病的治疗大法。GERD 可分为肝胃不和、胃热气滞、脾虚气逆和胃阴不足 4 个基本证型进行论治，分别选用柴胡疏肝散加减、黄连温胆汤加减、香砂六君子汤加减、益胃汤加减，临床疗效显著。经过6 个月的随访，治疗组的复发率远远低于对照组，说明中医药在治疗 GERD 方面有独特的疗效，可作为中医药治疗的优势病种推广用于临床。

（本文发表于《辽宁中医药大学学报》2012 年 12 月第 14 卷第 12 期）

健脾益气法治疗 Hp 相关性
消化性溃疡的临床观察

消化性溃疡（PU）是一种具有反复发作倾向的消化道慢性疾病，是临床常见的消化系疾病之一。有资料显示，本病愈合后 1 年内复发率为 50%～70%。目前西医治疗本病最常用的药物仍然是 PPI 制剂。随着近年来幽门螺杆菌（Hp）耐药性不断增加，根治 PU 的难度越来越大，且服用抗 Hp 的抗生素水平越来越高，除了费用较高外，不良作用亦较大。

一、诊断标准与排除标准

1. 西医诊断标准

参照消化性溃疡病诊断与治疗规范建议（2008 年，黄山）。

2. 中医诊断标准

中医辨证符合脾胃虚弱证，参照中华中医药学会脾胃病分会《消化性溃疡中医诊疗共识意见（2009 年）》。脾胃虚弱证表现为胃脘隐痛，腹胀纳少、食后尤甚，大便溏薄，肢体倦怠，少气懒言，面色萎黄，消瘦，舌淡苔白，脉缓弱。

3. 纳入标准

①符合上述西医及中医诊断标准者。②14C 呼气试验显示 Hp 感染阳性者，并为初次治疗 Hp 感染者。③实验前 7 天停用影响本试验的非甾体消炎药、激素、抗胆碱能药物者。④知情同意。

4. 排除标准

①为难治性消化性溃疡，或者曾经治疗过消化性溃疡者。②诊断为克罗恩病、结核、淋巴瘤、巨细胞病毒等继发性上消

化道溃疡者。③伴有严重的心、肝、肾功能不全。④不能表达主观不适症状者。⑤排除肿瘤、穿孔等器质性疾病。⑥合并精神疾病或严重神经官能症患者。⑦妊娠或哺乳期妇女。⑧对试验药物过敏者。⑨依从性差者。

二、治疗方法

对照组采用奥美拉唑肠溶片（江苏联环药业股份有限公司生产，国药准字 H10980267），20mg，每日两次，早晚餐前服用；阿莫西林 1.0g，每日两次，早晚餐后服用；克拉霉素 0.5g，每日两次，早晚餐后服用，连用两周，然后单用奥美拉唑肠溶片 20mg，每日 1 次，早餐前服用，连用 4 周。

治疗组在对照组的基础上，加用"健脾益气法"中药。主方党参 10g，炒白术 10g，茯苓 10g，陈皮 10g，浙贝母 10g，海螵蛸 20g，白及 10g，炒白芍 30g，甘草 5g，随症加减。由盐城市中医院药剂科统一煎制而成，每袋装 200mL，早晚餐前各 1 袋。

两组均以 6 周为 1 个疗程，治疗期间均停用其他相关治疗药物。

三、观察指标

1. 胃痛、腹胀、纳少、便溏等。初诊首日、第 2 周末、第 4 周末、第 6 周末各观察记录 1 次。

2. 分别于治疗前（1 个月以内）、治疗结束后（两周内）各检查 1 次。

3. 分别于治疗前（1 个月以内）、治疗结束后（停药 1 个月后）各检查 1 次。

4. 血、尿常规、心电图、肝功能（ALT）、肾功能（BUN、Scr），治疗前及治疗后各查 1 次。

5. 观察并记录治疗过程中出现的任何不良反应。

四、讨论

消化性溃疡是一种界限清晰的局限性组织缺少，能累及黏膜、黏膜下层和肌层的疾病。攻击因子和防御因子失衡，是致病和复发的主要原因。西医治疗本病，主要以抑酸、保护胃黏膜、抗幽门螺杆菌为治疗方案。但本病复发率较高，有资料显示，治愈后 1 年内复发率为 50%～70%。近年来，Hp 的耐药性也日渐为人们所重视，所以如何降低溃疡复发、提高愈合质量（QOUH），成为国内外学者的研究重点。随着中医药对溃疡愈合质量及抗溃疡复发研究的深入，越来越多的研究证实，中医药能够通过整体调节，实现对局部病理改变的修复，最大限度地调动机体抗病祛邪、化腐生肌的能力，有效调节消化性溃疡攻击因子与防御因子之间的失衡，还能对紊乱的消化功能进行调整，提高溃疡的愈合质量。

以中医药理论为指导，结合临床经验，我们认为，本病病因主要是七情刺激、饮食不节、劳倦内伤及外感六淫，导致脾胃虚弱，肝胃不和，升降失常，损伤肠胃，久而成病。本病病位在胃，与肝、脾二脏密切相关。脾胃虚弱为本病主要病理环节，采用健脾益气法治疗，标本兼治，能够提高溃疡愈合质量，加强抗 Hp 治疗，可达到减少溃疡复发的目的。

健脾益气方中党参健脾益气，为君药。炒白术健脾燥湿，为臣药。茯苓淡渗，健脾利湿；陈皮理气健脾；浙贝母、海螵蛸制酸止痛；白及生肌敛疮；白芍、甘草合用，取其缓急止痛功用，共为佐药。甘草健脾和中，调和诸药，为使药。现代研究证实，党参、白芍、茯苓具有调节胃肠运动、抗溃疡、抑制胃酸分泌、降胃蛋白酶活性等作用；白术、陈皮具有促进胃肠蠕动作用；海螵蛸所含的碳酸钙，既可中和胃酸，缓解呕酸及烧心症状，又可促进溃疡面炎症吸收，阻止出血，减轻局部疼痛；白及具有止血作用，可有效保护胃黏膜；甘草亦能保护胃黏膜。

（本文发表于《光明中医》2016 年 11 月第 31 卷第 21 期）

NSAIDs 相关性溃疡的
中医治疗方案与疗效观察

非甾体消炎药（NSAIDs）是一大类不含皮质激素而具有抗炎、镇痛、解热作用的药物，临床应用极为广泛，其不良反应主要为胃肠道反应和肾功能损伤。目前，国内外越来越重视 NSAIDs 相关性溃疡的中医治疗与预防，一般采用保护性治疗用药。但是费用较高，不良反应亦较大。笔者采用辨证论治的方法，以中医理论为指导，使用中药制剂治疗 NSAIDs 相关性溃疡，取得了满意疗效。

一、纳入标准与排除标准

1. 纳入标准

参考《药源性消化系统疾病》相关标准拟定：①服用 NSAIDs 时间≥4 周，并于服药后出现胃脘部不适症状。②胃镜检查及活检确诊为活动期（A_1、A_2 期）溃疡者，溃疡长径≥3mm。③快速尿素酶试验监测幽门螺杆菌为阴性者。④年龄 25～79 岁。⑤知情同意。

2. 排除标准

①既往有上消化道出血、穿孔、幽门梗阻、胃手术史、相关器官器质性病变史患者。②曾服用任何 PPI（就诊前两周）。③近期服用除 NSAIDs 外可引起溃疡的药物。④不能接受胃镜检查者。⑤怀孕、哺乳期妇女。⑥有酗酒、吸毒史者。⑦目前使用酮康唑、伊曲康唑、苯妥英钠、华法林或莫沙必利治疗者。

3. 中医辨证分型标准

参照文献资料，结合多年临床实践，将 NSAIDs 相关性溃疡分为脾虚气滞、气虚血瘀、脾胃虚寒和气不摄血 4 个基本证型。①脾虚气滞证：胃脘隐痛、空腹较甚，食后作胀、嗳气则舒，饮食减少，体倦乏力，大便溏薄，舌淡苔薄，脉细。②气虚血瘀证：胃脘隐痛、痛如针刺、固定不移、痛时持久，体倦乏力，饮食减少，舌紫暗或有瘀斑，脉细涩。③脾胃虚寒证：胃脘隐痛、喜温喜按、受凉加重，神疲纳呆，手足不温，舌淡苔白，脉虚弱或迟缓。④气不摄血证：胃脘隐痛，吐血便血、色泽暗黑，体倦食少，面色萎黄，气短声低，心悸少寐，舌淡苔薄，脉细弱。

二、治疗方法

观察组实行分类治疗。①脾虚气滞证：采用香砂六君子汤加减。常用药：砂仁3g，陈皮6g，木香10g，制半夏10g，党参10g，白术10g，茯苓10g，浙贝母10g，海螵蛸15g，白芍10g，甘草5g。②气虚血瘀证：采用补阳还五汤加减。常用药：黄芪10g，党参10g，当归10g，川芎10g，赤芍10g，白芍10g，红花10g，延胡索10g，海螵蛸15g，白术10g，甘草5g。③脾胃虚寒证：采用黄芪建中汤加减。常用药：黄芪10g，桂枝6g，干姜6g，白芍10g，海螵蛸15g，大枣6枚，红参10g，白术10g，炙甘草6g。④气不摄血证：采用归脾汤加减。常用药：党参10g，茯苓10g，白术10g，当归10g，黄芪10g，木香10g，海螵蛸15g，三七5g，仙鹤草10g，白及10g，甘草5g。中药汤剂（盐城市中医院制剂室生产）每天2次，每次200mL（1袋）。

对照组服用奥美拉唑胶囊（江苏联环药业股份有限公司生产，国药准字H0980267）治疗，每天两次，每次20mg。

两组均以8周为1个疗程，治疗期间停止服用NSAIDs药物及其他疾病相关治疗药物。

三、疗效标准

参考2002年《中药新药临床研究指导原则》中关于消化性溃疡的疗效判断标准制定。

1. 胃镜检查标准

①痊愈：周围炎症消失，溃疡愈合或白色瘢痕形成。②显效：周围炎症尚未消失，溃疡愈合或瘢痕红色形成。③有效：溃疡长径发生 50% 或以上缩小。④无效：溃疡长径缩小 < 50% 或溃疡长径发生增大。有两个或以上溃疡病例，按愈合程度差者统计。总有效率 = （痊愈 + 显效 + 有效）/总例数 ×100%。

2. 中医疗效判定标准

①临床治愈：减少 >95% 证候积分，无疾病的症状。②显效：减少 >70% 的证候积分，疾病症状发生明显改善。③有效：减少 >30% 的证候积分，体征、症状均有所好转。④无效：证候积分减少 <30%，疾病症状无明显改善甚或加重。总有效率 = （临床治愈 + 显效 + 有效）/总例数 ×100%。计算公式（尼莫地平法）：［（治疗前积分 - 治疗后积分）÷治疗前积分］×100%。

四、讨论

参考前人论述，结合当今临床，我们认为，NSAIDs 相关性溃疡总的发病机制为"脾胃运化失司，中焦气机不利"，可分为在气在血，还应辨兼夹证。在气者，有气滞、气虚之分；在血者，有血瘀、血溢之别。各证往往不是单独出现或一成不变的，而是互相转化和兼杂。病位涉及肝、脾，主要在胃、食管。病机多属虚实兼杂。因此，确立"健脾和胃"为本病治疗大法，将 NSAIDs 相关性溃疡分为脾虚气滞、气虚血瘀、脾胃虚寒、气不摄血 4 个基本证型进行论治。

对于 NSAIDs 相关性溃疡的治疗，可采用香砂六君子汤加减、补阳还五汤加减、黄芪建中汤加减、归脾汤加减治疗。其中，香砂六君子汤可有效抑制由 NSAIDs 相关性溃疡引起的胃黏膜淤血、水肿等，并显著减轻炎性细胞增生，有效拮抗溃疡带来的胃黏膜慢性损伤，促进胃液分泌。补阳还五汤重点针对病灶，可改善病灶微环境，增加其血流量和供氧量，促进侧支循环。黄芪建中汤由黄芪、桂枝、白芍、炙甘草、生姜、大枣等组成，可温中补虚，和里缓急，益气养血，敛阴通阳，缓解相关症状给患者带来的痛苦。

结果显示，服用以上中药后，无论是临床疗效，还是胃镜下溃疡愈合率，观察组均优于对照组，且6个月随访，溃疡复发率较对照组明显降低。这足以说明，中医药在治疗 NSAIDs 相关性溃疡方面具有独特优势。

（本文发表于《临床合理用药杂志》2016年10月第9卷第10期）

"管炎灵颗粒"治疗非糜烂性 胃食管反流病的临床观察

一、诊断与排除标准

1. 西医诊断标准

参照2006年《中国胃食管反流病共识意见》中对非糜烂性胃食管反流病（non-erosive reflux disease，NERD）的诊断标准制定。

（1）临床表现：①有典型的烧心和反流症状，且无幽门梗阻或消化道梗阻的证据，临床上可考虑为胃食管反流病（gastro esophageal reflux disease，GERD）。②有食管外症状，又有反流症状，可考虑是反流相关或可能相关的食管外症状，如反流相关的咳嗽、哮喘。③如仅有食管外症状，但无典型的烧心和反流症状，尚不能诊断为 GERD，宜进一步了解食管外症状发生的时间、与进餐和体位的关系以及其他诱因。需注意有无重叠症状（如同时有 GERD 和肠易激综合征或功能性消化不良）、焦虑、抑郁状态、睡眠障碍等。

（2）上消化道内镜检查：内镜检查阴性排除反流性食管炎、Barrtt 食管及并发症，如食管裂孔疝、食管炎性狭窄、食管癌等。

（3）问卷调查：采用中国胃食管反流研究协作组制订的反流性疾病问卷（reflux disease questionnaire，RDQ，又称耐信量表）进行调查，记录患者过去 4 周中烧心感、反流感、胸痛、口中酸/苦味 4 种症状出现的频率和程度进行评分（5 级计分制）。症状频率计分加程度计分总分最高 40 分。

2. 中医证候标准

参考中华中医药学会内科学会脾胃病专业委员会主编的《实用中医消化病学》确定的标准，症见胸脘灼痛，嘈杂泛酸，嗳气反食或恶心呕吐，口干口苦，舌淡或舌红，苔白或薄黄，脉弦等。证属胃热气滞者。

凡符合上述西医诊断标准和中医辨证，且 RDQ 症状积分≥12 分者，并知情同意的患者，可纳入临床试验。

3. 排除标准

①年龄 18 岁以下或 65 岁以上患者、妊娠期或哺乳期妇女、对"管炎灵颗粒"过敏者。②不合作者（指不能配合检查诊断或不能按规定服药而影响疗效者）。③心源性胸痛、消化性溃疡、肿瘤或合并有其他严重的系统性疾病者及精神病患者。④有上消化道手术史。

二、治疗方法

两组均要求患者注意减少一切影响腹压增高的因素，如肥胖、便秘、咳嗽、呕吐、穿紧身衣，避免用力、弯腰、下蹲等动作。将床头抬高 15～20cm，以感觉舒适为度。睡前 3 小时勿进食，白天进食后亦不宜立即卧床。饮食宜少量，以高蛋白、低脂肪和高纤维素为宜，要求戒烟禁酒，忌饮浓茶、咖啡及甘肥酸辣食品。尽量避免服用抗胆碱能药、三环类抗忧郁药、硝酸甘油类制剂、钙离子拮抗剂、茶碱类药物等。

治疗组采用"管炎灵颗粒"（盐城市中医院制剂室生产，苏药制字 204009811070608），每次 10g，每日 3 次。

对照组采用奥美拉唑肠溶片（江苏联环药业股份有限公

司生产，国药准字 H10980267070802），每次 20mg，每日两次。

两组均以 4 周为 1 个疗程，治疗期间两组均停用其他相关治疗药物。

三、讨论

GERD 是近年来消化领域研究热点之一。新近的专题专家论坛上一致认为，有典型的烧心和反流症状引起患者不适就可诊断 CERD，而无须依赖其他的检查手段。RDQ 是目前国内最具权威、应用最广的诊断、疗效评估标准。PPI 是 GCERD 的首选治疗方法，但仍有部分患者特别是 NERD 患者疗效欠佳，探索新的有效治疗方法是当务之急。该研究提示，"管炎灵颗粒"治疗本病有较好的临床疗效，且停药半年后复发率较低，初步说明 NERD 为中医药治疗的优势病种。

该病属中医学"嘈杂""泛酸""胸痹""胃痛"等范畴。《素问·至真要大论》云："诸呕吐酸，暴注下迫，皆属于热。"《四明心法·吞酸》指出："凡是吞酸，尽属肝木曲直作酸也。"《素问玄机原病式·六气为病·吐酸》载："酸者肝木之味也。由火盛制金，不能平木，则肝木自甚，故为酸也。如饮食热则易为酸矣……又如酒之味苦而性热……其吐为酸，为热明矣。"《丹溪心法·嘈杂》指出，"嘈杂，是痰因火动""食郁有热""肥人嘈杂"。该病病位在食管、胃，与肝、脾关系密切。主要病因为情志失调和饮食不节。由于肝郁气滞、横逆犯胃或嗜食辛辣、胃热内生以致脏腑受纳无权，升降失职，气机上逆。以胃热壅滞、胃气上逆、食管柔空失常为主要病理环节。因此，理气降逆、清热和中为主要治法。

"管炎灵颗粒"由黄连、陈皮、制半夏、厚朴、枳壳、旋覆花、金银花、苏叶、蒲公英、麦冬、白花蛇舌草、白及、浙贝母、煅牡蛎、海螵蛸、延胡索、甘草组成。方中黄连清热和胃止痛，为君药。陈皮、制半夏疏肝理气，和胃降逆；厚朴、枳壳、旋覆花、金银花、苏叶理气和中，清热降逆，为臣药。蒲公英、麦冬、白花蛇舌草苦寒清热，健胃护膜；白及、浙贝母、煅牡蛎、海螵蛸清热制酸；延胡索活血止痛，共为佐药。甘草调和诸药，为使药。诸药合用，共奏理气降逆、清热和中之效。立方从整体出发，标本兼治，且选自天然药物，毒副作用小，可提高临床疗效，减轻患者症状，缩短病程，减少复发。

（本文发表于《山西中医》2010 年 2 月第 26 卷第 2 期）

黄福斌应用膏方治疗久泻经验

黄福斌教授为江苏省名中医，临证善用膏方调治脾胃病，将其用于久泻疗效明显。

一、久泻病机，虚实夹杂

久泻虽以虚证为主，但黄福斌教授认为，临床中纯虚纯实者少，而虚实夹杂者多。虚以脾虚为主，正如《景岳全书·泄泻》所述："泄泻之本无不由于脾胃。"病久常伴肾阳损伤，导致脾肾两虚。脾虚而生湿浊，或复因外感、饮食所伤，引动内湿，则见虚中夹实。然湿邪又因有夹热、夹寒之不同，而有湿热、寒湿之别。脾虚湿盛，运化无力，常因情志刺激，精神紧张，或于怒时进食，导致土虚木贼，肝脾失调。泄泻日久入络，血瘀肠络见腹部刺痛、痛有定处。又有久泄湿热未尽、气阴已伤者。膏方善于补虚疗疾，对久泻虚实夹杂之证尤为适宜，应用膏方时应当标本兼顾，攻补兼施，临证时尤需审证求因，谨守病机，掌握好攻补的孰多孰少，方可出奇制胜。

二、治脾为主，兼顾其他

泄泻者，脾病也。纵观黄福斌教授治疗久泻的膏方均以健脾运气、化湿利湿为基本治法。药用人参、党参、黄芪、炒白术、炒山药、炒白扁豆、莲子、芡实等健脾益气。关于参的运用，一般脾气虚多用党参；脾气虚甚多用生晒参；偏阳虚多用红参；脾阴不足又有沙参、太子参、西洋参之别；病久夹瘀多用丹参。化湿利湿常用藿香、佩兰、苍术、厚朴、砂仁、茯苓、炒薏苡仁、车前子等。病久阳虚者，多选用补骨脂、菟丝子、益智仁、炮姜、桂枝等温肾健脾。若脾虚肝郁，多选用柴胡、木香、厚朴、陈皮、防风等疏肝行气。若脾虚不运，食滞中焦，多选用焦山楂、鸡内金、焦六曲、枳实、炒白术、槟榔等消食导滞。若兼湿热者，可加炒黄芩、黄连、车前子、仙鹤草、地锦草等清肠化湿；若寒湿偏重者，则用苍术、厚朴、干姜、桂枝等以温化；若兼血瘀者，常用当归、川芎、赤芍、丹参等以养血和血。

三、善用风药，升脾燥湿

风药是指味辛、质地轻薄、药性升浮，具有祛风解表功能，多用于治疗外感风邪的一类药物。风者，春也，木也，升发之气也。春天具有升发之气，风药就好比是春风。黄福斌教授认为，脾气不能升清是久泻的主要病机之一，下者举之，风药轻扬升散，可使脾气上升，运化乃健，泄泻可止。湿是泄泻的病理因素之一，风可以胜湿，风药具有燥湿之性。湿邪若去，脾运易复，清气上升，泄泻自止。风药又可升发肝之阳气，肝气调达，脾运常健，泄泻可愈。现代研究发现，风药有抗过敏作用，而久泻多与结肠敏感性增加有关。黄福斌教授临床常用的风药有荆芥、防风、白芷、羌活、葛根、升麻、柴胡、桔梗、苏叶、桂枝等，膏方中运用得当效果明显。

四、酸收固涩，把握时机

酸收固涩是明·李中梓《医宗必读·泄泻》著名治泻九法（淡渗、升提、清凉、疏利、甘缓、酸收、燥脾、温肾、固涩）中重要的治疗方法，对久泻尤为适用，特别是脾肾虚寒，肠道不能固摄，滑脱不禁，久治难愈者。然本法为正虚无邪而设，若邪毒未去，误用酸收，则有"闭门留寇"之弊。黄福斌教授认为，泄泻病位在肠腑，六腑以通为用，腑病多滞多实，久泻亦多虚中夹滞，滞不除则泄难已。若肠中有滞，腹胀腹痛未除，断不可过早固涩。待余邪方净、正气已虚时，在膏方中加入酸涩收敛之品，则可提高疗效。他常用的药物有乌梅、木瓜、诃子、五味子、石榴皮、肉豆蔻等。

五、膏方滋腻，补通相宜

脾虚湿盛是久泻的基本病机，补脾利湿是基本治疗大法。但补虚不可纯用甘温，因甘能助湿；利湿不能太过，尤恐重伤阴液。膏方之中不乏味厚滋腻之品，不但有碍于脾胃运化吸收，更恐有助湿之嫌，且补益类药物多为"静药"，组方时必须结合"动药"，动静结合，才能补而不滞。黄福斌教授用膏方治疗久泻时常常补通兼施，寓治于补，多用平补之剂，而不过于滋腻。如在补益药中配伍砂仁、枳壳、陈皮、苍术、厚朴、六曲、麦芽、焦山楂等行气消导之品，既可以促进脾胃运化，又可以监制药性滋腻，使补虚而不碍湿恋邪。黄福斌教授提出，组方时切忌刻意蛮补和肆意攻伐，应该遵循吴瑭《温病条辨》"治中焦如衡，非平不安"之谓。

六、病案举隅

吴某，男，52岁。2015年11月20日初诊。

慢性腹泻10余年，近年加重，受凉或进食油腻、生冷后更甚。大便稀溏，常夹有未消化食物，日行五六次。每于清晨即泻，伴形寒肢冷，腰酸腹痛，肠鸣喜暖，纳食不振，舌淡苔白，脉细沉。诊断：久泻。辨证属脾肾阳虚。治以温补脾肾，化湿止泻。以膏方调治。

处方：党参120g，炙黄芪200g，茯苓120g，炒白术120g，苍术90g，炒山药200g，炒白扁豆200g，炒薏苡仁200g，陈皮

90g，煨木香90g，厚朴60g，羌活60g，防风90g，白芷90g，葛根120g，桂枝90g，干姜90g，补骨脂120g，菟丝子120g，益智仁120g，肉豆蔻90g，五味子30g，焦山楂120g，焦六曲120g，炒麦芽120g，炒稻芽120g，炒白芍200g，炙甘草30g。另红参90g，阿胶150g，莲子250g，芡实250g，饴糖250g，红枣250g。上药1料，以法制膏。早晚空腹各30g，温水送服。

2016年11月7日（立冬）二诊：去年服膏方两个月后，泄泻已止，1年来未复发，体重增加，体质明显好转，要求入冬再配膏方巩固。

按语：本案患者慢性腹泻多年未愈，属久泻之脾肾阳虚证。慢病适用膏方调理，治以参苓白术散、景岳二术煎、四神丸化裁。方中红参、党参、炙黄芪、炒白术、炒山药、炒白扁豆甘温补脾益气；茯苓、苍术、炒薏苡仁健脾渗湿；陈皮、木香、厚朴行气化湿；羌活、防风、白芷、葛根为风药，祛风胜湿；桂枝、干姜温中散寒；补骨脂、菟丝子、益智仁、肉豆蔻、五味子温肾涩肠止泻；焦山楂、焦六曲、炒麦芽、炒稻芽消导运脾；炒白芍、炙甘草缓急止痛；阿胶、饴糖、莲子、芡实、红枣不但可以赋形收膏，还可以矫味，甘补，止泻。诸药合用，共奏温补脾肾、化湿止泻之效，攻补兼施，补而不滞，攻不伤正，相得益彰。

（本文发表于《江苏中医药》2018年2月第50卷第2期）

黄福斌治疗难治性胃食管反流病经验

胃食管反流病是指胃内容物反流入食管引起不适症状和（或）并发症的一种疾病，为消化系统常见病之一。近年来，随着生活水平的提高和老龄化社会的到来，该病的发病率呈逐渐升高态势。质子泵抑制剂的出现使本病得到了很大改善，但仍有一部分患者经过双倍剂量PPI治疗12周后，症状仍无法缓解，严重影响了生活质量，故将此型称作难治性胃食管反流病。对于本病的治疗，目前西医主要以抑酸、促动力、保护黏膜等为主，但效果不理想。中医在治疗方面大多将本病归于反流性食管炎进行辨证论治，取得了一定效果。

黄福斌教授治疗难治性胃食管反流病经验独到，辨证辨病相结合，临床疗效显著。

一、病因胃逆，关乎虚、痰、瘀

黄福斌教授结合中医理论和自身临床经验认为，难治性胃食管反流病的发病因素大体可分为三类：一者饮食不节，烟酒过度，嗜食肥甘厚味、辛辣炙煿之品，致胃腑内伤，湿热之邪内生，阻滞中焦，气机不畅，胃失和降，胃气上逆；二者素体急躁易怒，或所欲不遂，以致肝失疏泄，肝气郁结，逆犯脾胃，脾胃升降失司，胃气反逆；三者素体脾胃虚弱，或胃病日久不愈，劳倦过度，耗伤脾胃之气，脾胃受纳腐熟及健运之功减退，以致清阳不升，浊阴不降。

黄福斌教授认为，本病当属中医学"吐酸""噎膈""胸痛"等范畴，病位在食管和胃，与脾、肝、胆、肺等脏器密切相关。中医学脏腑归属没有谈及，但从解剖学上看，食管上接口腔，下连胃腑，是上消化道的一个器官。脾胃的经脉均循于食管，功能上食管中空，传送食物至胃，实而不满，具有腑的功能，应归属于脾胃。脾胃为后天之本，气血生化之源，五脏六腑皆以脾胃之气为养。脾胃功能强健，人体正气充足，抵抗病邪的能力则强。若先天禀赋不足，或后天调养不当，则中焦脾胃虚弱，健运无力，致清阳不升，浊阴不降，胃失和降。饮食不节，损伤脾胃，湿热内生，或肝郁化火，久则伤津耗液，而出现津伤胃燥，润降失司。诸种因素均可导致脾胃受损，中焦气机升降失常而致本病发生。中焦乃三焦之中也，三焦既是气机升降出入的通道，又是津液运行的通道。"三焦者，决渎之官，水道出焉"，津液的运行全赖于气机的升降出入。中焦气机升降失常，则津液输布失常，终致水液不归正化而为痰湿之变，痰阻气逆则胃失冲和。本病患者多病程久，病久则入络，正如《临证指南医案》所言："盖胃者，汇也，乃冲繁要道，为患最易……然而是病，其要何在？所云初病在经，久病入络，以经主气，络主血。"气行则血行，气机升降失常，则血行失畅。加之痰湿阻于脉络，而为瘀血之变。故而黄福斌教授认为，本病病因虽多，总因胃逆而病。腑以通为用，胃以降则和，所以通降平逆、制酸护膜为本病治疗大法。然而难治病例，病多久长，"虚、痰、瘀"三者各有侧重，因而治疗又有健脾和胃润燥、行气祛痰散瘀之不同。

二、证分四型，同病异治

根据本病的病因病机不同，结合多年临床诊疗经验，黄福斌教授将难治性胃食管反流病分为津伤胃燥型、中虚气逆型、痰气交阻型和痰瘀互结型四型进行辨证论治。

1. 津伤胃燥型

症见胸骨后隐隐灼痛，伴吐酸，呃逆频作，口干舌燥，渴欲饮水，不思饮食，大便艰涩，形体消瘦，皮肤干枯，舌红少苔或光红，脉细数。此证患者多虚实夹杂，郁而化热，进而伤及阴分，或素体阴虚不足。治疗上黄福斌教授以润降为法，方用沙参麦冬汤为基本方进行加减。方中北沙参、麦冬、玉竹、生地黄、石斛等养阴润燥；陈皮、竹茹、枇杷叶、制半夏等顺气降逆；煅牡蛎、瓦楞子制酸护膜，以复食管柔空之用。

2. 中虚气逆型

症见胸脘不适时作，胃脘嘈杂，嗳气时作，稍食则胀，泛吐清水、酸水，口淡无味，面色少华，精神疲惫，大便稀溏，舌质淡红，舌苔薄白，脉细弦。黄福斌教授认为，本证多见于病久或素体脾胃虚弱者。脾胃虚弱，健运失职，胃气当降不降，反逆于上而发为本病。治以健脾复运、和胃降逆为法。方用香砂六君子汤加减。方中党参、茯苓、炒白术、砂仁等复脾之健运；木香、陈皮、枳壳、紫苏梗等行气以复胃气之通降。

3. 痰气交阻型

症见胸脘痞闷，嗳气，善太息，呕吐痰涎，吞咽不畅、如有物阻，咳嗽有痰，或咽部灼热疼痛，舌苔白腻，脉弦滑。黄福斌教授认为，本型以女性多见。女子以肝为先天，易于情志抑郁而致肝失疏泄。肝气郁滞，进而出现木不疏土，脾胃失于运化，痰湿内生，痰气交阻而出现本证。治疗以理气解郁、化痰散结为法，方用半夏厚朴汤加减。药用桔梗、枳壳调节气机升降，柴胡、芍药等药疏肝柔肝，肝胃并调，恢复脾胃气机升降之职。

4. 痰瘀互结型

症见吞咽困难，泛吐痰涎，胸膈疼痛、持续不解，口干不欲饮，舌质暗或有瘀斑，苔白腻，舌下静脉怒张，脉涩不畅。黄福斌教授认为，此证患者多病程迁延日久，反复未愈，久病入络，出现脉络瘀阻之证。治宜化痰行瘀，和胃降逆。方用血府逐瘀汤加减。痰湿甚可加昆布、海藻、煅牡蛎、瓦楞子等化痰散结制酸；痛甚可酌加延胡索、白芷、蒲黄活血行气止痛。

三、生活调摄，事半功倍

随着现代生活节奏的加快，工作竞争愈加激烈，人们的精神更易紧张，从而出现心情抑郁、焦虑等。有研究表明，本病患者都存在不同程度的精神心理问题。加之现代人们饮食及生活习惯改变很大，饮食无节制，容易出现脾胃受损，肝气不疏，久则导致胃失和降，胃气上逆而发本病。故而黄福斌教授倡导良好的饮食及生活习惯，保持健康积极的心理状态，这对预防及治疗本病具有重要意义。具体从以下几个方面实施，可收到较好的辅助效果。经云"食饮者，热无灼灼，寒无沧沧"（《灵枢·师传》）。本病患者切忌食过烫过冷食物，饮食宜细嚼慢咽，食无过饱，七八分为宜；尽量避免弯腰、倒立、下蹲等动作；适当控制脂肪、巧克力、浓茶、咖啡等的摄入；出现本病相关症状者，当戒烟戒酒；晚餐后适当运动，尽量睡前 3 小时内停止进食；睡觉时可将床头抬高 15～20cm，借助重力作用减少反流症状的发生；调畅情志，舒缓紧张、焦虑、抑郁情绪，减轻心理压力，多参加体育运动。这样通过生活调摄，就可提高疾病治疗效果，预防复发。

四、病案举隅

患者李某，女，54 岁，教师。2017 年 1 月 8 日初诊。

胸骨后烧灼不适反复发作 3 年余，伴反酸，嗳气时作，脘腹胀满。半年前某医院查胃镜提示反流性食管炎，予雷贝拉唑、莫沙必利等药物治疗，效果不明显，后诊断为难治性胃食管反流病。诊见胃脘嘈杂，胸骨后有烧灼感，嗳气时作，稍食则胀，泛吐酸水，口淡无味，面色少华，夜寐不安，食纳不佳，二便尚正常，舌质淡红、有齿痕，舌苔薄腻，脉细。辨证属中虚气逆证，予香砂六君子汤加减。

处方：党参 10g，炙黄芪 30g，茯苓 10g，炒白术 10g，姜半夏 6g，木香 6g，砂仁 3g（后下），枳壳 10g，紫苏梗 30g，陈皮 10g，厚朴 10g，浙贝母 10g，海螵蛸 15g，酸枣仁 20g，夜交藤 20g，甘草 5g。14 剂，1 天 1 剂，嘱患者调畅情志，忌饮浓茶、咖啡。

1 月 21 日二诊：患者诉胃脘嘈杂及胸骨后烧灼感较前减轻，偶尔吐酸水，嗳气不显，食纳稍增，夜寐好转，舌淡红，齿痕较前有所减轻，脉细。上方去酸枣仁，加桂枝 10g，继服 14 剂。

2 月 4 日三诊：反流症状基本消失，胃脘部偶有嘈杂不适，无嗳气、泛酸，食纳可，夜寐安，舌淡红，苔薄白，脉缓。原方去夜交藤，陈皮减为 6g，继服 14 剂。

后电话随访，症状消失，未再复发。

按：本案患者黄福斌教授辨证为中虚气逆证，以健脾复运、和胃降逆为治疗大法。方选香砂六君子汤加减。方中党参、黄芪甘温益气，健脾养胃；白术甘温补中健脾，与参、芪相合，益气补脾之效更著；茯苓甘淡，健脾利湿，与白术一走一守，相辅相成，健脾助运之功益佳；姜半夏燥湿降逆止呕；砂仁辛温，长于化湿温中行气；陈皮、木香、枳壳、紫苏梗辛行苦泄，尤善行脾胃气滞；浙贝母、海螵蛸取乌贝散之意，制酸之力尤佳；酸枣仁、夜交藤养血安神；炙甘草甘温益气，调和诸药。诸药相合，共奏健脾复运、和胃降逆之功。二诊睡眠改善，为防酸枣仁甘酸碍胃，予以去除，加桂枝温中化饮。三诊时，服药已近1个月，诸症明显改善。原法不变，以固本培元。

（本文发表于《中医药临床杂志》2018年7月第30卷第7期）

黄福斌应用药对治疗脾胃病经验举隅

药对又称对药，是中医临床常用的相对固定的两药味的配伍组合，是中药配伍应用中的基本形式。黄福斌教授临证常用药对治疗脾胃疾病，每获良效。

一、补虚

1. 党参－黄芪

党参甘平，补益脾肺，补气生津，能调节胃肠运动，抗溃疡，增强免疫功能。黄芪甘温，健脾补中，升阳举陷，益卫固表，托毒生肌，能促进机体代谢，增强和调节免疫功能，有抗疲劳、抗衰老等作用。《本草从新》认为，党参"补中益气，和脾胃，除烦渴。中气微虚，用以调补，甚为平安"。《医学衷中参西录》载黄芪"能补气，兼能升气，善治胸中大气下陷"。《本草备录》载黄芪"生用固表，炙用补中"。两者配伍，出自东垣补中益气汤，相须为用，扶正补气之力更宏。黄福斌教授临床常用于脾气虚弱，倦怠乏力，食少便溏或中气下陷之久泻脱肛、内脏下垂者。但实证、热证、阴虚者不宜。

常用剂量：党参10g，黄芪10～30g。

2. 白术－苍术

白术甘缓苦燥，气味芳香，功善健脾益气燥湿，对肠管活动有双向调节作用，有防治实验性胃溃疡和强壮作用，能促进细胞免疫功能。苍术辛香燥烈，燥湿健脾，祛风散寒。《玉楸药解》云："白术守而不走，苍术走而不守，故白术善补、苍术善行。"白术以补脾益气为主，苍术以运脾燥湿为要。两药同用，载于景岳二术煎，一补一散，一守一走，一刚一柔，共奏健脾益气、运脾燥湿之功。多用于脾虚湿困之脘痞呕恶、纳呆、肠鸣泄泻、苔腻等症。二术性偏温燥，阴虚内热、热病伤津者不宜。

常用剂量：白术 10～30g，苍术 10g，二者炒用为妙。

3. 山药－黄精

山药甘平，补脾养胃，生津益肺，补肾固精。黄精甘平，补气养阴，健脾，润肺，益肾。两药同为气阴双补之品。山药长于健脾，兼有收涩之性。黄精滋肾之力强于山药。二者配伍，相须为用，其益气养阴、补脾养胃之力更强。二者药性平和，亦药亦食，有益气而不伤阴、养阴而不碍胃的特点。多用于脾胃虚弱、气阴两虚之消瘦乏力、食少便溏、口干苔少者。

常用剂量：山药 10～30g，黄精 10g。

4. 北沙参－麦冬

北沙参甘寒，养阴清热，益胃生津。麦冬味甘柔润，性偏苦寒，长于滋养胃阴，生津止渴，兼清胃热。两药同用，见于《温病条辨》沙参麦冬汤，相须为用，益胃养阴、清热生津之力倍增。临床多用于胃阴不足、胃热伤津之口干多饮、饥不欲食、大便干结、舌红少津或舌苔光剥及胃脘灼痛、呕逆等症。

常用剂量：北沙参 10g，麦冬 10g。

二、理气

1. 香附－紫苏梗

香附芳香辛行，主入肝经，为疏肝解郁、行气止痛之要药。紫苏梗辛、甘，微温，入脾、胃经，功能宣通郁结，行气宽中。香附入血分，行血中之气；紫苏梗走气分，行气畅中。两药合用，取香苏散意，不寒不热，不腻不燥，气机顺畅，而疏肝解郁、理气和胃、消胀止痛之力增强。临床多用于肝胃气滞之胸胁脘腹胀满疼痛、恶心呕吐、不思饮食等症。

常用剂量：香附 10g，紫苏梗 10～30g。

2. 香附－乌药

香附辛散，能通行十二经脉，疏肝理气止痛。乌药辛开温通，顺气降逆，散寒止痛，温下元，调下焦冷气，对胃肠道平滑肌有双向调节作用，能促进消化液分泌。香附以行血分为主，乌药以走气分为要。香附偏于疏肝理气，乌药长于顺气散寒。两药伍用，载于《韩氏医通》，功能行气消胀，散寒止痛，善治一切气病，临床用于各种原因引起的腹内积气、胀满不舒、甚则疼痛，属寒凝气滞、偏下焦者用之尤宜。

常用剂量：香附 10g，乌药 10g。

3. 青皮－陈皮

青皮苦、辛，温，入肝、胆、胃经，疏肝破气，消积化滞。陈皮苦、辛，温，入脾、肺经。功能理气健脾，燥湿化痰。青皮对胃肠道有温和的刺激作用，能促进消化道分泌，排除肠内积气，有解痉作用，此作用强于陈皮。二者均有利胆作用。陈皮性温而不峻，行气力缓，偏入肺、脾，长于燥湿化痰；青皮性较峻烈，行气力猛，苦泄下行，偏入肝、胆，能疏肝破气，散结止痛，消积化滞。两药伍用，能行肝脾之气滞，乃肝脾同治之常用组合。临床多用于脘胁胀痛不舒、情志郁怒加重、脉弦者。

常用剂量：青皮 10g，陈皮 10g。

4. 桔梗－枳壳

桔梗辛散上行，宣开肺气，善祛胸中痰浊郁滞。枳壳苦泄下降，宽中理气，能泻胸脘郁结之气。两药伍用，载于明·孙一奎《赤水玄珠》活人桔梗枳壳汤。两药一上一下，一升一降，一宣一散，顺应脾升胃降之势，疏理气机，宽胸利肺，调和脾胃。多用于治疗气机郁滞所致之咽中如物阻，胸脘满闷，嗳气胀痛；或肺郁失宣，气滞肠腑之腹满便秘者。肺主一身之气，治气不宣肺，非其治也。临证理气乏效者，用此药对可收奇功。桔梗含多种皂苷，易致恶心呕吐，用量不宜过大。

常用剂量：桔梗5g，枳壳10g。

5. 枳实－厚朴

枳实辛行苦降，长于破气除痞，消积导滞。厚朴苦温，善行善散，能利能消，以燥湿消痰、下气除满为专。二者配伍，出自仲景承气汤。相须相用，共奏理气消积、降气除痞之功。研究证实，两药可使胃肠收缩节律增加，均有抗溃疡作用。枳实善治胃扩张、胃下垂、脱肛等，多用于寒热互结中焦、气机不利之苔腻痞满、吐利或便秘者。两药苦温香燥，易耗气伤津，故气虚津亏者慎用。因两药下气降逆力猛，平素大便稀溏者慎用。

常用剂量：枳实10～30g，厚朴10g。

6. 枳实－白术

枳实辛行苦降，破气除痞，消积导滞止痛。白术甘温补中，健脾燥湿，固表止汗，为"补气健脾第一要药"。两药伍用，出自仲景枳术汤。枳实辛散性烈，以泻以走为主；白术甘缓补中，以补以守为要。两药相合，一泻一补，一走一守，一急一缓，相互制约为用，可达补而不滞、健脾消痞之功。研究证实，两药均可调节胃肠运动，具有抗溃疡作用。白术更有促进细胞免疫和强壮作用。临床常用于中虚气滞之脘腹胀满、疼痛、嗳气、纳少、大便不畅等症，为攻补兼施之法。根据虚实轻重不同，可调整枳实与白术用量。若气虚不运、大便秘结者，重用生白术30g更佳。

常用剂量：枳实10～30g，白术10～30g。

7. 枳实－槟榔

枳实辛行苦降，善破气除痞，消积导滞，行气止痛。能增加胃肠、胆囊收缩，有抗溃疡作用。槟榔辛散苦泄，专行胃肠之气，消积导滞，缓泻通便。能增加肠蠕动，对幽门螺杆菌有抑制作用。两药配伍，出自《宣明方论》枳实槟榔丸，相须为用，行气导滞、消痞散痞之功更强，顺应胃肠"以通为用""以通为补"之理，可达调节胃肠气机、通畅大便之效。临证多用于脾胃升降失序，气滞、气逆之脘腹胀满疼痛、大便不畅者。脾虚便溏者忌用。

常用剂量：枳实 10～30g，槟榔 10g。

三、治湿

1. 藿香－佩兰

藿香气味芳香，为化湿辟秽要药，且能解暑，和中止呕。能促进胃液分泌，增强消化力，对胃肠有解痉作用，并有收敛止泻、发汗作用。佩兰芳香化湿和中之功与藿香相似，并可祛胃中陈腐之气。两药配伍，出自《时病论》芳香化浊法，相须为用，相得益彰。功能化湿辟秽，醒脾开胃，和胃止呕，清热祛暑。常用于夏月受暑、湿困脾胃、倦怠乏力、头昏头胀、胸脘闷满、恶心呕吐、食欲不振、腹痛腹泻、口甜口腻口臭、舌苔厚腻等症。

常用剂量：藿香 10g，佩兰 10g。

2. 半夏－陈皮

半夏辛苦温燥，辛能开结散痞，苦可降逆和胃，为止呕要药；温燥以燥湿化痰，有止呕、止咳、抗肿瘤、抑制胃液分泌、治疗胃溃疡等作用。陈皮辛行温通，有理气止痛、健脾和中之功，善疏畅中焦气机，又能温化寒痰。两药配伍，出自局方二陈汤，相使而用，功能行气燥湿，健脾和胃。半夏燥湿化痰，可助陈皮理气健脾之功，辛行苦泄，使气机升降有序。陈皮温通理气，辅半夏化痰消痞，气顺痰除则胃自安。二者用陈久者良，盖因其燥烈也。可用于脾胃不和，纳运失司，痰湿内停，遏阻中焦，升降失序之脘腹胀痛、不畏饮食、恶心呕吐、肢体困重、苔腻脉滑者。半夏有毒，内服当制用；法半夏长于燥湿，且温性较弱；姜半夏擅于降逆止呕；半夏曲有化痰消食之功；竹沥半夏又能清化热痰。二者性偏温燥，阴虚燥热者慎用。

常用剂量：制半夏 10g，陈皮 10g。

3. 苍术－厚朴

苍术苦温燥湿，可祛除湿浊，辛香健脾，以和脾胃，为治湿阻中焦之要药。厚朴以苦味为重，苦降下气，消积除胀满，又能下气消痰平喘，既可除无形之湿满，又可消有形之实满，为消除胀满之要药。两药配伍，出自《局方》平胃散，相须为用，能燥湿运脾，行气和胃。现代研究证实，两药有促进胃肠运动作用，多用于湿滞脾胃之脘腹胀满、肢困身重、呕恶自利、纳呆、苔腻者。但温燥之品易伤津耗气，须中病即止。

常用剂量：苍术 10g，厚朴 10g。

4. 薏苡仁－莪术

薏苡仁甘淡而凉，健脾渗湿，除痹清热。《本草汇言》谓其："寒而不泄，温而不燥，补而不滞，利而不克，至和至美之品也。"有解热、抗炎、镇痛、抗肿瘤、增强体液免疫作用。莪术辛苦温，破血行气，消积止痛，并有保肝、抗炎、抗溃疡、免疫增强和抗肿瘤作用。两药配伍，苦而不燥，凉而不寒，扶正无恋邪之弊，祛邪无伤正之虞。两药均具有健脾渗湿、行气活血止痛之功。临床常用于萎缩性胃炎伴肠化生、异型增生及胃肠道增生性息肉样病变之脾虚失运、湿热瘀滞者。

常用剂量：薏苡仁 30g，莪术 10g。

四、温中

1. 高良姜－香附

高良姜辛热，散寒止痛，温中止呕。有镇痛抗炎作用，能抗实验性胃溃疡及腹泻。香附辛散苦降，药性缓和，为理气止痛良药。两药伍用，相得益彰，《良方集腋》名良附丸，《串雅内编》名独步散。功能温中散寒，理气止痛。常用于胃寒气滞、脘腹胀痛之证。

常用剂量：高良姜 5～10g，香附 5～10g。

2. 桂枝 - 白芍

桂枝辛甘温煦，温阳扶卫，温中散寒止痛，还能温肾阳，助心阳，通血脉，有健胃、缓解胃肠道痉挛、镇痛、镇静作用。白芍酸寒阴柔，能柔肝缓急止痛，有解痉镇痛作用。两药为仲景群方之冠桂枝汤的主要药物，是调和营卫、调理阴阳的基本组合。桂枝得白芍，散中有收；白芍得桂枝，滋而能化。桂枝温阳，白芍敛阴，两药伍用，一阳一阴，一散一敛，一温一润，相反相成，相互制约，温而不燥，柔而不腻，温润得宜，刚柔相济，阴阳和合，相得益彰。功能温中柔肝，散寒止痛。多用于脾胃虚寒之胃痛、肝脾不调之痛泻等症。

常用剂量：桂枝 10g，白芍 10～20g。

五、清胃

1. 黄连 - 黄芩

黄连苦寒，清热燥湿，泻火解毒，有较强的抗菌作用，有利胆、抑制胃液分泌、抗溃疡、抗腹泻等作用。黄芩苦寒，清热燥湿，泻火解毒，止血，安胎，有抑菌、解热、保肝利胆、抑制胃肠蠕动、抗肿瘤等作用。两药性味相同，功效相近，伍用出自仲景泻心汤类，相须为用，清热燥湿、泻火凉血效果益彰。临床常用于脾胃、大肠湿热之苔黄腻、恶心呕吐、泄泻痢疾，或牙龈肿痛、口舌生疮及血热吐衄、便血等症。苦寒伤胃、脾胃虚寒者忌用。

常用剂量：黄连 5g，黄芩 10g。

2. 蒲公英 - 甘草

蒲公英甘、苦，寒，清热解毒，消肿散结，并有缓泻作用。《医林纂要·药性》云："补脾，和胃，泻火，通乳汁，治噎膈。"《岭南采药录》云："炙脆存性，酒送服，疗胃脘痛。"现代研究证实对幽门螺杆菌有良好的杀灭作用，并有抗溃疡、利胆、保肝及抗肿瘤作用。甘草性平，补脾益气，缓急止痛，清热解毒，调和诸药。现代研究证实有抗溃疡、抑制胃酸分泌、缓解胃肠平滑肌痉挛及镇痛作用，并有抗菌、抗病毒、抗炎、降脂及保肝作用。两药伍用，功能清热和胃，缓急止痛。临床常用于胃炎、消化性溃疡、幽门螺杆菌感染证属胃热者，症见嘈杂反酸、胃痛、口苦、舌红苔黄等。

常用剂量：蒲公英 15～30g，甘草 5g。

六、止痛

1. 丹参 – 砂仁

丹参性微寒而缓，祛瘀生新而不伤正，善通行血脉而止痛，为瘀血诸症之要药。药理显示能改善微循环，促进血流，抗炎，能保护胃黏膜、抗溃疡，有镇静镇痛作用。砂仁辛散温通，气味芬芳，能行气温中，化湿醒脾，为醒脾调胃之要药。药理显示有促进消化液分泌、增强胃肠运动、排出消化道内积气等作用。二者伍用见于《医宗金鉴》丹参饮，功能行气化瘀止痛，使气行则血行，血行则痛止。多用于血瘀气滞之脘腹刺痛、久痛入络者。

常用剂量：丹参 20g，砂仁 5g。

2. 延胡索 – 白芷

延胡索辛散温通，为活血行气止痛之良药。《本草纲目》谓其"能行血中之气滞，气中血滞，故专治一身上下诸痛，用之中的，妙不可言。盖延胡索活血行气，第一品药也"。为常用止痛药，无论何种痛证，均可以配伍应用。药理显示延胡索乙素有显著的镇痛、催眠、镇静与安定作用。延胡索全碱有抗溃疡、抑制胃分泌作用。白芷入肺、胃、大肠经，辛散温通，长于止痛，且能胜湿止泻。药理显示有解热、抗炎、镇痛、解痉、抗癌作用。《药性论》谓其"能治心腹刺痛"。《中华本草》载其能"治溃疡病胃痛"。两药配伍，温通行气，活血止痛，功力益彰。临床常用于气滞、血瘀、寒证之胃痛、腹痛。

常用剂量：延胡索 10~30g，白芷 10g。

3. 白芍–甘草

白芍苦酸微寒，长于养血柔肝，缓急止痛。甘草甘平，善入中焦，补益脾气，缓急止痛。两药同用出自仲景芍药甘草汤。功能酸甘化阴，缓急止痛，敛营解痉。药理研究证实，甘草有抗溃疡、抑制胃酸分泌、缓解胃肠平滑肌痉挛及镇痛作用，并与芍药的有效成分芍药苷有协同作用。二者组合，相使为用，乃临床常用止痛之良方，为基本配伍。凡肝脾不和、胸胁脘腹疼痛、四肢挛急疼痛均可应用。其为阴柔之品，阳虚湿盛者慎用。

常用剂量：白芍 15~30g，甘草 5~10g。

4. 当归–川芎

当归甘、辛，温，补血调经，活血止痛，润肠通便，为补血之圣药，活血行气之良药。川芎辛散温通，既能活血化瘀，又能行气止痛，为血中之气药，具有通达气血功效，善治气滞血瘀之胸胁腹部诸痛。当归以养血为主，川芎以行气为要。两药伍用，名曰佛手散，又名芎归散，出自《普济本事方》。功能行气活血，散瘀止痛。原治妊娠伤胎、难产、包衣不下等症，现临床多用治胃痛日久、久痛入络、痛如针刺，舌质紫暗者。

常用剂量：当归 10g，川芎 10g。

5. 乳香–没药

乳香辛散走窜，味苦通泄，既入血分，又入气分，能行血中气滞，化瘀止痛。内能宣通脏腑气血，外能透达经络，可用于一切气滞血瘀之痛证。《珍珠囊》谓其能"定诸经之痛"。没药苦泄，功擅活血散瘀，消肿止痛。乳香以行气活血为主，没药以活血散瘀为要。两药伍用出自《证治准绳》乳香止痛散，相须为用，共奏活血祛瘀、行气止痛之功。《医学衷中参西录》谓："乳香、没药，二药并用，为宣通脏腑、疏通经络之要药，故凡心胃胁腹、肢体关节诸疼痛皆能治之。"临床多用于治疗血瘀气滞较重、诸药不效之胃痛腹痛证。两药均对胃肠道有较强的刺激性，可引起呕吐、腹痛、腹泻等，均应炮制入药。

常用剂量：乳香 6g，没药 6g。

七、止呕

1. 半夏–黄连

半夏味苦，降逆和胃，为止呕要药。功能辛开散结，化痰消痞。药理显示有止呕、止咳、抑制胃液分泌、治疗胃溃疡作用。黄连苦寒，清热燥湿，为止呕泻痢之良药。苦入心，泻心必以苦；辛走气，散痞必以辛。两药合用出自仲景半夏泻心汤，辛开苦降，散痞和中，降逆止呕，善治湿热阻滞中焦所致脘腹痞满、恶心呕吐等症。

常用剂量：制半夏 10g，黄连 5g。

2. 紫苏–黄连

紫苏辛温，能散能行，善行气宽中除胀，和胃止呕。药理显示有促进消化液分泌、增进胃肠蠕动作用。黄连苦寒，清热燥湿，尤长于清中焦湿热。二者伍用出自《温热经纬》，一温一寒，相互制约，相互为用，共奏清化和中、降逆止呕之功。多用于湿热阻滞中焦、气机郁滞不畅所致的脘腹痞满、恶心呕吐。

常用剂量：紫苏 10g，黄连 5g。

3. 黄连–干姜

黄连苦寒，清热燥湿，泻火解毒，善治脾胃大肠湿热，为止呕泻痢之良药。药理研究证实有抗菌、抗炎、抗癌、利胆、抑制胃液分泌、抗溃疡、抗腹泻作用。干姜辛热，温中散寒，健运脾阳，为温暖中焦之主药。药理研究证实有镇静、镇痛、抗炎、止呕作用。两药相伍，出自仲景半夏泻心汤，寒热并用，相反相成。辛以开结，苦以降泄，平调寒热，泻心消痞。多用于寒热互结中焦、升降失司、阴阳失调诸症。对寒热错杂之胃痛脘痞、呕吐、口疮、泻痢等均有效验。

常用剂量：黄连 3～9g，干姜 3～9g。可根据寒热轻重调整药量比例。

4. 半夏－麦冬

半夏温燥而化痰湿，苦降和胃，为止呕要药。麦冬味甘柔润，性偏苦寒，长于滋养胃阴，清胃生津。两药相配，出自仲景麦门冬汤，半夏得麦冬凉润之性，可减其温燥之弊；麦冬得半夏之降，可增其养胃生津之力，一润一燥，润燥互用，相反相成，既能燥湿和胃降逆，又无损伤胃阴之虞。临床可用于胃阴亏虚、脾虚痰阻之呕吐、呃逆、饥不欲食者。

常用剂量：制半夏 10g，麦冬 10g。

5. 丁香－柿蒂

丁香辛温芳香，暖脾胃而行气滞，尤善降逆，有温中散寒、降逆止呕、止呃之功，为治胃寒呃逆之要药。药理研究证实能促进胃液分泌，增进消化，减轻恶心呕吐症状，缓解腹部气胀，为芳香健胃剂，且有镇痛抗炎、抑菌、利胆、抗腹泻等作用。柿蒂味苦降泄，专入胃经，善降胃气而止呃逆，为止呃逆要药。其性平和，凡胃气上逆所致各种呃逆均可使用。两药伍用出自《济生方》柿蒂汤，丁香升散为主，柿蒂以涩敛下行为要，一散一敛，一升一降，相互制约，相互为用，共奏温中散寒、和胃降逆之功，为临床上止呃逆常用组合。对中焦虚寒、气机上逆之寒证呃逆尤宜。

常用剂量：丁香 5g，柿蒂 10g。

八、止泻

1. 乌梅－诃子

乌梅味酸而涩，其性收敛，入大肠经，功善涩肠止泻，为治久泻、久痢之要药。药理研究证实有抑菌作用，能抑制离体兔肠管运动，增强机体免疫功能。诃子酸涩收敛，入大肠经，长于涩肠止泻，是治疗久泻、久痢的常用药。药理研究证实可抗菌，解痉，所含鞣质有收敛、止泻作用。两药配伍见于《证治准绳》固肠丸，相须为用，涩肠止泻之功增强。临床专治久痢、久泻。若有湿热积滞者当忌用。

常用剂量：乌梅 10~30g，诃子 10g。

2. 乌梅－白芍

乌梅酸涩性平，生津滋阴，涩肠止泻。白芍苦酸微寒，养血敛阴，柔肝止痛。两药相须为用，酸能化阴，缓急止痛，涩肠止泻。多用于胃阴不足之胃脘灼痛、舌红苔少及久泻久痢者。

常用剂量：乌梅 10g，白芍 10~30g。

3. 肉豆蔻－补骨脂

肉豆蔻辛温而涩，温中行气，涩肠止泻，为治疗虚寒性泻痢之良药。补骨脂苦辛温燥，善壮肾阳，暖脾阳。《本草经疏》谓其"能暖水脏，阴中生阳，壮火益土之要药也"。肉豆蔻以补脾为主，补骨脂以补肾为主。两药伍用出自《普济本事方》二神丸，脾肾双补，涩肠止泻，为治脾肾阳虚、五更泄泻之经典药对。阴虚火旺、湿热泻痢忌用。

常用剂量：肉豆蔻 10g（煨熟去油），补骨脂 10g。

九、通下

1. 火麻仁－当归

火麻仁甘平，质润多脂，功专滋养润燥，滑肠通便，为润下之要药。药理研究证实有润滑肠道作用，同时在肠中遇碱性肠液后可产生脂肪酸，刺激肠壁，使蠕动增强，从而达到通便作用。当归甘温质润多油，长于补血，为补血之圣药，能润肠通便。两药配伍，相须为用，养血润燥，通利大便作用增强，为润下之常用组合。凡年老体虚、产后血虚、肠燥津亏、大便秘结难解者均可应用。

常用剂量：火麻仁 10g，当归 10g。

2. 大黄－芒硝

大黄苦寒泄热，泻下攻积，擅治实热便秘，药理研究证实能增加肠蠕动，促进排便。芒硝咸寒，润燥软坚，泻下清热，能疗实热积滞，大便燥结。药理研究证实所含硫酸钠有高渗致泻作用。大黄味苦，泻下力强，有荡涤胃肠之功，为治热结便秘之主药。芒硝味咸，可软坚泻下，善除燥屎坚结。两药配伍出自仲景承气汤，相须为用，可增强清热导滞、泻下通便作用。临证多用于实热积滞胃肠之大便秘结、腹胀满痛、苔黄厚而干、脉沉实有力者。此为苦寒峻下之剂，脾胃虚弱者慎用。

常用剂量：大黄 10g（后下），芒硝 10g。

3. 大黄－附子

大黄苦寒沉降，走而不守，有斩关夺隘之力，号称将军，功专泻下，荡涤肠胃，推陈致新，为治疗实热积滞便秘之要药。药理研究证实能增加肠蠕动，抑制肠内水分吸收，促进排便，具抗感染、保肝、利胆和健胃作用。附子大辛大热，走而不守，温肾壮阳，大补真火，温脾阳，散阴寒，止疼痛。两药伍用出自仲景大黄附子汤，寒热相配，相互制约，相互为用，各显其能，寓温阳于攻邪之中，泻下于温补之间，补泻结合，而成温下之功，用于治疗脾阳不足、寒积于里、腹痛便秘之症。

常用剂量：大黄 10g（后下），附子 10g（先煎）。

十、止血

1. 仙鹤草－地榆

仙鹤草味涩性平，功擅收敛止血，涩肠止泻，强壮补虚。药性平和，被广泛用于全身各部的出血之证，对久病泻痢、血痢尤宜。药理研究证实有促凝血、强心、杀绦虫、抗菌消炎、抗肿瘤、镇痛作用。地榆苦寒酸涩，既能泄热凉血，又能收敛止血，可用治多种血热出血证。因其性下行而涩肠，故长于治下焦便血、痔血及血痢等。药理研究证实可缩短凝血时间，生地榆止血作用优于地榆炭。两药配伍，相须为用，收敛止血、涩肠止泻作用增强，临床常用于溃疡性结肠炎、下焦湿热之腹痛血痢之证。

常用剂量：仙鹤草 10 ~ 30g，地榆 10 ~ 30g。

2. 黄芪 – 白及

黄芪甘温补气升阳，具有托毒生肌之功，有"疮家圣药"之誉。《本草正》载其"补元阳，充腠理，治劳伤，长肌肉"。药理研究证实，黄芪能促进机体代谢，增强和调节机体免疫功能，可使细胞生长旺盛，寿命延长。白及味涩质黏，为收敛止血、消肿生肌的要药。药理研究证实对胃黏膜损伤有明显的保护作用和止血作用。两药组合，相须为用，功能益气止血，生肌长肉。临床多用于气虚不摄之吐血、便血及消化道糜烂溃疡性病变。

常用剂量：黄芪 10 ~ 30g，白及 10 ~ 30g。

3. 三七 – 白及

三七味甘微苦，性温，功善止血，又能化瘀生新，有止血不留瘀、化瘀不伤正的特点，能治各种出血。《本草新编》谓"三七根，止血之神药也"。药理研究证实能够缩短出血和凝血时间，有造血、镇痛、抗炎、抗衰老作用。白及质黏味涩，长于收敛止血，消肿生肌。两药配伍，相须为用，收敛止血之功益彰，并能止痛生肌，而且药性平和，广泛用于各种消化道糜烂、溃疡及出血性病变。

常用剂量：三七 5g，白及 5g，研末吞服。

十一、升提

升麻 – 柴胡

升麻辛甘微寒，解表透疹，清热解毒，升举阳气。柴胡辛苦微寒，解表退热，疏肝解郁，升举阳气。升麻以引阳明清气上升为主，柴胡以升少阳清气上行为要。两药配伍出自《脾胃论》补中益气汤，协同增效，相须为用，升提之力倍增。常用于中气不足、气虚下陷所致的脘腹坠胀、食少倦怠、久泻脱肛、胃下垂、子宫脱垂、肾下垂等脏器脱垂诸症。

常用剂量：升麻6g，柴胡6g。

十二、制酸

海螵蛸–浙贝母

海螵蛸温涩收敛止血，制酸止痛，主要含碳酸钙，能中和胃酸，改变胃内容物的pH值，降低胃蛋白酶活性，促进溃疡面愈合，并有利于止血。浙贝母苦寒清热化痰，散结解毒。药理研究证实能镇静，镇痛。海螵蛸以收敛为主，浙贝母以清散为要。两药配伍出自民间验方，《中华人民共和国药典》并有记载。两药一收一散，一温一寒，清热和胃、制酸止痛、止血之力益彰。用于治疗胃及十二指肠溃疡、胃痛、烧心、泛酸、吐血、便血者。

常用剂量：海螵蛸15g，浙贝母10g。

结语：药对之名最早出于汉代的《雷公药对》，惜该书早已失佚。现代药对多指两味药配伍组方。正如《中医药学名词》所云："两味药成对相配，多有协同增效或解毒作用。"《神农本草经》早就指出："药有阴阳配合，子母兄弟，根叶华实，草石骨肉。有单行者，有相须者，有相使者，有相畏者，有相恶者，有相反者，有相杀者。凡此七情，合和当视之。相须、相使者良，勿用相恶、相反者。若有毒宜制，可用相畏、相杀，不尔，勿合用也。"事实上，药对就是历代医家长期临证的经验总结，就是遵循中药配伍原则的经典组合。黄福斌教授善于学习、总结、实践、运用药对于脾胃临床，常常在辨证论治的基础上，合理应用同类相须药对增强功效；灵活应用异类相使药对提高疗效；巧妙应用反类相制药对祛弊留效，并能根据脾胃虚实、寒热、润燥、升降病机的不同，采取相应的通补兼施、润燥并举、寒热平调、升降相因等治法治则来组方施药，以提高临床疗效。

黄福斌治疗脾胃湿病经验

湿邪之为病是为湿病。但凡湿邪侵袭人体或脏腑功能失调而致水湿潴留体内所表现水湿停滞的病证，均为湿病。前者称为外湿，后者称为内湿。路志正认为，"百病皆因湿作祟"。《素问·至真要大论》云："诸湿肿满，皆属于脾。"因此，脾胃湿病甚为常见，临床上胃痛、痞满、呕吐、泻痢、便秘等病均可与湿邪相关。黄福斌教授治疗脾胃湿病略有心得。

一、湿为阴邪，非温不化

湿性类水，是为阴邪，致病易损伤脾阳，脾运失司、气机阻滞则胸脘痞闷，口腻纳呆，恶心呕吐，腹痛泄泻，苔白腻脉濡，诸症丛生。黄福斌教授根据《素问·至真要大论》"湿淫于内，治以苦热，佐以酸淡，以苦燥之，以淡泄之"之旨，借鉴《金匮要略·痰饮咳嗽病脉证并治》"病痰饮者，当以温药和之"之见，凡治脾胃湿病必以苦温燥湿、温中化湿之法。代表方剂有平胃散、二陈汤。药用苍术、厚朴、半夏、陈皮、草果、桂枝、生姜等。忌用大辛大热之品，以防过燥伤阴，而是以和为贵，以平为期。

二、湿邪出路，汗解便泄

《读医随笔卷四·证治类》云："凡治病总宜使邪有出路。宜下出者，不泄之不得下也；宜外出者，不散之不得外也。"张子和善用汗吐下三法，攻邪以治百病。叶天士提出宣上、畅中、利下为邪之出路的三条路径。黄福斌教授受《素问·汤液醪醴论》"平治于权衡，去菀陈莝，开鬼门，洁净府"；《素问·至真要大论》"湿上甚而热，治以苦温，佐以甘辛，以汗为故而止"的启发，认为湿病出路，汗解便泄为要，临证时，对湿困脾胃、头身困重、呕恶纳呆者，常用藿香正气散、藿朴夏苓汤加减。药用藿香、半夏、厚朴、苏叶、白芷、防风、羌活等味以疏散汗解，芳香化湿。对湿滞肠道、腹胀便溏、苔腻脉滑者，常用胃苓汤、茯苓皮汤加减。药用薏苡仁、茯苓、猪苓、泽泻、车前子等品以淡渗利湿，使湿从小便而去，所谓"治湿不利小便非其治也"。但汗宜微汗出，大汗或渗湿太过亦有伤阴之弊。

三、善用风药，升脾胜湿

风药始见于李东垣《脾胃论》。"味薄风药，升发以伸阳气"。风药主要指具有辛香发散、疏散升通、宣畅气机作用的祛风药，如荆芥、紫苏、防风、白芷、升麻、柴胡、羌活、独活、葛根、苍术、生姜、佩兰等。《素问·至真要大论》云："湿伤肉，风胜湿。"风药多辛、苦、温，能升阳健脾、燥湿运脾，散湿醒脾，可达祛湿胜湿之功。黄福斌教授认为，风药辛香，既可发汗散表，使湿邪自毛窍而出，也能疏肝调达，升阳运脾，使湿邪从中而化，还能助肾气化，使湿邪从小便而去，乃治湿利器。观其治疗脾胃湿病时，不管是湿困中焦之痞满、纳呆，还是湿胜之濡泻、溏泄，总不离风药之味。然而风药多辛香走窜，易于耗气伤阴，必须中病即止，用药剂量上不宜过重，用药时间不宜过长。

四、补脾运湿，守法正本

脾胃湿病的形成，无论外湿还是内湿，都与脾虚有关。经云"邪之所凑，其气必虚"（《素问·评热病论》）。脾有运化水湿的功能，其性恶湿，外湿浸淫或水湿内生均可导致脾运失司，水湿停滞而为病。湿阻胃腑则脘痞呕恶，湿滞肠间则泄泻肠鸣。因此，治湿必当补脾健脾，脾旺方能运湿。正所谓"治湿不理脾胃，非其治也"（明·方隅《医林绳墨·卷一·湿》）。常用药物有白术、苍术、党参、生黄芪、茯苓、薏苡仁、山药、白扁豆等。临床上湿病患者往往缠绵难愈，愈后又易复发。黄福斌教授认为这与湿性黏腻胶着有关，治疗上不能急于求成，补只能清补，汗仅能微汗，利只可淡渗。须知除湿非一日之功，临证要谨守病机，耐心守法，做到"证不变，法亦不变"。只有守法守方，才能正本清源。

五、湿病宜忌，治养结合

在脾胃湿病的治疗上，黄福斌教授认为，湿为阴邪，治宜温阳化气、调畅气机为主，忌用寒凉戕伐阳气，致湿邪郁遏难化；禁用滋腻，反助其湿，阻滞气机；不可苦寒攻下，损伤脾阳，形成滑脱不止之症。在生活调摄方面，应遵循《素问·上古天真论》"虚邪贼风，避之有时"；《素问·脏气法时论》"禁温食饱食湿地濡衣""脾苦湿，急食苦以燥之"之训。要避开雾露霜雹、雨霰冰雪等潮湿天气，不要在潮湿的地方居住，不要穿着潮湿的衣服，不可过用空调冷风。要饮食有节，清淡为宜，不可暴饮暴食，贪凉饮冷，过食肥甘、水果、海鲜、辛辣、黏糯难消之物，以免重伤脾胃，中阳困遏，水湿停聚为患。对脾虚湿困者，除服药治疗外，可用黄芪、白术、山药、薏苡仁、白扁豆适量煮粥食养，作为善后调理。只有注意湿病宜忌，坚持治养结合，才能巩固疗效，收获全功。

六、病案举隅

凌某，女，32岁，2018年8月10日初诊。

主诉：胸脘痞闷疼痛伴恶心、呕吐、便溏月余。

现病史：1个月前因天热，过食冷饮引起胸脘痞闷疼痛，周身困重，倦怠乏力，恶心呕吐，纳呆食少，肠鸣便溏，黏滞不爽，带下量多色白，苔白厚腻，脉濡缓。

辨证：湿困脾胃，中阳阻遏。治以芳香化浊，运脾燥湿。

方用藿香正气散加减。处方：藿香10g，紫苏叶10g，白芷10g，苍术10g，厚朴10g，姜半夏10g，陈皮10g，茯苓

10g，生姜10g，甘草5g。10剂，每日1剂，水煎两次温服。

8月20日二诊：胸脘闷痛、呕吐好转，胃纳尚少，便溏、带下较前好转，苔白腻，脉濡。上方去白芷、生姜，加车前子30g（布包），焦六曲10g。10剂，每日1剂，水煎两次温服。

8月31日三诊：药后诸症好转，尚感乏力，胃纳一般，苔薄腻，脉濡细。邪湿渐去，脾虚未复。治宜补脾益气，方用六君子汤加减。

处方：党参10g，炒白术10g，茯苓10g，制半夏10g，陈皮10g，苍术10g，焦六曲10g，厚朴10g，甘草5g。7剂，每日1剂，水煎两次温服。

1周后随访，基本正常。嘱其注意饮食调养，忌食油腻、甜品、生冷海鲜，勿过饱过饥。

按：本例患者因天热饮冷过度而发病，属内伤湿滞证。湿阻脾胃以致升降失常，脾不升清，胃失降浊，则恶心呕吐，肠鸣泄泻；湿阻气滞，不通则痛，故胸脘痞闷疼痛。治选藿香正气散加减。方中藿香为君，辛温芳香，既能解汗又可化湿；紫苏叶、白芷，风药发散；配厚朴、陈皮增强理气作用，有助于化湿，还可舒畅气机以止痛；制半夏、生姜化浊和胃以止呕吐；苍术燥湿运脾，茯苓淡渗利湿，以止泻；甘草为使，健脾，调和诸药。诸药合用，共奏芳香化浊、运脾燥湿之功。三诊时用六君子汤加味，以补脾益气是善后之法。本例熔芳化、理气、汗解、淡渗、燥湿运脾等法于一炉，乃脾胃湿病常用治法。但临床若见舌红、苔黄腻，湿从热化者，则应清化为宜。另有久湿入络、湿热伤阴者，又当别论。

黄福斌应用香砂六君子汤经验

中虚气滞是脾胃疾病的核心病机。香砂六君子汤是补益脾胃、行气化滞的基础方剂。黄福斌教授以其为基础方，拓展用于多种脾胃疾病，疗效满意。

一、香砂六君子汤的来源与方解

香砂六君子汤源于清·罗美《古今名医方论·卷一》，方取"人参一钱，白术二钱，茯苓二钱，甘草七分，陈皮八分，半夏一钱，砂仁八分，木香七分。加生姜二钱，水煎分服"。临床上常用党参代替人参。最早用香附、砂仁，现多用木香、砂仁。功用益气化痰，行气温中。主治脾胃气虚，痰阻气滞证。症见呕吐胸闷、不思饮食、脘腹胀痛、消瘦倦怠，或气虚肿满。方中人参甘温益气，健脾养胃为主药；辅以白术，苦温燥湿健脾，增强益气助运之力；配以茯苓甘淡渗湿，健脾和胃；陈皮、半夏健脾化痰除痞；砂仁、木香温中止呕，行气止痛；甘草益气和中，调和诸药。诸药合用，配伍严谨，药性平和，动静结合，温而不燥，补而不滞，通不伤正，通补兼施，实乃健脾和胃、益气温中、行气化痰、理气止痛之基本要方。

二、药理研究

现代药理研究认为，香砂六君子汤能抑制胃黏膜瘀血、水肿等病理变化，减缓炎症细胞浸润，减少上皮细胞化生，能拮抗胃黏膜慢性损伤，促进胃液分泌，显著提高胃液游离酸度的排出量，改善胃肠道的内分泌功能。李小兵等用化学测定法观察了香砂六君颗粒对家兔胃液、胃酸、胃蛋白酶分泌的影响，得出香砂六君颗粒可升高家兔胃酸 pH 值、降低胃蛋白酶活性的结论，认为香砂六君颗粒对实验性胃溃疡有较好的防治作用。王亚伟的研究表明，香砂六君子汤加减具有保护胃黏膜、增强胃动力、双向调节免疫功能及阻断癌前病变的治疗效果。李志等就香砂六君颗粒对脾虚患者及大鼠胃肠运动的调节作用进行研究发现，香砂六君颗粒可升高血浆胃动素和血清胃泌素水平，降低生长抑素水平，促进胃排空，抑制小肠过快蠕动，并改善脾虚症状。赵静怡等的研究表明，香砂六君子汤能下调功能性消化不良模型大鼠十二指肠 TRPV1 和 5 – HT 的表达水平，从而缓解胃高敏状态。

三、应用要点

黄福斌教授认为，香砂六君子汤可用于治疗多种脾胃疾病，核心病机为脾胃气虚，痰（湿）阻气滞。临床病证包括：①纳谷减少，不思饮食。②脘腹胀闷或疼痛，嗳气，呕吐。③大便溏泄或干结，努挣无力。④肢体倦怠，气短乏力，面色萎黄或白，或浮肿，或消瘦。⑤舌淡苔白，脉虚弱或细。

四、加减应用

1. 随病因加减

若兼肝郁，脘痛连胁，因情志变化加重者，加柴胡、香附、青皮、绿萼梅等疏肝理气；兼瘀血，久痛入络如针刺，舌紫脉涩者，加延胡索、丹参、赤芍、川芎等活血化瘀；兼湿热，胃脘嘈杂灼热，口苦口臭，舌苔黄腻者，加黄芩、黄连、蒲公英、藿香等清化湿热；兼食滞，脘痞厌食，嗳腐吞酸者，加神曲、山楂、麦芽、鸡内金、枳实、槟榔等消食导滞；兼感风寒，恶寒，脉浮紧者，加桂枝、苏叶、防风等温散风寒；兼阳虚，畏寒肢冷，喜温喜按者，加炙黄芪、桂枝、炮姜等温中散寒；兼胃阴不足，口干，舌红少津或光剥无苔者，去半夏、砂仁、生姜，加北沙参、麦冬、玉竹、石斛等滋养胃阴；兼中虚气陷，脘腹坠胀，内脏下垂，脱肛者，加升麻、柴胡、炙黄芪等升提益气；兼血虚，面色萎黄，唇甲、舌质淡白者，加当归、白芍、大枣等补益气血。

2. 随症状加减

黄福斌教授临证善用香砂六君子汤为底方治疗中虚气滞型病证，根据主症偏重进行加减应用，方法灵活多样，一般多用党参易人参，取其平补之义。若气虚较甚则用人参，对年老体弱、虚不受补者，常用太子参清补。以胃脘疼痛为主者，加炒白芍、白芷、延胡索等缓急止痛，炒白芍常用 30～50g；以胀满嗳气为主者，加枳实、厚朴、紫苏梗、佛手等行气除满；伴嘈杂泛酸者，加浙贝母、海螵蛸、煅牡蛎等制酸和胃；伴胃酸偏少、不欲饮食者，加山楂、焦六曲、鸡内金、乌梅等消食开胃；伴恶心呕吐者，加藿香、佩兰、旋覆花，选用姜半夏12g，以和胃止呕；伴泄泻便溏者，加炒山药、炒薏苡仁、车前子，选用煨木香以健脾止泻；伴便秘难解者，加火麻仁、当归、杏仁，选用生白术30g，以健脾通下；伴呕血、黑便者，加藕节炭、仙鹤草、紫珠、三七粉、白及粉等收敛止血；伴脘痞、舌苔厚腻难化者，加苍术、厚朴、豆蔻、草果等燥湿运脾。

3. 随疾病加减

若为萎缩性胃炎伴肠化生，加丹参、薏苡仁、白花蛇舌草、半枝莲等；胃食管反流病，加旋覆花、枳实、厚朴、煅牡蛎等；胆汁反流，加柴胡、金钱草、枳实、竹茹等；疣状胃炎，加浙贝母、煅牡蛎、煅瓦楞子、薏苡仁、玄参等，消化性溃疡，加黄芪、白及、浙贝母、海螵蛸等；幽门螺杆菌相关性胃病，以黄连、黄芩、大黄、牡丹皮、土茯苓、乌梅、山楂、蒲公英、紫花地丁、黄芪、桂枝等因证选用；合并胆道疾病，加柴胡、黄芩、金钱草、郁金；合并肺病咳嗽，加厚朴、杏仁等；合并冠心病胸痛，加瓜蒌皮、薤白、桂枝、葛根、川芎等；合并睡眠障碍，加合欢花、首乌藤、酸枣仁、刺五加等。

五、现代应用

黄福斌教授临床中，根据异病同治原则，以辨证中虚气滞为前提，应用香砂六君子汤加减治疗多种疾病。①胃食管反流病。②功能性消化不良。③非萎缩性胃炎。④萎缩性胃炎。⑤消化性溃疡。⑥十二指肠炎。⑦胃肠功能障碍。⑧慢性腹泻。⑨功能性便秘。⑩肠易激综合征。⑪溃疡性结肠炎。⑫慢性胰腺炎。⑬糖尿病胃轻瘫。⑭癌症化疗不良反应。⑮肝硬化腹水。⑯慢性疲劳综合征。⑰慢性虚弱。⑱消瘦。⑲肥胖。

六、类方应用

1. 楂曲六君子汤（《医碥》）

由人参、白术、茯苓、甘草、陈皮、半夏、山楂、神曲、麦芽组成。功能健脾化滞。原方主治脾虚不运，食后即感困倦，精神不振而欲睡着。《医碥》谓："脾弱不能即运，不运则静矣！静，故思睡也。"黄福斌教授应用此方治疗脾虚食滞之不思饮食、食后作胀、体瘦便溏者。

2. 归芍六君子汤（《笔花医镜》）

由人参、白术、茯苓、甘草、陈皮、半夏、白芍、当归组成。功能补益气血。主治脾虚不健，气血两亏。黄福斌教授应用本方治疗脾胃虚弱、气血生化乏源，症见面色萎黄、气短乏力、纳少、寐差、脘胁疼痛等。

3. 柴芍六君子汤（《医宗金鉴》）

由人参、白术、茯苓、陈皮、半夏、炙甘草、柴胡、炒白芍、钩藤、生姜、大枣组成。功能健脾平肝，化痰祛风。主治脾虚肝旺，风痰壅盛。黄福斌教授以此方加减治疗肝胃不和之脘胁胀痛、嗳气、易怒、眩晕、脉弦者。

4. 黄芪六君子汤（《医学集成》）

由人参、白术、茯苓、甘草、陈皮、半夏、黄芪、山药组成。功能病后调理，助脾进食。主治小儿腹泻。黄福斌教授此方治疗脾虚湿重之泄泻便溏、食少体瘦、倦怠乏力者。

5. 柴胡六君子汤（《扶寿精方》）

由人参、白术、茯苓、甘草、陈皮、半夏、柴胡、黄芩、枳壳组成。原方主治伤寒热解，平复后，或劳碌过食，复作大热。黄福斌教授认为此方有疏肝利胆、健脾和胃之功，适用于胆胃同病，脘胁疼痛者。

6. 姜桂六君子汤（《症因脉治》）

由人参、白术、茯苓、甘草、陈皮、半夏、干姜、肉桂组成。功能散寒温胃。原方主治寒气呕吐。黄福斌教授用治脾胃虚寒之胃痛呕吐、胀满、泄泻诸症甚效。

七、合方应用

临床病证往往错综复杂，扑朔迷离，临证必须详加辨识，黄福斌教授运用香砂六君子汤时，常常根据兼夹证情况，具体问题具体分析，处方时采取多方合用，以实现针对性精准治疗，提高疗效。如见胃痛连及胁背，因情志因素加重，属肝郁脾虚气滞者，则合用四逆散，以疏肝健脾，理气止痛；兼脘腹满闷，身重困倦，舌苔白厚腻，痰湿较重者，合用平胃散，以运脾燥湿；胃痛日久如针刺，属气虚血瘀者，合用丹参饮，以益气活血止痛；胃脘冷痛，喜温喜按，属脾胃虚寒者，合用黄芪建中汤，温中补脾，和胃止痛；胸脘疼痛拒按，苔黄腻，属痰热结胸者，合用小陷胸汤，健脾化痰，清热散结；兼痛泻，属脾虚肝旺者，合用痛泻要方，补脾柔肝，祛湿止泻；如老年兼见胸痹疼痛，形寒心悸，属心阳不振，气血痹阻者，合用枳实薤白桂枝汤，以益气散寒，宣通心阳；如见胸痞喘咳，痰多清稀，属脾肺气虚，外寒内饮者，合用小青龙汤，以益气健脾，温肺化饮；兼不寐多梦，心悸健忘，属心脾两虚者，合用归脾汤，补益心脾，养血安神。

八、应用体会

1. 中焦脾胃，一脏一腑，互为表里，脾主升，胃主降；脾主运，胃主纳；脾喜燥，胃宜润，一升一降，一纳一运，一燥一润，升降相因，润燥相济，纳运调和，共奏水谷消化吸收之功。治疗慢性胃病，当顺应脾胃生理功能，遵循"治中焦如衡，非平不安""脾宜升则健，胃宜降则和""脾以运为健，胃以通为补"的原则。香砂六君子汤方，药性平和，补气而不壅滞，理气而不刚燥，无大苦大寒、大辛大热之虞，实为调补脾胃之平剂，临证若能谨守病机，精心辨证，灵活加减，应用之广，当属必然。

2. 脾胃为后天之本，气血生化之源。内伤脾胃，百病由生。香砂六君子汤补益脾胃，行气化滞，不但是治疗脾胃病的基本方剂，也是治疗慢性虚损类疾病的重要方剂。脾胃健运，可化生水谷精微，运达周身，强健身体。脾胃虚弱则脏腑不安，正气不存，邪有所侵，变生诸症。顾护胃气是黄福斌教授临证的重要原则。

3. 香、砂、陈、夏等药，辛温行气，若应用不当，有"辛散耗气"之虞。气机郁滞，需要行气开郁的药物以疏通气机，然而，引起气滞的病因很多，应根据不同情况配伍应用理气药。慢性胃病，脾胃虚弱，运化失常，气机不畅而出现的胃脘胀痛，如单用行气宽中药，往往愈通愈胀，愈通愈痛。这是因为辛散太过，反使气机进一步受损，应当配伍健脾益气药，使脾胃健运而气滞则消。香砂六君子汤正是这样一个代表方剂，在临床应用中未曾发现"耗气"之弊。

4. 慢性胃病往往病程较长，缠绵难愈，治疗疗程亦需较长时间，有些患者在治疗过程中病情常有反复，但只要辨证准确，守法守方亦很重要，切忌朝令夕改，急于求成，反致无功。症情好转后，可改用丸剂巩固疗效，以善其后。在预防复发方面，注意体育锻炼，生活调适尤为重要。要保持饮食有节，性情平和，生活规律。病因不除，病必难愈，愈亦易复。

黄福斌应用二术煎经验

黄福斌教授临证善用二术煎为基本方治疗慢性泄泻类病证，疗效满意。

一、二术煎来源与方解

二术煎出自《景岳全书》卷五十一，组成：白术（炒）二钱或三钱，苍术（米泔浸，炒）一二钱，芍药（炒黄）二钱，陈皮（炒）一钱五分，炙甘草一钱，茯苓一二钱，厚朴

（姜汤炒）一钱，木香六七分，干姜（炒黄）一二钱，泽泻（炒）一钱半，共 10 味药。原方主治肝强脾弱，气泄、湿泄等证。

方中白术、苍术同用，补气健脾，运脾燥湿为君药。白芍酸甘柔肝，缓急止痛为臣。李东垣云："中焦用白芍药，则脾中升阳，使肝胆之邪不敢犯也。"陈皮、厚朴、木香理气行滞，气行则湿化；茯苓、泽泻甘淡健脾渗湿；干姜辛热，温煦中阳，驱散阴湿，皆为佐药。甘草补脾，调和诸药为使。全方扶脾与抑肝并举，行气与化湿兼施，可使肝脾调和，脾健湿化。现代药理研究认为，白术、茯苓、甘草能调节胃肠运动功能，改善机体免疫状态；苍术、白芍、陈皮、厚朴、木香能抑制肠道收缩，使肠管松弛、紧张性下降和节律减慢；白芍、甘草、木香还有镇痛作用。

二、应用要点

黄福斌教授认为，二术煎适用于慢性腹泻，其核心病机为脾虚湿盛。临床病证包括以下方面：①大便溏薄或如水样，或夹不消化食物，便次增多。②脘腹胀闷或疼痛，肠鸣食少。③面色少华，神疲乏力。④舌质淡，苔白腻，脉细弱。

三、加减应用

黄福斌教授遵循《伤寒论》"观其脉证，知犯何逆，随证治之"之名言，在辨证论治的基础上，随症加减，提高疗效。气虚较甚者，加党参 10g，黄芪 30g，炒山药 20g，以益气健脾；腹痛较甚者，炒白芍加 30~50g，延胡索 20g，乌药 10g，缓急止痛；腹胀较甚者，枳壳 10g，防风 10g，行气消胀；因情志诱发，泻后痛减，加柴胡 10g，香附 10g，青皮 10g，疏肝理气；兼感外邪，恶寒肢体酸痛，加藿香 10g，羌活 10g，防风 10g，疏风化湿；大便夹黏液，苔黄腻，加炒黄芩 10g，黄连 5g，葛根 10g，清热化湿；大便如水样，加车前子 30g，炒薏苡仁 30g，白扁豆 30g，渗湿止泻；夹有血便，加仙鹤草30g，生地榆 10g，收敛止血；夹有不消化食物，加焦山楂10g，焦六曲 10g，炒莱菔子 15g，消食化滞；五更泄泻，形寒肢冷，加补骨脂 10g，肉豆蔻 10g，桂枝 10g，温阳补肾；久泻无邪，滑脱不禁者，加乌梅 10g，诃子 10g，芡实 10g，涩肠止泻；久泻伤津口干者，加乌梅 10g，麦冬 10g，炒山药 20g，止泻保津；久泻中气下陷，小腹坠胀，甚至脱肛者，加炙黄芪30g，升麻 6g，柴胡 6g，益气升提；久病入络，泄泻缠绵难愈，舌紫脉涩，加当归 10g，赤芍 10g，川芎 10g，养血和血。

四、现代应用

①慢性肠炎。②胃肠功能紊乱。③腹泻型肠易激综合征。④溃疡性结肠炎。⑤过敏性结肠炎。⑥吸收不良综合征。⑦放射性肠炎。⑧抗生素相关性肠炎。⑨甲状腺功能亢进腹泻。

五、应用体会

1. 《景岳全书·泄泻》曰："泄泻之本，无不由于脾胃。"《素问·阴阳应象大论》云："清气在下，则生飧泄……湿盛则濡泄。"《难经》亦云："湿多成五泄。"脾虚湿盛是泄泻的病理关键，健脾渗湿是治疗泄泻总的原则，二术煎则是治疗泄泻的理想方剂之一。

2. 慢性泄泻临床上以虚实夹杂者多见，脾虚与湿盛是病机的两个重要方面。脾气虚弱为主者，清阳不升，运化失常，可加党参、黄芪、山药以健脾益气；若脾虚生湿或兼感外邪，则虚中夹实，治疗时需辨湿邪夹热夹寒的不同，兼夹湿热者，加黄芩、黄连清热燥湿；寒湿偏重者，加桂枝、羌活温化寒湿。

3. 慢性泄泻者多夹湿夹滞，表现为腹胀、肠鸣、便泄。二术煎能运脾化湿，行气导滞。服药之后常有大便增多现象，病者常有困惑，其实这是导滞泻浊之候，不必多虑，随之可以胀除泻止，屡试不爽。

4. 二术煎治疗慢性泄泻，病者若能配合生活调适，可提高疗效，减少复发。尤其是饮食卫生，忌食剩饭剩菜、生冷海鲜之品，避免自身不能耐受食物，如麸质、乳类、脂肪等；宜新鲜、清淡、易于消化而富有营养之流质或半流质。

六、病案举例

王某，女，45 岁，2018 年 5 月 18 日初诊。

慢性腹泻 10 多年，今年以来加重，先后服用抗生素、益生菌、蒙脱石散等药，未见好转。饮食稍有不慎即感腹胀腹痛，大便稀溏，夹有黏胨，解之不畅，日行 5~6 次，伴肠鸣纳少，体瘦，肢倦乏力，舌淡胖、边有齿痕，苔厚腻微黄，脉细无力。电子肠镜及病理提示慢性结肠炎。

中医诊断：泄泻。证属脾虚夹湿热。治宜健脾化湿，清肠导滞。方用景岳二术煎加减。

处方：炒白术 10g，炒苍术 10g，炒白芍 10g，陈皮 10g，茯苓 10g，厚朴 10g，木香 10g，泽泻 10g，葛根 10g，炒黄芩 10g，炙甘草 5g。7 剂，每日 1 剂，水煎两次，早晚温服。嘱注意饮食调节。

5 月 25 日二诊：药后腹胀腹痛好转，大便黏胨已止，并且爽畅易解。大便稀溏，仍 4~5 次，苔白腻，脉细。前方去炒黄芩，加车前子 30g。14 剂，每日 1 剂，水煎两次，早晚温服。

6 月 8 日三诊：大便次数减少、日 2~3 次、尚不成形，食纳不香，体倦乏力，苔腻，脉细。二诊方加炒山药 20g，党参 10g，焦六曲 10g。14 剂，每日 1 剂，水煎两次，早晚温服。

6 月 22 日四诊：大便日行 1~2 次，先干后溏，纳谷稍增，尚感疲乏，苔薄腻，脉细。邪湿渐去，脾虚未复，停服中药汤剂，改用参苓白术丸 6g。1 日 3 次，善后调理。

7月18日五诊：大便基本正常，无腹胀腹痛，饮食正常，精神好转，体重增加 5kg，苔薄腻，脉细有力。嘱暂停药物，调适生活，随诊复查。

按：本例慢性泄泻多年，初诊时表现为虚实夹杂证，病久脾气虚弱，运化失司，小肠不能分清泌浊，大肠无法传化，水反为湿，谷反为滞，郁而化热，混合而下，久泻不止。用二术煎去干姜加葛根、黄芩，健脾化湿，清肠导滞。二诊时大便黏胨即止，黄苔已去，故去苦寒之黄芩，恐久用损伤脾胃。治以健脾益气、渗湿止泻汤剂合参苓白术丸，先后调治两个月，基本治愈。该病例说明。慢性久泻病程较长，守法守方也很重要。

附录二

医学传承

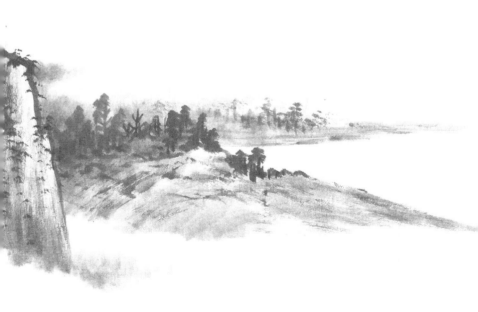

管炎灵颗粒治疗
非糜烂性胃食管反流病的作用机理

《素问·至真要大论》曰："诸呕吐酸，皆属于热。"《四明心法·吞酸》曰："凡是吞酸，尽属肝木曲直作酸也。"《素问玄机原病式·六气为病·吐酸》曰："酸者肝木之味也。由火盛制金，不能平木，则肝木自甚，故为酸也。如饮食热则易于酸矣……又如酒之味苦而性热……其吐为酸，为热明矣。"《丹溪心法·嘈杂》认为，"嘈杂是痰因火动""食郁有热""肥人嘈杂"。在导师的指导下，结合导师多年的临床工作经验，张阳认为，本病临床上常见证型为胃热气滞、肝胃不和、湿热蕴胃、食滞胃脘、胃阴不足、正虚夹实等。证型错综复杂，且往往相间为患，其中当以胃热壅盛、胃气郁滞、胃热气滞者多见。本病与情志失调和饮食不节有关，常因肝郁气滞、横逆犯胃或嗜食辛辣、胃热内生，以致胃腑受纳无权，通降失职，气机上逆，冲和失司，造成胃系柔空失常而成。"胃热""气逆"为本病主要病理环节，理气降逆、清热和中为主要治法。应用自制中成药"管炎灵颗粒"治疗本病，其疗效得到了验证。

"管炎灵颗粒"是黄福斌教授研制的全中药制剂，由黄连、陈皮、制半夏、厚朴、枳壳、旋覆花、金银花、苏叶、蒲公英、麦冬、白花蛇舌草、白及、浙贝母、煅牡蛎、海螵蛸、延胡索、甘草组成。方中黄连清热和胃止痛，为君药。陈皮、制半夏疏肝理气，和胃降逆；厚朴、枳壳、旋覆花、金银花、苏叶理气和中，清热降逆，为臣药。蒲公英、麦冬、白花蛇舌草苦寒清热，健胃护膜；白及、浙贝母、煅牡蛎、海螵蛸清热制酸；延胡索活血止痛，共为佐药。甘草调和诸药，用为使药。全方共奏理气降逆、清热和中之效。

现代药理学研究表明，黄连具有抗氧化、保护胃黏膜抗炎、抗溃疡作用，其主要成分盐酸小檗碱还具有抗焦虑、抗食管癌作用。厚朴除下气除满外，还具有影响胃肠活动、抗菌、抗病毒和中枢抑制、抗过敏等作用。此外，厚朴酚对于胃液分泌的应激性增加有抑制作用，具有镇吐、抗反流作用。苏叶能够整体调节神经功能，治疗胃神经官能症，具有促进胃动力、改善胃肠功能障碍、清除幽门螺杆菌的作用。延胡索具有明显的镇痛、镇静作用，对胃液分泌及胃酸均有抑制作用。蒲公英、煅牡蛎、海螵蛸等都具有抗胃损伤、抑制胃液分泌、保护胃黏膜的作用。整个立方从整体出发，标本兼治，且选用天然药物，毒副作用小，能够减轻患者症状，缩短病程，减少复发，提高临床治疗非糜烂性胃食管反流病的效果。

（张阳）

疏肝健脾法治疗腹泻型肠易激综合征
肝郁脾虚证的临床研究

一、对腹泻型肠易激综合征（IBS－D）的认识

"肝郁脾虚，肝脾不调"是 IBS－D 的重要病机，"疏肝健脾"为其治疗大法。IBS 患者常因情志不畅或情绪紧张而发病或使症状加重。随着生活节奏的加快，生活、工作压力的增大，IBS 的发病率有增高的趋势。有报道显示，IBS 患者中以 IBS－D 占多数，占 74.1%。肝主疏泄，可调节全身气机，有助于脾胃运化。肝的疏泄功能正常，则全身气机通畅条达，脾胃升降协调，食物消化吸收功能正常。若烦恼郁怒，精神紧张等可致肝气不舒。肝失条达，横逆乘脾，脾失健运，升降失调，清浊不分，而发泄泻、腹痛、腹胀等症。病变部位与肝、脾关系密切，肝郁脾虚、肝脾不调是 IBS－D 的重要病机，因此疏肝健脾为本病的治疗大法。

二、疏肝健脾法组方与方解

组方：柴胡 10g，白术 10g，枳壳 10g，白芍 10g，陈皮

10g，茯苓 10g，防风 10g，甘草 5g。

方解：柴胡苦、辛，归肝、胆经，辛行苦泄，善条达肝气，疏肝解郁；白术苦甘而温，为"脾脏补气健脾第一要药"，补脾燥湿以治土虚，与柴胡共为君药。枳壳苦、辛，归脾、胃经，能行气宽中，增强柴胡解肝经郁滞之功，又能化痰消痞，消除脘腹胀痛；白芍酸寒，柔肝缓急止痛，与白术相配，于土中泻木，共为臣药。陈皮辛、苦而温，理气燥湿，醒脾和胃；茯苓入脾经，健脾渗湿，共为佐药。防风归肝、脾、膀胱经，具升散之性，与术、芍相伍，辛能散肝郁，香能舒脾气，且有燥湿以助止泻之功，又为脾经引经之药，故兼具佐使之用。甘草健脾益气，缓急止痛，调和药性，为使药。诸药合用，共奏疏肝解郁、健脾渗湿、行气止痛之功。

现代研究表明，柴胡有明显的镇静、安定等中枢抑制作用，又可提高痛阈，起到镇痛作用。白术含有苍术酮、苍术醇等挥发油成分，可调节免疫功能，对肠管活动具有双向调节作用，又具有一定的利尿及镇静作用。枳壳有利尿、调节胃肠平滑肌紧张程度等作用。白芍主要含有芍药苷、芍药内酯苷、羟基芍药苷、苯甲酰芍药苷等单萜苷类化合物，对中枢神经系统的镇静、抗惊厥作用明显，又具有良好的解痉、镇痛作用。陈皮有抗炎作用，对胃肠运动有直接抑制作用。茯苓、防风均有调节免疫及抗炎功能，茯苓利尿作用良好，防风又有镇痛、镇静作用。甘草抗炎、抗过敏作用良好，又有缓解胃肠道平滑肌痉挛及镇痛作用。

（刘柱成）

便秘通膏治疗慢传输型便秘的疗效观察

一、对慢传输型便秘（STC）的认识

1. 对 STC 病机的认识

根据我们的临床观察，STC 患者一般起病较慢，病程较长，病情常常由轻到重，好发于中老年人群，女性多于男性。

病初患者常自行使用开塞露、番泻叶、大黄、酚酞片等帮助排便，时间一长，便逐渐失效。症状常常表现为大便干结，排便困难、数日一行，便后乏力，神疲倦怠，或心烦失眠，口燥咽干，舌红少苔，脉细弱。本病属中医学"虚秘"范畴。究其病因，有因病后、产后、久坐（卧）少动、以车代步及年老体弱之人气血亏虚；或病中治疗过用汗、利、燥热之剂，损伤阴津；或生活无规律，差旅、劳役过度，出汗过多及房室劳倦，损伤气血阴精；或素体虚弱，气阴不足，津亏血少等。这些均可导致气血阴津亏虚，气虚则传导无力，阴津不足则濡润失常，继而使大肠传导失司而发病。本病病位在大肠，涉及脾、胃、肺、肝、肾等脏腑功能失调。因此，我们总结出"气阴亏虚，传导失司"是本病的主要病机。

2. 对 STC 治法的认识

关于本病的治疗，虽以通下为原则，但绝不可单纯用泻下之药，必究其病源，审因论治。根据其"气阴亏虚，传导失司"的病机特点，我们确立了"益气养阴，润肠通便"为基本治法大法。

《素问·玉机真脏论》云："脾不足，令人九窍不通。"朱丹溪《局方发挥》云："脾土之阴受伤，传输之官失职。"《类经》训诂曰："不足病在中，故令九窍不通，以脾气弱者四脏皆弱而气不行也。"《金匮要略》认为，脾阴不足，不能为胃行其津液，肠道失润，即形成脾约之证，导致便秘。《脾胃论》曰："胃者卫之源，脾乃营之本""四季脾旺不受邪。"营为阴，脾阴充足，则脾转输功能正常，精微得以化生，糟粕得以传导。STC 患者多为脾胃不足，气阴两虚，治疗时应固护脾气脾阴，润肠通便。由此可见，益气养阴不可偏废。《灵枢·五味》云："胃者，五脏六腑之海也，水谷皆入于胃，五脏六腑皆禀气于胃。"李杲也说："内伤脾胃，百病由生。"六腑以通为用，胃以降则和，胃气和则浊气下降，糟粕得以排出大肠。因此，和胃泄浊不可或缺。可谓是气旺阴生，液增舟行；

胃和浊泄，积滞自除。

二、便秘通膏组成与方解

便秘通膏由炙黄芪、熟地黄、党参、生白术、玄参、生地黄、麦冬、当归、桑椹子、制首乌、火麻仁、元明粉、郁李仁、决明子、阿胶、蜂蜜、黑芝麻、枳壳、陈皮等药组成。方中炙黄芪益气生津；熟地黄补血滋阴，共为君药。党参、生白术、玄参、生地黄、麦冬益气养阴生津；当归、桑椹子、制何首乌养血补血润肠；火麻仁、元明粉、郁李仁、决明子润肠通便，共为臣药。阿胶补血滋阴润燥，协助收膏；蜂蜜润肠通便，兼能矫味；黑芝麻益精养血，润肠通便；枳壳、陈皮和胃行气，共为佐药。诸药合用，共奏益气补血、养阴生津、润肠通便之效，标本兼治。

现代药理研究表明，黄芪具有调节免疫功能、抗衰老的作用，可有效缓解疲劳、乏力现象；熟地黄具有调节免疫功能、促进造血功能、抗衰老的作用；当归具有免疫促进、保护心肌、补血、抗缺氧等作用；党参具有促进造血功能、抗缺氧、耐疲劳、增强机体免疫力、调节胃肠收缩功能等作用；麦冬可有效保护心肌缺血，具有耐缺氧、免疫促进及抗菌作用；制首乌润肠、通便、解毒，具有抗衰老、调节机体免疫等功用；决明子润肠通便，填精益髓，具有免疫、抑菌作用。

三、讨论

1. 中医药治疗 STC 具有标本兼治的特点

随着人们生活水平的不断提高，饮食结构发生改变，过食甘肥、嗜好烟酒、体质指数（BMI）增加、社会老龄化、竞争激烈等多方面因素均导致功能性便秘患者越来越多。STC 作为功能性便秘的一种，是消化系统的常见疾病，约占普通人群的20%，在老年人中更多。聚乙二醇 4000 散剂是一种渗透性轻泻剂，通过氢键结合在肠腔内游离的水分子，增加粪便含水量，使粪便体积增大，表面软化，以利于排出。聚乙二醇4000 散剂分子量较大，在消化道内不被吸收或代谢，不影响脂溶性维生素的吸收和电解质的代谢，不影响肠道的运动功能和肠道的正常菌群，可促进恢复生理排便，是目前临床上较为常用的药物。

但是西药治疗本病停药后容易复发，长期应用泻剂会损害神经末梢而加重便秘症状，引起药物性肠炎等，因此，中医药是必然的选择。在临床实践中，中药治疗 STC 确有明显优势。从症状入手，辨病与辨证相结合，从整体出发，标本兼治，既能补虚扶正，恢复脏腑功能，又能泻浊通便，减轻患者痛苦，故能有效缓解临床症状，在解除便秘的同时，还可调整紊乱的胃肠功能，改善患者的体质，起到减少复发的作用。由于时间问题，远期疗效和复发率尚有待进一步观察研究。

2. 便秘通膏治疗 STC 的优势

膏剂又称"煎膏""膏滋"，是最古老的八种方剂（丸、散、膏、丹、汤、酒、露、锭）剂型之一，具有滋补疗疾之效。便秘通膏精选中药，精心配伍，采用现代先进技术，通过浸泡、煎煮、浓缩、收膏等步骤而制成质量稳定的膏剂，为应用中医药治疗 STC 提供了独特的剂型。与西药相比，该药具有病因病证兼顾、疗效突出的特点。研究表明，治疗组和对照组两组的综合疗效分别为 90.0% 和 60.0%，治疗组优于对照组，在 CTT、主要症状、次要症状等指标改善上治疗组亦有优势，均存在显著性差异（$P < 0.05$）。另外，与汤剂相比，口感好，服用方便，提高了中药使用顺应性，深受患者欢迎。本组研究病例，无 1 例退出，均顺利完成治疗。一般益气滋阴膏方均滋腻难化，但便秘通膏中配伍党参、白术、枳壳、陈皮等健脾助运、行气和胃之品，未见此不良反应。初步观察表明，便秘通膏治疗 STC 显露出可喜的苗头，值得进一步深入研究。

3. 便秘通膏使用注意

便秘通膏为气阴亏虚、传导失司之 STC 而设，方中有益气健脾补肺的炙黄芪、党参、白生术，有滋阴生津的玄参、生地黄、麦冬，有养血补肝肾的熟地黄、当归、桑椹子、制何首乌、阿胶、黑芝麻，有润肠通便的火麻仁、蜂蜜、郁李仁、元明粉、决明子，还有行气和胃的陈皮、枳壳。全方共 19 味，对肺脾气虚、津亏血少、肝肾不足诸症亦可选用，但便秘实证及阳虚便秘者切不可使用。

冬令进补，膏方热方兴未艾，冬天是服用膏方的最佳时节，但 STC 发病无明显季节性，春夏高温季节膏方亦可服用。建议将便秘通膏存放于冰箱冷藏，以防变质，经临床试用，并不影响疗效。

（黄河）

加味香砂六君子汤治疗老年 NSAIDs 相关性溃疡中虚气滞证的临床研究

一、对老年人非甾体抗炎药（NSAIDs）相关性溃疡的认识

中虚气滞为老年 NSAIDs 相关性溃疡的主要病机。伴随医疗水平的快速发展，人民健康水平也不断提高，但随之而来的人口老龄化程度也越来越严重。作为风湿性关节炎、骨关节疾病及心血管疾病的高发人群，老年人使用 NSAIDs 的概率大大增加。由于老年人机体功能逐渐减退，更容易发生 NSAIDs 相关的胃肠道损伤，且此病的发病率随年龄的增长而不断增高。

有研究资料显示，在 < 65 岁、65~75 岁、> 75 岁 3 个年龄组长期服用萘普生的人群中，每年消化性溃疡的发生率分别为 3.15%、7.35% 和 14.16%，表明年龄已成为 NSAIDs 相关性溃疡的独立危险因素。尽管服用 NSAIDs 在老年人 NSAIDs 相关性溃疡的发病因素占主导地位，但中医理论早已有"邪之所凑，其气必虚"的论述，所以老年人的体质因素在发病过程中的作用不可忽视。

有关机体的生理发展过程《内经》中早有论述。《灵枢·天年》曰："五十岁，肝气始衰，肝叶始薄，胆汁始减，目始不明；六十岁，心气始衰，苦忧悲，血气懈惰，故好卧；七十岁，脾气虚，皮肤枯；八十岁，肺气衰，魄离，故言善误；九十岁，肾气焦，四脏经脉空虚；百岁，五脏皆虚，神气皆去，形骸独居而终矣。"老年人久积劳损，耗伤元气，致先天肾气渐亏。加之长期饮食不节、药饵频投、情志失调，中焦脾胃纳化功能渐伤，使后天充养失司，最终肾气亏虚，中气不足，气血匮乏，营卫失调，脏腑失养，机体功能逐渐衰退，则易于为NSAIDs所伤，故本病的发病人群以中老年为主。

NSAIDs进入体内，首先经过脾胃的受纳、运化进而发挥解热、镇痛、抗炎等作用，故最易损伤脾胃。胃伤则和降功能失司，脾损则升举无力，脾伤胃损则中焦气机升降失常，枢转不利，气壅于中，则为痞为胀为痛；气滞不行，土壅木郁，肝失调达，郁而生酸，则嘈杂、泛酸频作；肝郁日久，疏泄不利，则气血运行不畅，营卫壅遏于中，则易发溃疡。正如《灵枢·痈疽》所言："营卫稽留于经脉之中，则血泣而不行，不行则卫气从之而不通，壅遏而不得行，故热。大热不止，热胜，则肉腐，肉腐则为脓。"脾主肌肉四肢，脾胃虚弱，中气不足则倦怠无力；脾虚则运化乏力，食失运化则厌食、早饱，饮失运化则停聚于中而为湿邪；胃弱则失于通降，气滞于中，不降则反升，胃气上逆则嗳气频频。由此可见，中焦脾胃虚弱，气机壅滞的病机在本病的发病中占有一定比例。正如柯琴所言："壮者气行则愈，怯者着而为病，盖人在气交之中，因气而生，而生气总以胃气为本。若脾胃一有不和，则气便着滞。"所以针对病机，应采用健脾补中、理气和胃的方法进行治疗。

二、加味香砂六君子汤组方与方解

加味香砂六君子汤组成：炙黄芪 30g，党参 15g，炒白术 10g，木香 10g，10 砂仁 5g（后下），制半夏 10g，陈皮 10g，

枳壳 10g，茯苓 10g，浙贝母 10g，海螵蛸 15g，延胡索 10g，
炙甘草 5g。

方中黄芪味甘，性微温，功善益气健脾，培补中土，为治
疗中焦脾胃虚弱之要药；党参性平，味甘、微酸，归脾、肺
经，具有健脾、补中、益气之力；白术味苦、甘，性温，主归
脾、胃经，具有健脾益气、燥湿利水等功效，三药合用，健脾
益胃，培补中气为君，补老年人后天之虚，为从本图治而设。
茯苓味甘、淡，性平，入心、肺、脾经，具有渗利之性，健脾
和胃之功；陈皮味苦，性温，气味芳香，长于理气，能入脾
肺，能健脾行气，宽中燥湿；半夏辛散温燥，主入脾胃，长于
行水湿，降逆气，散痞结，三味合用，健脾和胃，理气燥湿，
消痞散结，配合君药健运脾胃为臣。木香、砂仁味辛，性温，
长于理气，兼顾醒脾燥湿，配合二陈燥湿运脾；枳壳一味，味
辛而性凉，最善理壅遏之气机，香、砂、枳壳配合以理气为
主，针对气机郁滞而设，为治标之所需；浙贝母、海螵蛸抑酸
护膜；延胡索活血通络，行营血之郁滞。诸药合用，共奏健脾
益气、理气和胃、抑酸护膜之功。

三、讨论

现代研究结果表明，高龄已成为 NSAIDs 相关性溃疡的主
要危险因素之一，说明老年人的体质因素对该病的发病有着重
要影响。黄福斌教授经过长期临床实践观察发现，患有
NSAIDs 相关性溃疡的老年患者中，中虚气滞占有很大的比例。
老年人生理上先天元气渐亏，后天脾胃虚弱，充养失司，加之
服用 NSAIDs 后进一步克伐脾胃，致使脾胃愈加虚弱，失去气
机转枢之力，使中焦气机失于升降，壅滞不行，而发为本病。

加味香砂六君子汤功善健脾理气，抑酸护膜，针对本虚标
实病机，取炙黄芪合党参、白术、茯苓、炙甘草益气健脾，培
补中气之不足以治本。其中黄芪一味在《神农本草经》就有
"主痈疽久败疮……补虚……"的记载。张山雷在《本草正

义》中说黄芪"补益中土，温养脾胃，凡中气不振，脾土虚弱，清气下陷者最宜"，说明其具有非常好的补益脾土作用。明·倪朱谟的《本草汇言》言："黄芪可以生肌肉，又阴疮不能起发，阳气虚而不愈者。"说明黄芪具有很好的愈疮生肌作用。清·张石顽在《本经逢原》中进一步阐述黄芪"性虽温补，而能通调血脉，流行经络，可无碍于壅滞也"，强调了其通调血脉的作用，此作用恰好适合《灵枢·痈疽》中所论述的病机，对于溃疡病的治疗来讲，确是一味难得的良药。实验研究显示，黄芪能通过促进与愈合直接相关表皮生长因子（EGF）及受体（EGFR）的合成与表达，为溃疡的愈合提供良好基础，能够促进溃疡主动愈合，提高溃疡的愈合质量。实验研究发现，党参炔苷可以明显降低模型大鼠溃疡指数及胃泌素含量，并在一定程度上增高前列腺素及表皮生长因子的含量。中药药理学研究表明，白术具有较好的抗消化性溃疡作用，白术的丙酮提取物可以抑制实验大鼠胃液的分泌量，降低胃液酸度，减少胃酸及胃蛋白酶的排出量，对黏膜具有保护作用。木香为治气之总药，李时珍在《本草纲目》中说："木香，乃三焦气分之药……中气不运，皆属于脾，故中焦气滞宜之者，脾胃喜芳香也。"砂仁味辛，性温，功善理气化湿，芳香醒脾，明·缪希雍《神农本草经疏》说："缩砂蜜气味辛温而芬芳，香气入脾，故为开脾胃之要药，和中气之正品。"清·黄元御《玉楸药解》言："缩砂仁和中调气，行郁消滞，降胃阴而下食，达脾阳而化谷。"砂仁与木香、黄芪、党参、茯苓、白术、甘草合用，即叶天士所谓"通补"之意，健脾益气，疏通气机，使补气而无壅滞之弊，理气而无耗散之虞。正如清·陈士铎在《本草新编》中所说："砂仁……能辅诸补药，行气血于不滞也。补药味重，非佐之消食之药，未免过于滋腻，反恐难于开胃，入之砂仁，以苏其脾胃之气，则补药尤能消化，而生精生气，更易之也。"现代药理研究认为，砂仁挥发油能上调乳癌相关肽（PS_2）或下调血小板活化因子

（PAF）的表达，通过影响胃黏膜氨基己糖及磷脂含量，从而影响胃黏膜疏水性，加强黏液凝胶层稳定性，防止溃疡的产生和复发。李东垣《脾胃论》曰："夫人以脾胃为主，而治病以调气为先，如欲调气健脾者，橘皮之功居其首焉。"方中陈皮一味健脾理气，现代药理研究显示，甲基橙皮苷有良好的抗溃疡作用。半夏味辛，性温，善开辟散结，为《伤寒论》中三泻心汤之主药，用于方中以散中焦气机之结滞。另外，半夏、陈皮与苓、术、砂仁合用，可以健脾燥湿，使脾虚所生之湿邪消于无形。以上诸药即香砂六君子汤加黄芪，为治本病的主体方剂，动物实验结果证明，香砂六君子颗粒可以显著降低溃疡模型大鼠体内 iNOS 的活性，减少由其诱导产生的具有细胞毒性的 NO 产生，发挥细胞保护作用。因其提高了 cNOS 的活性，促进了机体具有保护性的 NO 合成，从而进一步发挥了其抗溃疡、保护胃黏膜的作用。枳壳一味，味辛而性凉，最善疏解壅遏之气机，与木香、砂仁配合，疏解气机郁滞，为治标之所需。海螵蛸和浙贝母合称乌贝散，功善制酸止痛，收敛止血，为民间验方，可以制酸护膜，促进溃疡面愈合。延胡索一味，理气止痛，活血通络，可以疏通溃疡局部的气血运行，使瘀滞营血得以恢复畅通，闭遏之卫气得以通达，气血得通则溃疡有向愈之机。诸药合用，共奏健脾补中、理气行滞、抑酸护胃之功。

（彭飞）

五磨芍甘汤治疗
便秘型肠易激综合征肝郁气滞证的作用机理

一、五磨芍甘汤的组成

五磨芍甘汤是由《医方考》卷六中的五磨饮子合张仲景《伤寒论》中的芍药甘草汤变化而成。方药组成：乌药 10g，木香 10g，沉香 2g，槟榔 10g，枳实 10g，白芍 20g，甘草 5g。

二、五磨芍甘汤方解

方中乌药归脾、胃、肝、肾、膀胱经，味辛，性温，具有善理气机、能散诸气、开郁止痛之功。《本草纲目》记载"乌药辛温香窜，能散诸气"，《本草通玄》云乌药"理七情郁结"，为君药。沉香味辛、苦，性温，归脾、胃、肾经，具有行气止痛、温中降逆之功。《本草通玄》云"沉香温而不燥，行而不泄，扶脾而运行不倦，达肾而导火归元，有降气之功，无破气之害，洵为良品"。《本草再新》云沉香"治肝郁，降肝气，和脾胃……"木香味辛、苦，性温，归脾、胃、肝、肺经，有疏肝理气、行气止痛、调中导滞功效。《本草纲目》记载，"木香乃三焦气分之药，能升降诸气。诸气膹郁，皆属于肺，故上焦气滞用之者，乃金郁则泄之也；中气不运，皆属于脾，故中焦气滞宜之者，脾胃喜芳香也；大肠气滞则后重，膀胱气不化则癃淋，肝气郁则为痛，故下焦气滞者宜之，乃塞者通之也"。沉香与木香同为臣药，协助君药理气。枳实味辛、苦，性寒，归脾、胃、肝、心经，具有破气除痞、消积导滞之功。《本草衍义》云："枳实、枳壳一物也。小则其性酷而速，大则其性和而缓。故张仲景治伤寒仓卒之病，承气汤中用枳实，此其意也，皆取其疏通、决泄、破结实之义。"槟榔味辛、苦，性温，归胃、大肠经，有降泄、破积、下气功效。《用药心法》云："槟榔苦以破滞，辛以散邪，专破滞气下行。"《本草汇言》云："槟榔主治诸气，祛瘴、破滞气、开郁气、下痰气、去积气、解蛊气、消谷气、逐水气、散脚气、杀虫气、通上气、宽中气、泄下气之药也。"枳实和槟榔协助君臣，共为佐药。白芍味酸、苦，性微寒，归肝、脾经，有养血和营、缓中止痛、敛阴平肝之效，正如《医学启源》所云："安脾经，治腹痛，收胃气，止泻利，和血，固腠理，泻肝，补脾胃。"甘草甘、平，归心、肺、脾、胃经，具有缓急止痛、调和药性之功。《本草汇言》云："甘草和中益气，补虚解毒之药也。健脾胃，固中气之虚羸，协阴阳，和不调之营卫。"《本草正》云："甘草味至甘，得中和之性，有调补之功，故毒药得之解其毒，刚药得之和其性，表药得之助其外，下药得之缓其速。"白芍与甘草合用，养血敛阴，缓急止痛，同为使药。诸药合用，疏肝行气，导滞通便，共奏调畅气机、通腑止痛之效。

现代药理研究显示，乌药具有良好的镇痛、调节消化道、松弛内脏平滑肌、改善中枢神经系统功能等功效，且乌药还有增加肠蠕动、促进消化液分泌的作用。沉香能对抗组织胺或乙酰胆碱对肠平滑肌的兴奋作用，缓解痉挛性收缩，降低新斯的明引起的肠道蠕动亢进，从而降低肠肌的应激能力，缓解痉挛性绞痛。木香水煎液具有促进胃肠运动作用，朱金照等报道，不同剂量的木香煎剂对胃排空和肠推进均有促进作用。枳实能使平滑肌收缩加强，从而对消化有一定的促进作用。有报道显示，在胃瘘、肠瘘狗在体慢性实验中，枳实煎剂可使胃肠道平滑肌收缩节律增强。枳实能明显提高食积小鼠的酚红排空率，改善食积小鼠胃肠运动减弱的状态。槟榔为棕榈科植物槟榔的干燥成熟种子，含生物碱 0.3% ～0.6%，以槟榔碱为主。杜志敏等的研究发现，槟榔碱为 M 受体兴奋药，具有明显促进豚鼠离体回肠自发性收缩作用，且呈剂量依赖性关系。白芍中的主要成分之一芍药苷对醋酸引起的扭体反应有明显的镇痛作用，与甘草的甲醇复合物合用，二者对醋酸扭体反应有协同镇痛作用，且芍药苷有较好的解痉作用，其解痉作用是直接作用于肠管平滑肌的结果。芍药苷及芍药的浸出液对豚鼠离体小肠均有抑制自发收缩、降低紧张性作用。甘草中的黄酮类成分对消化系统具有较强的生物活性，是甘草用于腹部解痉、缓急止痛的主要成分。

综上所述，五磨芍甘汤可能是通过促进胃排空、增加肠蠕动、解除肠道平滑肌痉挛等机理从而发挥通便、止痛作用的，进而改善患者的便秘、腹痛、腹胀等临床症状。

（杨文娟）

除痞消渴汤配合耳穴埋籽治疗
糖尿病胃轻瘫的临床研究

一、治疗方法

治疗组给予自拟中药除痞消渴汤方加减。方剂组成：党参10g，白术10g，茯苓10g，木香10g，砂仁6g，生地黄10g，天花粉15g，黄精10g，当归10g，川芎6g，炙甘草5g。饮食积滞者，加神曲、麦芽；湿重苔腻者，加苍术、佩兰；中气不足者，加黄芪、山药。上述药物日1剂，水煎400mL，早晚餐前分服。同时给予耳穴埋籽治疗，用75%的酒精棉球消毒单耳轮郭，再用0.5cm×0.5cm的胶布将王不留行籽贴于胰胆、内分泌、三焦、神门、脾、胃、大肠、小肠、交感诸穴。呃逆明显者，加贴耳中、食道；恶心、呕吐明显者，加贴肝、食道；腹泻明显者，加贴肺、肾。每次饭前按压相关穴位10~20下，每日3次，以轻微疼痛为宜，3天后换另一耳继续治疗，4周为1个疗程。

对照组给予枸橼酸莫沙比利口服（江苏豪森药业股份有限公司，国药准字H1990315批号100604），每次5mg，1日3次，饭前服用，4周为1个疗程，并跟踪随访6个月。

二、除痞消渴汤组成与方解

组成：党参10g，白术10g，茯苓10g，木香10g，砂仁6g，生地黄10g，天花粉15g，黄精10g，当归10g，川芎6g，炙甘草5g。饮食积滞者，加神曲、麦芽；湿重苔腻者，加苍术、佩兰；中气不足者，加黄芪、山药。组方以健脾益气、行气除痞为原则。方中党参、白术为君，共奏健脾益气之功。臣药茯苓，淡渗利湿健脾；木香、砂仁行气；生地黄、天花粉、黄精养阴生津。佐以当归、川芎行气活血，甘草调和诸药。

　　党参味甘，性平，归脾、肺经，具有益气、生津、养血功效。《本草丛新》云："主补中益气，和脾胃，除烦渴。中气微弱，用以调补，甚为平妥。"现代药理研究证实，党参含有皂苷、微生物碱，对神经有兴奋作用，能增强机体抵抗力，同时具有调节胃肠运动、抗溃疡、抑制胃酸分泌及降低胃蛋白酶活性的作用。白术味苦、甘，性温，归脾、胃二经，具有健脾益气、燥湿利水、止汗、安胎作用。《本草汇言》云："白术乃扶植脾胃、散湿除痹、消食除痞之要药。脾虚不健，术能补之；胃虚不纳，术能助之。"现代药理研究表明，白术含有挥发油，具有降血糖、抗血凝作用。茯苓味甘、淡，性平，归心、脾、肾经，具有渗湿利水、宁心安神功效。《本经》云："久服安魂，养神，不饥，延年。"现代药理研究表明，茯苓还有降低血糖作用。木香味辛、苦，性温，归脾、胃、大肠、胆、三焦经，具有行气止痛作用。《本草纲目》云："木香乃三焦气分之要药，能升降诸气。"现代药理研究表明，木香含有挥发油，对胃肠道有兴奋或抑制的双向作用，具有促进消化液分泌作用。砂仁味辛，性温，归脾、胃经，具有化湿行气、温中止呕、止泻、安胎作用。《药性论》云其"消化水谷，温暖脾胃"。现代药理研究表明，砂仁含有挥发油，具有芳香健胃作用，能促进胃液分泌，排出消化道积气，行气消胀。生地黄味甘、苦，性寒，归心、肝、肺经，具有清热凉血、养阴生津之功。《珍珠囊》云其"凉血，生血，补肾水真阴"。现代药理研究表明，生地黄有一定的降糖作用。天花粉味甘、微苦，性微寒，归肺、胃二经，具有清热生津、清肺润燥、解毒消痈作用。《本经》云天花粉"主消渴，身热，烦满大热，补虚，安中，续绝伤"。黄精味甘，性平，归脾、肺、肾三经，具有滋肾润肺、补脾益气之功。《本草正义》谓其"补血补阴而养脾胃是其专长"。现代药理研究表明，黄精含有黏液质、淀粉及糖分，具有增强免疫功能、增强代谢、降血糖等作用。

当归味甘、辛，性温，归心、肝、脾三经，具有补血活血、调经止痛、润肠作用。《景岳全书》云其"补中有动，动中有补，诚血中之气药，亦血中之圣药也"。现代药理研究表明，当归有降低血脂、增强机体免疫功能、镇痛、抗炎的作用。川芎味辛，性温，归肝、胆、心包经，具有活血行气、祛风止痛作用。《本草纲目》云其"辛以散之，故气郁者宜之"。现代药理研究表明，川芎含有挥发油，其中川芎嗪能改善肠系膜循环，抑制小肠收缩。诸药协同使用，有健脾和胃、益气生津、理气消滞之功。

三、耳穴埋籽治疗糖尿病胃轻瘫（DGP）取穴及其作用机理

取穴胰胆、内分泌、三焦、神门、脾、胃、大肠、小肠、交感诸穴。呃逆明显者，加贴耳中、食道；恶心、呕吐明显者，加贴肝、食道；腹泻明显者，加贴肺、肾。耳穴埋籽通过加强对局部穴位的反复按压刺激，起到调节阴阳、平衡脏腑、活血通络之目的。《灵枢·厥病》记载："厥头痛，头痛甚，耳前后脉涌有热，泻出其血，后取足少阳。"说明我国利用耳郭诊治疾病的历史已经相当悠久。组穴中脾胃穴、大小肠穴可以健脾益气，调节胃肠功能；胰俞可以刺激胰腺分泌，辅助降糖，为临床治疗糖尿病的经验穴；内分泌穴具有调节机体阴阳平衡的功能，可改善内分泌紊乱症状；加用交感穴，可疏肝理气，和胃健脾，对自主神经和内分泌功能紊乱有良好的调节作用。

（左莹莹）

虫草多糖对 2 型糖尿病大鼠早期肾脏损伤的保护效应与机制

一、对象与方法

SPF 级 SD 雄性大鼠 50 只，分正常对照组（NC 组）和造

模组。采用高脂饮食＋STZ腹腔注射方法复制2型糖尿病大鼠模型。成膜后随机分为DM模型组（DM组）、虫草多糖干预组（CC组）、α-硫辛酸干预组（α-LA组）、虫草多糖及α-硫辛酸合用组（HE组）。研究分以下三个部分。

第一部分测定大鼠24小时尿总白蛋白、尿微量白蛋白/肌酐、血肌酐、血尿素氮，肾脏病理形态学、超微结构的改变，筛选评估糖尿病模型早期肾脏功能损伤的最佳切入点和最佳指标。

第二部分检测DM和NC大鼠不同时点尿8-羟基脱氧鸟苷水平、尿微量白蛋白/肌酐，分析T_2DM大鼠尿蛋白排泄与机体氧化应激之间的关系。

第三部分以抗氧化剂α-硫辛酸为对照，观察虫草多糖对T_2DM模型大鼠早期肾脏损伤的保护效应。连续检测大鼠24小时尿微量白蛋白/肌酐；处死前测定各组动物收缩压、舒张压；10周处死动物，测定血液糖脂代谢指标：糖化血红蛋白、甘油三酯、总胆固醇、高密度脂蛋白、低密度脂蛋白；留取肾脏组织，测定氧化损伤指标：锰-超氧化物歧化酶、还原型谷胱甘肽、丙二醛、8-羟基脱氧鸟苷水平（8-OHdG）；Western blot检测氧化应激及凋亡相关信号通路中p-JNK、cleaved caspase-3的表达。

二、结果

1. T_2DM病程第4周出现UACR（$P < 0.05$），且随病程渐加重，至第10周出现明显白蛋白尿（$P < 0.05$），无BUN、Scr异常（$P > 0.05$），无明显肾小球硬化。

2. T_2DM组大鼠在病程第4周、6周、8周、10周尿8-OHdG和UACR比同期NC大鼠均明显升高（$P < 0.05$），且随着病程的延长逐渐增高（$P < 0.05$）。相关分析表明，T_2DM大鼠尿8-OHdG水平与UACR呈正相关（$P < 0.01$）。

3. CC组、α-LA组、HE组、DM组之间HbAlC、Tg、

TC、HDL－C、LDL－C、SBP、DBP 无差异（$P > 0.05$）。CC 组、α－LA 组、HE 组可降低 DM 组大鼠的肾脏指数（$P < 0.05$）、UACR（$P < 0.01$）；减轻 DM 鼠肾皮质氧化损伤，减少 8－OHdG（$P < 0.01$）、MDA（$P < 0.05$）水平，增强 Mn－SOD（$P < 0.01$）、GSH（$P < 0.01$）活力；减轻 β－JNK 蛋白表达（$P < 0.05$）及下游凋亡信号 caspase－3 活化（$P < 0.01$）。CC 组、α－LA 组、HE 组组间无差异（$P > 0.05$）。

三、结论

1. T_2DM 成膜后第 10 周可以认为是模型糖尿病肾脏损伤的早期与临床期的分界。

2. T_2DM 模型早期存在与尿微量白蛋白排泄相关的氧化损伤，可能参与了 DN 的启动。

3. 虫草多糖具有与 α－硫辛酸类似的抗氧化及抗凋亡效应，可减轻 T_2DM 大鼠的 UACR，发挥独立于血糖、血脂、血压调节外的早期肾脏保护作用。

（韩小娟）

健脾玉液汤配合穴位贴敷治疗
糖尿病性腹泻的临床研究

一、健脾玉液汤组成与方解

组成：太子参、黄芪、炒山药各 20g，茯苓、薏苡仁、炒白术、石榴皮各 15g，天花粉、葛根 10g，黄连、甘草各 5g。组方以健脾益气、化湿止泻为原则，少佐滋阴、固肾、止渴之品。方中太子参、炒山药为君，健脾益气，润燥生津。臣药黄芪、炒白术、茯苓、薏苡仁淡渗利湿健脾。佐以石榴皮涩肠止泻；黄连泻火燥湿止泻；葛根、天花粉养阴生津止渴。诸药合用，共奏健脾滋阴、化湿止泻之功。

太子参味辛、微甘，性温，归脾、肺、心经，具有益气健脾、润燥生津之功。《本草再新》云其："味甘，性温，无毒，治气虚肺燥，补脾土，消水肿，化痰止渴。"《饮片新参》云其："甘润，微苦平，补脾肺元气，止汗生津，定虚悸。"本品虽为性温的补脾肺气药，但实际上有滋阴润肺作用。黄芪味甘，性微温，归脾、肺经，具有补气升阳、益卫固表、利水消肿、托疮生肌功效。《本经》云："主痈疽久败疮，排脓止痛，大风癞疾，五痔鼠瘘，补虚，小儿百病。"现代药理研究表明，黄芪含有苷类、氨基酸、微量元素等，具有增强机体免疫功能、升高低血糖、降低高血糖、扩张外周血管和冠状动脉等作用，并具有抗疲劳、降血脂、抗氧化、抗炎及雌激素样作用。山药味甘，性平，归脾、肺、肾经，具有益气养阴、补脾肺肾、固精止带功效。因其味甘、气香，用之助脾，可以治疗脾虚泄泻久痢等病证。《本草求真》云："山药其性虽阴而滞不甚，故能渗湿以止泄泻。"《本草纲目》云："益肾气，健脾胃，止泻痢，化痰涎，润皮毛。"现代药理研究表明，山药具有双向调节离体肠管运动、增强小肠吸收功能、助消化、促进细胞免疫和体液免疫功能、降血糖、抗氧化等作用。茯苓味甘、淡，性平，归脾、肾、心经，具有利水渗湿、健脾安神功效。《本草衍义》云："此物行水之功多，益心脾不可阙也。"现代药理研究表明，茯苓对兔离体肠管有直接松弛作用；煎剂对金黄色葡萄球菌、大肠杆菌、变形杆菌等都有抑制作用，并能抗病毒，降低血糖。白术味苦、甘，性温，归脾、胃二经，具有健脾益气、燥湿利水、止汗、安胎作用。《本草汇言》云："白术乃扶植脾胃，散湿除痹，消食除痞之要药也。脾虚不健，术能补之；胃虚不纳，术能助之。"现代药理研究表明，白术含有挥发油，可双向调节肠管活动，促进小肠蛋白质的合成，促进细胞免疫功能，尚具有降血糖、抗血凝、抗菌等作用。薏苡仁味甘、淡，性微寒，归脾、胃、肺经，具有利水渗湿、健脾止泻、除痹、清热排脓作用。《本草纲目》云："薏苡仁阳明药也，能健脾益胃。土能胜水除湿，故泄泻、水肿用之。"本品醇提取物能降血糖，有抗炎、镇静、镇痛、解热等作用。石榴皮味酸、涩，性温，归大肠经，具有涩肠止泻、收敛止血的作用。《本草纲目》云其"止泻痢，下血，脱肛，崩中带下"。现代药理研究表明，石榴皮所含鞣质，具有收敛作用。石榴皮煎剂对痢疾杆菌、志贺杆菌、金黄色葡萄球菌等均有抑制作用。葛根味甘、辛，性凉，归脾、胃经。具有解肌退热、透发麻疹、生津止渴、升阳止泻功效。《本经》云："主消渴，身大热，呕吐，诸痹，起阴气，解诸毒。"《用药法象》云："其气轻浮，鼓舞胃气上行，生津液，又解肌热，治脾胃虚弱泄泻。"现代药理研究表明，葛根能够扩张冠状动脉血管和脑血管，葛根素能够抑制血小板凝集，可以改善微循环，对离体肠管有明显解痉作用，能够对抗乙酰胆碱所致的肠管痉挛，并有轻微的降血糖作用。天花粉味甘、微苦，性微寒，归肺、胃二经。具有清热生津、清肺润燥、解毒消痈作用。《本经》云："主消渴，身热，烦满大热，补虚，安中，续绝伤。"现代药理研究表明，天花粉水煎液对各种致病菌有不同程度的抑制作用，天花粉蛋白具有免疫增强和免疫抑制的双向作用，天花粉多糖有降血糖的作用。黄连味苦，性寒，归心、肝、胃、大肠经。具有清热燥湿、泻火解毒作用。《本经》云："主肠澼、腹痛、下痢……"现代药理研究表明，本品含有小檗碱，有广谱抗菌作用，其中对痢疾杆菌的抑制作用最强，并能抗炎，解热，镇痛，抗腹泻，还可降血糖，降血脂，预防动脉硬化，抗氧化。甘草味甘，性平，归心、肺、脾、胃经，有益气补中之效，可治疗脾虚泄泻，并可调和药性。

二、穴位贴敷治疗糖尿病性腹泻取穴及其机理

取穴天枢穴。该穴属足阳明胃经，是手阳明大肠经募穴，位于脐旁两寸，为升清降浊之枢纽。天枢穴敏感度高，渗透性强，药物可以通过穴位吸收，通过经络运至脏腑器官，纠正脏

腑阴阳的偏盛或偏衰，改善经络气血的运行，从而达到扶正祛邪、治疗疾病的目的。取中药乌梅 20g，当归 10g，五倍子 10g，诃子 10g。上药晒干研细末，过筛备用。

用法：取药粉适量，用生姜汁及白醋调成糊状，置于纱布中，数贴于腹部两侧天枢穴，用胶布固定，每日换药 1 次。

乌梅味酸、涩，性平，归肝、脾、肺、大肠经，具有敛肺止咳、涩肠止泻、安蛔止痛、生津止渴的作用。现代药理研究表明，本品在体外对多种致病性细菌有抑制作用，并能抑制离体肠管运动。五倍子味酸、涩，性寒，归肺、大肠、肾经，具有敛肺降火、涩肠止泻、固精止遗、敛汗止血的作用。现代药理研究表明，本品主含有没食子鞣质、没食子酸。没食子酸对小肠有收敛作用，可减轻肠道炎症，制止腹泻，对各种致病菌均有抑制作用。诃子味苦、酸、涩，性平，归肺、大肠经，具有涩肠止泻、敛肺止咳、利咽开音之功。现代药理研究表明，诃子所含的鞣质有收敛、止泻作用，对各种致病菌均有抑制作用。当归味甘、辛，性温，具有补血活血、调经止痛之功，可以引药归经，且通经络。诸药合用，可调理脾胃气机，达到涩肠止泻的目的。

糖尿病性腹泻病机复杂，主要是消渴初起阴虚燥热，失治、误治或久治不愈，阴损及阳，导致脾虚气弱，脾失健运而成，故辨证应兼顾阴虚和脾虚两个方面。本病治疗颇为棘手，因脾虚则湿盛，阴虚则燥生，健脾必须燥湿，滋阴又当润燥，然健脾药易耗伤阴液，滋阴药多损伤脾胃，故健脾与滋阴间存在着矛盾。凡健脾燥湿方药，如香砂六君子、异功散、补中益气汤等均属甘温之剂，于滋阴不利；凡滋阴润燥方药，如六味地黄汤、二甲地黄汤、复脉汤等均属寒凉之剂，于健脾无益，所以治疗时要注意到两者间的矛盾，选择冲突较小的药物组成健脾玉液汤，以健脾益气化湿为主，辅以滋阴固肾止渴。全方以参苓白术散为主，健脾益气化湿，去除其中的桔梗、砂仁等升散、香燥之品，配合玉液汤中炒山药、黄芪、天花粉、葛根等滋阴生津之品。太子参具有益气健脾、润燥生津之功，本品虽为性温的补脾肺气药，但实际上有滋阴润肺作用。山药具有益气养阴、补脾肺肾、固精止带功效，《本草求真》云"山药其性虽阴而滞不甚，故能渗湿以止泄泻"。诸药合用，使健脾与滋阴更好地结合，避免了二者间的冲突，标本兼治，故而临床效果较好。

（陈芹梅）

王氏连朴饮加减治疗
功能性消化不良湿热中阻证的临床研究

一、对湿热中阻的认识

《素问·至真要大论》云："湿淫于内……以苦燥之，以淡泄之。"湿热的难治点在于其病势缠绵，湿邪与热邪胶着，单纯治湿或治热均易失治误治，无法从根本上去除病邪，而使湿愈重，热愈深，加重脾胃寒湿，或使邪热化燥伤阴。治湿之品，伍用不当，易助热伤阴；清热之药，多为苦寒，易伤及脾阳。针对以上致病特点，原则上应湿热同治，注重分消湿热，通利气机，健运脾胃。然亦要分清湿热孰轻孰重，清热利湿，热随湿下，处方用药灵活。既是湿热为病，胶着难解，治疗时不宜急于求成，恐伤及胃气，有害而无益。用药多宜芳化轻利，药性甘、淡、平，药量不宜过大，不超过 10g 为宜。以紫苏叶（梗）、白芷、藿香、佩兰等芳化湿浊，透热解郁；配以知母、淡竹叶、芦根、仙鹤草等清利渗下，使热从下出，湿热各有出路，气机方可流畅。

湿热的形成，病因病机较为复杂，且因其具有易胶结阻滞气机的特点，病位可贯通于上、中、下三焦。脾胃所在中焦，为气机的枢纽之地，脾胃气机不畅会影响全身气机的升降出入，因此，湿热阻滞的情况发生，当责之脾胃。清代医家薛雪认为，湿热为内外合邪，体内必有邪从内生，各种因素所致的水湿内停，湿浊丛生，或有郁热。若外感湿邪或热邪或湿热合邪，里应外合，则湿热愈重，更是稽留不去，难分难解。患者多有饮酒史，长期不适当的饮酒，超过人体正常代谢，会化生湿热，尤其是嗜酒、肥甘者。李东垣在《脾胃论·论饮酒伤》中十分重视酒客患者的诊疗，常用葛根花解酒。然湿热患者存在体质偏颇的问题，黄福斌教授经常论述不同体质对湿热的影响。体质学说对中医治疗某些疾病是很有价值的。患者有不少为湿热体质。中老年患者多体重超标，或常伴有高血压、高血脂、高血糖的情况，对此调理脾胃湿热，调畅气机，往往能够使病证得到有效改善。

二、组方用药与方解

方选王氏连朴饮。本方是治湿热之邪逆乱中焦所致霍乱的常用方，并可消食祛痰，根据黄福斌教授经验，临床宜进行加减化裁。方药组成：黄连5g，厚朴10g，法半夏10g，紫苏叶10g，芦根10g，石菖蒲10g，陈皮10g，甘草5g。

方中黄连味苦，性寒凉，清化火热湿气效果较好。《珍珠囊》云"其用有六：泻心火，一也；去中焦湿热，二也……"能明显改善患者的口苦、上火或烧心等症，具有较强的抑制细菌作用，为君药。厚朴归肺、大肠经，一般用药取其燥苦之义。黄福斌教授常用此药，主要是利用其能辛能散，温化湿邪，具有下气、燥湿、祛痰作用，辅助君药清热化湿，且本品能明显改善痞满患者的心下不适，促进胃肠排空，调畅气机。法半夏与黄连联用，寒热并用，并能制约黄连的苦寒之性，且有明显的止呕和消痞散结功效，用于胃中痞满阻隔疗效确切。芦根乃黄福斌教授常用之品，其寒中带甘，清火又能保津液，一举双用，正如《神农本草经》所云"主消渴客热"。湿热患者口苦津液耗伤，芦根清热生津，能明显降低胃的敏感性。石菖蒲调畅气机，与厚朴合用，还可行气化湿。紫苏叶、陈皮行气宽中，化湿消痞。甘草调和诸药。诸药合用，共奏清热化湿、和胃扶土之效。

现代药理研究显示，黄连对多种致病菌具有较强的抗菌作用，动物实验证实，其提取物有利胆、抑制胃液分泌、抗腹泻、抗溃疡等作用。厚朴的实验研究证实，其对胃溃疡有防治作用，能缓解痉挛性收缩，降低肠肌的应激能力，促进胃肠蠕动，缓解胃绞痛。法半夏水煎液具有显著的控制人体消化液分泌情况，可以修复愈合糜烂或有溃疡的黏膜，不同剂量的法半夏煎剂对止呕、止痛均有作用。芦根的药理研究证实，其可降低患者热度，并有一定的止痛效果，且某种浓度时能起到一定的抗氧化作用，对肠管有松弛作用。陈皮煎剂对家兔及小白鼠离体肠管及肠运动均有直接抑制作用，并有利胆、降低血清胆固醇的作用，联合法半夏可显著降低胃肠炎性物质。甘草能够缓解腹部痉挛性疼痛，主要是因为其中的黄酮类成分发挥作用。

以上说明，王氏连朴饮发挥功效的作用机制可能是促进胃肠蠕动、抑制胃中细菌、炎性物质释放、松弛肠道平滑肌痉挛等，具有消除痞满、止痛作用，能够有效改善消化不良、嘈杂、口干口苦、不欲饮食等症状。

（翟艳丽）

加味半夏泻心汤治疗功能性
消化不良上腹疼痛综合征寒热错杂证的临床研究

一、对功能性消化不良上腹疼痛综合征（FD－EPS）的认识

功能性消化不良上腹疼痛综合征（FD－EPS）患者往往病程较长，病情复杂，西医治疗效果有限，颇为棘手。患者常见的临床表现为胃脘疼痛、嘈杂，嗳气纳呆，此外有些患者，既有腹冷肠鸣便溏、手脚凉等寒性表现，又存在心烦、口干口苦、小便黄等热性表现。中医辨证属寒热错杂之证。其发病机

制乃病久由实转虚，以中虚为基础。寒热互结，脾胃运化失职，则胃脘疼痛、嘈杂、嗳气、纳呆等胃部症状突出；脾气不升，则腹满肠鸣、腹冷便溏；寒热错杂，故出现心烦、口干口苦、小便黄、腹冷便溏等寒热并存症状。本病治疗如果仅清热则易伤阳，使寒象越重；如果仅温中则易伤阴，使热象越炽。对此，必须寒热药并用，以调和阴阳，补虚泻实，方选加味半夏泻心汤。寒热平调，辛苦并用，补泻兼施，共奏消痞止痛之效。

二、组方与方解

加味半夏泻心汤由张仲景《伤寒论》之半夏泻心汤加延胡索、炒白芍变化而成。

方药组成：法半夏 10g，炒黄芩 10g，黄连 5g，人参 10g，干姜 5g，延胡索 20g，炒白芍 30g，炙甘草 5g，大枣 6 枚。

半夏泻心汤是辛开苦降法的代表方，始见于汉代医家张仲景的《伤寒论》。本方原为治疗小柴胡汤证误下而成痞者所设，《金匮要略》亦用其治疗"呕而肠鸣，心下痞者"，后世不断扩展其治疗范围，凡病机属寒热错杂，升降失调，清浊混淆而致肠胃不和、脘腹胀痛、呕吐泄泻者，多用本方加减治疗。半夏味苦、辛，性温燥，归肺、脾、胃经，有辛散消痞、和胃降逆之功。《神农本草经》云其"主寒热伤寒，心下坚，下气……"《名医别录》云其"消心腹胸膈痰热满结，咳逆上气，心下急痛坚痞，时气呕逆……"为君药。干姜味辛，性热燥烈，主入脾、胃经，功善温中散寒，健运脾阳，为温暖中焦之主药。《神本草经》载其"主胸满咳逆上气，温中……肠澼下痢"，助半夏温胃以和阴，为臣药。黄连寒降苦燥之性尤强，尤长于入中焦、大肠，以清泻中焦、大肠湿热；且清脏腑实热作用广泛，以清心胃二经实热见长。《神农本草经》载"主……肠澼下痢"。《日华子本草》云其"止心腹痛，惊悸烦躁……"黄芩苦寒而燥，能清泄脾胃、大肠诸经湿热，又善入肺、胃、胆经，以清气分实热。《名医别录》云其"疗痰热，胃中热，小腹绞痛，消谷……"黄连、黄芩清泄里热以和阳，二者亦为臣药。人参、甘草、大枣扶助正气，顾护胃气，兼生津液，以补中求和，并制方中大辛大苦之品，以达辛开苦降甘调、泻不伤正、补不滞中之目的。延胡索辛散温通，为活血行气止痛之良药，本病寒热错杂证日久则由气及血，瘀血内生，加味半夏泻心汤中配伍延胡索，行血中之滞，加强行气止痛之功。炒白芍合炙甘草，组成芍药甘草汤之义，为后世医家常用的缓解止痛之剂，始见于《伤寒论》。白芍味酸、苦，性微寒，归肝、脾经，有养血和营、缓中止痛之效。《医学启源》云其"安脾经，治腹痛，收胃气，止泻利，和血……补脾胃。"甘草味甘，性平，归心、肺、脾、胃经，具有缓急止痛、调和药性之功。《本草汇言》云："甘草和中益气，补虚解毒之药也。健脾胃，固中气之虚羸，协阴阳，和不调之营卫。"以上五味共为佐药。炙甘草又能调和诸药，兼为使药。诸药相合，寒热平调和阴阳，辛苦并用复升降，补泻兼施调虚实，共奏消痞止痛之效。

现代药理研究显示，半夏通过抑制胃液分泌及胃蛋白酶活性，而降低胃液酸度，从而保护胃黏膜，加快胃黏膜修复，且具有抑制应激性胃溃疡发生的作用。干姜对胃黏膜有保护作用，并能抑制胃液酸度和胃液分泌。黄连煎剂、小檗碱对多种致病菌均有抑制作用，并能抗炎，解热，镇静，抗腹泻，抗溃疡活性，健胃，增加白细胞的吞噬能力，对胃肠平滑肌呈兴奋作用。黄芩可抑制多种致病菌，并具有抗炎、解热、镇静、解痉等作用。人参具有调节胃肠运动、抗溃疡、增强免疫功能和抵抗力、增强应激能力作用，以及抗菌、抗炎、镇痛等作用。大枣可增加胃肠黏液，纠正胃肠病损，并可镇静，抗炎，镇痛。延胡索有显著的镇痛、镇静及安定作用，能抗溃疡，抑制胃酸分泌。芍药煎剂或芍药总苷具有协同镇痛作用，能够解除肠管痉挛，抗炎，降低应激性胃溃疡的发生率。甘草能抗溃疡，抑制胃酸分泌，缓解胃肠平滑肌痉挛，其解痉和镇痛的有效成分与芍药苷有协同镇痛作用。有研究显示，半夏泻心汤具有以下作用：①修复胃黏膜，有效对抗幽门螺杆菌（Hp）。②双向调节胃肠功能，均衡胃动力。③调节免疫功能。

由此可见，加味半夏泻心汤可能是通过抑制胃酸分泌、降低胃液酸度、保护胃黏膜、解除胃肠道平滑肌痉挛、镇静、增强机体抵抗力等机理从而发挥解痉止痛作用的，从而改善胃痛、嘈杂、肠鸣、泄泻等症状。

（俞学勤）

香砂六君子汤加味治疗功能性
消化不良餐后不适综合征脾虚气滞证的临床研究

一、对脾虚气滞的认识

功能性消化不良餐后不适综合征（PDS）可归于中医学"痞满"范畴。中医学认为，本病病位在胃，与脾、肝二脏密切相关。中焦气机不畅、脾胃升降失常是其基本病机。本病往往病程已久，病情虚实夹杂，治疗上颇为棘手。痞满一病的发生可由感受外邪、饮食内伤、情志失宜等诸多因素导致。机体为诸邪所扰，可导致脾胃运纳失职，清阳不升，浊阴不降，中焦气机阻滞而发为痞满。此类患者多自行购药或求治于西医，待久治不愈后才寻求中医治疗。此时多已正气渐耗，脾胃受损，病证由实转虚，虚实夹杂。其中素体脾胃虚弱、中焦运化无力者亦不少见。故临床以脾虚气滞证者多见。此证之痞满，以胃脘痞闷不适、食少纳呆、嗳气频频、神疲乏力、大便稀溏、舌淡、苔白滑、脉弦细等为主要表现。

总而言之，痞满的病位在胃，与脾、肝关系密切。脾胃为后天之本，共居中焦，二者相辅相成，共同完成水谷的消化、吸收及转运。脾胃又为气机升降之枢纽，脾升则健，胃降则和，脾胃升降有权，则气机顺畅。故而治疗脾虚气滞之痞证应重视健脾醒脾，理气消痞。健脾醒脾多用党参、茯苓、白术等药，既能健脾益气，又可淡渗水湿以复脾运；选用理气消痞的药物时，多选用枳壳、紫苏梗等药，以防太过辛燥伤及胃阴。同时滋养脾胃时，用药不可过于滋腻，以防阻滞气机。针对脾虚气滞证胃痞，采用香砂六君子汤加味治疗往往疗效明显。

二、组方与方解

香砂六君子汤是治疗脾虚气滞之胃痞的常用方。加减化裁如下：木香 10g，党参 10g，茯苓 10g，白术 10g，陈皮 10g，姜半夏 10g，枳壳 10g，砂仁 3g（后下），厚朴 10g，紫苏梗 30g，甘草 5g。

方中党参、茯苓、炒白术均有健脾益气之功，其中苓、术尚有渗湿之效，既能健脾以防水湿复生，又可祛水湿以利脾复健运；木香、枳壳、厚朴、陈皮、紫苏梗行气消胀，木香辛苦温，《本草纲目》称之为"三焦气分之药，能升降诸气"；紫苏梗辛温行散，尤擅宽中理气；枳壳行气较缓和，可理气宽胸，行滞消胀，尤宜于虚人之气滞；厚朴、陈皮两药，苦能泄能燥，辛能散，温能和，共行理气燥湿之功；姜半夏辛温燥烈，入脾胃经，燥化脾湿，和降胃气；稍加气味芳香之砂仁，以化湿醒脾，温中行气散滞；炙甘草甘温益气，合参、术可加强补中益气之功，又可调和诸药。诸药相合，共奏健脾和胃、行气化湿之功，使脾胃之气得复，纳运有度，清气自升，浊气自降，诸症自愈。总之，全方立意明确，健脾益气以固其根本，行气化湿为之辅助，用药轻灵、平和，处处顾护脾胃，实为治疗脾虚气滞之痞证的良方。

现代药理研究显示，香砂六君子汤具有保护胃黏膜、调节胃肠道内分泌功能、促进胃黏膜异型增生的上皮细胞凋亡及抗抑郁等作用。木香煎液可使结肠兴奋，加强收缩力，加快蠕动，缓解胃肠胀气；砂仁所含的樟脑能解除肠道痉挛，煎液具有抗溃疡、促进胃排空和胃肠推进运动等作用；姜半夏具有镇吐、抑制胃腺分泌的作用；陈皮煎液能抑制溃疡发生，对胃液分泌具有双向调节作用，对病理性胃液分泌增多有抑制作用，又能促进正常胃液分泌，促进消化；党参可调节胃肠运动，抗溃疡，增强机体抵抗力和免疫功能，并能对抗超氧自由基损伤，提高超氧化物歧化酶的活性；白术可以双向调节肠道运动，促进小肠蛋白质的合成，提高免疫功能；茯苓水煎剂可降低胃酸，松弛实验兔离体肠管，增强免疫力；甘草具有抑制胃酸分泌、抗溃疡、缓解胃肠道平滑肌痉挛的作用，并能促进胰液分泌。

综上所述，香砂六君子汤发挥功效的机制可能是通过促进胃肠道蠕动、增加胃液分泌、松弛肠道平滑肌痉挛等而起到促消化、消胀作用的，从而有效改善胃脘痞闷、食少纳呆等症。

（杨森林）

管炎灵冲剂治疗
气郁痰热型反流性食管炎的疗效观察

一、方法

选择 2018 年 8 月～2019 年 1 月在盐城市中医院脾胃科门诊及病房就诊的 60 例气郁痰热型反流性食管炎患者为研究对象，分为管炎灵治疗组和奥美拉唑对照组。每组 30 例，4 周为 1 个疗程，1 个疗程后观察疗效。治疗前后均参照《中医消化病诊疗指南》中反流性食管炎气郁痰热型证候诊断标准，对患者进行中医疗效评定；治疗前后应用 GERDQ 问卷（胃食管反流症状评估问卷表 GERD－Q）对患者的生活质量进行评分；治疗前后根据内镜诊断标准，对患者进行内镜诊断疗效评分。用药治疗结束 6 个月后对患者进行随访，了解复发情况。采用 SPSS26.0 对数据进行分析。

二、结果

1. 治疗前两组中医证候评分无显著差异（$P > 0.05$），治疗后两组中医证候评分均较治疗前有所降低（$P < 0.05$），但治疗组的评分低于对照组（$P < 0.05$）。

2. 治疗前两组 GERDQ 问卷表评分无明显差异（$P > 0.05$），治疗后两组 GERDQ 问卷评分均较治疗前降低（$P < 0.05$），但治疗组的评分明显低于对照组（$P < 0.05$）。

3. 治疗前两组 RE 内镜诊断评分无明显差异（$P > 0.05$），治疗后两组 RE 内镜诊断评分均较治疗前降低（$P < 0.05$），但治疗组的诊断评分明显低于对照组（$P < 0.05$）。

4. 本次治疗中受试者无任何不良反应。

三、结论

气郁痰热型反流性食管炎病位在食管，病因病机是情志失调，饮食不节。由于肝郁气滞、横逆犯胃，或饮食甘腻，内生痰热，以致脾胃纳运失衡，升降失序，气机横逆，冲和失司，造成胃气上逆食管而为病。治当清除热邪，祛除痰湿，舒畅气机，和顺降逆。管炎灵冲剂的功效为清热化痰，降逆和中。

结果显示，与奥美拉唑对照组比较，管炎灵治疗组的中医证候改善情况更明显，生活质量提高更明显，内镜下对黏膜修复的程度更大，复发率更低。

（赵元培）